风邪与肺系病

中医肺系病传承创新丛书

总主编 张 伟
主 编 张心月

山东科学技术出版社
·济南·

图书在版编目（CIP）数据

风邪与肺系病 / 张心月主编. -- 济南：山东科学技术出版社，2024.10. --（中医肺系病传承创新丛书 / 张伟总主编）. -- ISBN 978-7-5723-2332-4

Ⅰ．R256.1

中国国家版本馆CIP数据核字第2024M5K086号

风邪与肺系病

FENGXIE YU FEIXIBING

责任编辑：李文靖
装帧设计：孙　佳

主管单位：	山东出版传媒股份有限公司
出 版 者：	山东科学技术出版社
	地址：济南市市中区舜耕路517号
	邮编：250003　电话：（0531）82098088
	网址：www.lkj.com.cn
	电子邮件：sdkj@sdcbcm.com
发 行 者：	山东科学技术出版社
	地址：济南市市中区舜耕路517号
	邮编：250003　电话：（0531）82098067
印 刷 者：	济南升辉海德印业有限公司
	地址：山东省济南市高新区科创路2007号院内东车间3号
	邮编：250104　电话：（0531）88912938

规格：16开（184 mm×260 mm）
印张：20.75　字数：372千
版次：2024年10月第1版　印次：2024年10月第1次印刷
定价：75.00元

中医肺系病传承创新丛书
编委会

总主编 张 伟

副主编（以姓氏笔画为序）

王 妍　王业震　卢绪香　田 梅　朱 雪
刘 学　刘骅漫　何 荣　张心月　阎小燕
韩 健

编 委（以姓氏笔画为序）

马文雪　马鑫来　王亦凡　王晓冬　牛晓雅
史子松　冯 雨　刘向阳　刘苏琪　孙华茹
孙玥枫　李 睿　李锦涛　杨诗媛　吴 凡
张晓莹　张德鑫　赵海兰　赵嘉睿　徐 悦
景传庆　靳敏燕

本书编委会

总主编 张 伟

主 编 张心月

副主编 王立娟　邵雨萌　刘骅漫　吕颖玉

编 委 （以姓氏笔画为序）

　　　　　白月洁　冯家腾　孙华茹　宋 彦

　　　　　张晓莹　陈乙琨　蔡雅晴

丛 书 序

《素问·六节脏象论》言："肺者，气之本。"《医经精义》云："肺气如天，居至高布阳气。"肺者，生气之源，主气司呼吸，又处胸中至高之位，乃相傅之官，治节出焉。肺气充沛，宣降调畅，则治节有权，主行水，朝百脉，使全身之气、血、津液各尽其责。然肺为华盖，固护诸脏免受侵袭，又为娇脏，清虚而纤芥不容，是故内外之邪均易犯肺。加之肺与他脏休戚相关，因而肺系病常易牵涉甚广，导致病机繁复，辨析难明。

医之为道，肇起农皇，千载群书，递至今朝。余以其卷帙浩繁，非探幽穷赜，不能道只字。然肺系之病散载各书，鲜有系统论著，学人诚难遍阅，故吾采菁撷华，纂集《中医肺十论》《中医肺十病》《中医肺十法》梓行于世。《中医肺十论》以气、血、阴、阳、经络论肺生理之常，以痰、瘀、虚、毒论肺病理之变。《中医肺十病》本于临床，进与病谋，退与心谋，意在指导省病诊疾、遣方用药。《中医肺十法》将肺之常变与相关疾病有机结合，列以治法次第应之，乃承于《中医肺十论》《中医肺十病》一脉，并为"肺病三十"，然其本意不在出古人范畴。兵无常形，水无常势，岐黄之术贵乎临机应变，故吾博综深思，勒成《张伟中医肺病学》一书，详细论述肺系病之概念范畴、生理病理、辨病辨证、治法方药，提出"医学4.0模式"概念，以应时代之变。然治疾除患，俱极精切，纵寝馈其中，亦恐不得穷辨证之精微，究制方之妙旨。况学问之道，贵与年俱进，前书所录，不能尽绝。思之鉴之，吾将殚精医学四十余载所求奥义，汇辑成帙，但求无负先人之意，悉合时地之宜，以垂医统。

张锡纯《医学衷中参西录》有云："夫事贵师古者，非以古人之规矩、准绳限我也……又贵举古人之规矩、准绳而扩充之，变化之，引伸触长之。"世代变迁，疾病谱亦深变，病因病机愈趋繁杂。故本丛书分列三部，始论病因之探究，

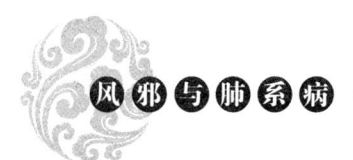

继论病机之辨析，终论脏腑经络之关联。病因篇就肺系病常见病因分述《风邪与肺系病》《寒邪与肺系病》《毒邪与肺系病》《七情与肺系病》共四部，并进一步总结提炼"致病当量"概念及临床意义。病机篇编撰《气运失常与肺系病》《血运失常与肺系病》《痰湿与肺系病》《内生五邪与肺系病》共四部，基于病机之源流，结合临证之所悟，编次成集。其中，详细阐述了"气运失常""血运失常""津液代谢失常""脏腑功能失常"及"本虚标实"贯穿慢性肺系病始终的理论，衷中参西，与现代医学病名接轨，为当代中医诊疗提供新的病机阐释及临证思路。脏腑与经络篇纳含《心与肺系病》《肝与肺系病》《肾与肺系病》《脾与肺系病》《经络与肺系病》共五部，指出肺部疾患的传变有其独特规律，多与他脏并病或合病，常有心肺气虚、肺脾气虚、肝火犯肺、肺肾阴虚等证型。此外，脾不散精理论、气机升降理论、络病理论等亦对遣方用药有重要指导意义，然其精密纷繁，此处不再添详叙。

呼吸系统疾病作为全球性的常见病、多发病，严重威胁着人民的身体健康，给疾病防治工作带来沉重负担和严峻挑战。调查显示，慢性阻塞性肺疾病目前为全球三大死因之一，我国总患病人数高达1亿人，而肺癌更是位居我国恶性肿瘤发病首位。呼吸系统疾病具有高发病率、高死亡率、高经济负担的特征，而与之相反的低知晓率、低就诊率、低检查率，令人抚膺扼腕。随同生活方式、生态环境的变动，以及人口增长、老龄化等现实问题，间质性肺疾病、慢性阻塞性肺疾病、肺癌等非传染性疾病发病率、死亡率的上升有目共睹，流感等传染性疾病的暴发亦给社会、经济以及人类健康带来巨大威胁。疾病谱因时因势千变万化，中医需要不断注入创新的"源头活水"，博采前贤之义蕴，引而伸之，才能在更多领域取得新突破。当代中医药，以其独特优势和显著疗效受到越来越多的重视和认可，在世界范围内的影响力日益扩大。从《慢性阻塞性肺疾病全球防治创议》等新标准的中医解读，到临床上抗病毒、抗纤维化治疗的成效斐然，岐黄之术，前景似锦。

曹炳章云："医之治病，虽有成法规矩，成法之中，尤寓变化之巧。规矩之法有尽，而用法变化无穷也。"本丛书上采先贤青简之菁华，下并吾临证之所得，斟酌之，损益之，更兼幸承"齐鲁中医药优势专科肺病集群"捐资，终得今付剞劂。然拘方治病病必殆，浓望毋按图而索骥。管窥之见，详述于下，以俟高明者匡所不逮。倾囊所著，祈之裨于医道同好，更祈裨于国计民生，如是则慰然快哉。

张　伟

前　言

《黄帝内经》有云："人与天地相参，与日月相应。"此述言明中国古人仰观宇宙、体察万物、顺于四时、和于节气，于生活实践中提炼出对生命的深邃思索，蕴藏着道法自然、天人合一的哲学思想。风邪为六淫之首，是中医病因学的重要方面。自古以来，医家们便孜孜不倦地探究其致病机制，视其为治疗疾病之关键所在。《素问·生气通天论》所言："风者，百病之始也，清静则肉腠闭拒，虽有大风苛毒，弗之能害，此因时之序也。"是以风为百病之长，于诸病之中，亦为主因也。

夫肺者，位于胸腔之内，左右各一，其位最高，为脏腑之华盖。《医门法律·肺痈肺痿门》言："人身之气，禀命于肺，肺气清肃则周身之气莫不服从而顺行。"同时，肺主治节，朝会百脉，又有通调水道之功，宣降之间，若"雾露之溉"，主一身气血津液之运行。然肺为清虚之脏，外合皮毛，开窍于鼻，与天气直接相通，纤芥不容，稍有尘毫，即易引发病症，且"其性恶寒、恶热、恶燥、恶湿，最畏火、风。邪着则失其清肃降令，遂痹塞不通爽矣"，故被喻为"娇脏"。肺脏极易感受六淫与内生邪气侵犯，一旦受损，易病及他脏，产生喘咳痰嗽等症，甚则危及生命。而他脏之寒热病变，亦常波及肺。

近年来，随着药物滥用现象的加剧、环境的变迁及工作环境的影响，肺系疾病的发病率呈现出显著上升的趋势，其中尤以新发且复杂的呼吸系统疾病为甚。这类疾病已成为全球性的健康挑战，不仅对个人健康构成严重威胁，也给家庭和社会带来了沉重的经济负担。因此，学医之人当秉持勤勉不辍之志，临证之时尤重辨析之能。在中医诊疗实践中，应倡导与现代医学"和谐共生"，既要勤求古训，深谙中医经典之精髓，博采历代医家之所长，亦需与时俱进，勇于探索，不断创新诊疗理念与方法。医学之路，既不可偏执于古而轻视今之进步，亦不应独尊中医而排斥西医之所长，更应避免拘泥于古训而不知变通。我们应当以开放包

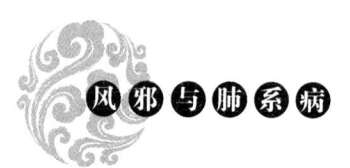

容的心态，积极吸纳来自不同医学体系的智慧与经验，促进中西医学之间的交流与融合，共同推动医学科学的繁荣发展。唯有如此，方能精研医术，不断提升医疗服务水平，以精湛的医术和仁爱之心解苍生疾苦，为人类的健康福祉贡献自己的绵薄之力。

本书基于中医之道，参西医之学，立足研究前沿，针对风邪进行系统辨析，言之有序。首先，溯风邪发展之源流，主要探讨风邪本身，对其进行历代文献回顾，追溯发展脉络，以时间为轴，将散于古代医论中的零珠碎玉汇集成篇。其次，对肺脏之生理、肺系病之病机、风药的运用、风邪各证与肺系病等进行系统论述总结。最后，主要介绍风邪与肺系疾病之间的关系，阐明不同肺系疾病的病因病机、鉴别诊断、治疗方药，并衷中参西，将疾病可见症状体征与现代医学病名相联系，融入前沿医学检验手段于诊断标准之中，充分与现代医学研究相结合，以期对疾病进行精确诊断与治疗。

期待通过本书之探讨，能够促进广大医务工作者对风邪及其相关肺系疾病诊疗重点与难点进行深入交流与研究，推动中西医结合治疗肺系疾病之发展。增强民族自信，勇攀医学高峰是我们这一代中医人的职责与担当，深入发掘中医药宝库中的精华，为建设健康中国而努力。

由于编写仓促，书中难免存在疏漏与不足之处，望广大读者批评指正，在此致以诚挚谢意。

编　者

目 录

第一章　风邪的历史源流 ……………………………………… 1
　　第一节　对风邪认识的起源 …………………………………… 2
　　第二节　对风邪认识的发展 …………………………………… 4
　　第三节　对风邪认识的成熟 …………………………………… 8

第二章　风邪的性质和致病特点 ……………………………… 16
　　第一节　风邪的性质 ………………………………………… 16
　　第二节　风邪的致病特点 …………………………………… 21

第三章　风温肺病与中风 ……………………………………… 34
　　第一节　风温肺病 …………………………………………… 34
　　第二节　中风 ………………………………………………… 44

第四章　肺的生理 ……………………………………………… 59
　　第一节　肺的生理功能 ……………………………………… 59
　　第二节　肺的生理特性 ……………………………………… 63
　　第三节　肺的五行归属 ……………………………………… 65
　　第四节　肺的经络与穴位 …………………………………… 69
　　第五节　现代医学中肺的解剖结构 ………………………… 83

第五章　肺系病的病机 ………………………………………… 94
　　第一节　肺实与肺虚 ………………………………………… 94
　　第二节　肺与其他脏腑的关系 ……………………………… 108

第六章　风药的理论与应用 …………………………………… 117
　　第一节　风药的特性 ………………………………………… 117

第二节　风药的作用机制 ·············· 119
　　第三节　风药的功效 ·················· 121
　　第四节　张伟教授运用风药的经验 ········ 124

第七章　祛除风邪的代表方药 ············ 128
　　第一节　常用治风中药 ················ 128
　　第二节　常用治风方剂 ················ 157

第八章　风邪各证与肺系病 ·············· 176
　　第一节　风寒袭肺证与肺系病 ·········· 176
　　第二节　风热犯肺证与肺系病 ·········· 187
　　第三节　风痰阻肺证与肺系病 ·········· 196
　　第四节　风盛挛急证与肺系病 ·········· 201

第九章　风邪与肺系病 ·················· 211
　　第一节　风邪与社区获得性肺炎 ········ 211
　　第二节　风邪与感染后咳嗽 ············ 224
　　第三节　风邪与咳嗽变异性哮喘 ········ 234
　　第四节　风邪与哮喘 ·················· 246
　　第五节　风邪与慢性阻塞性肺疾病 ······ 264
　　第六节　风邪与结缔组织病相关性间质性肺疾病 ···· 277
　　第七节　风邪与隐源性机化性肺炎 ······ 285
　　第八节　风邪与急性气管支气管炎 ······ 290
　　第九节　风邪与急性上呼吸道感染 ······ 295

参考文献 ···························· 306

第一章

风邪的历史源流

风,本义是一种因气压分布不均而产生的空气流动现象,在气象学中特指空气在水平方向的流动。风作为一种重要的自然现象,与中医学联系密切。

在中医学中,风有"正风""邪风""外风""内风"等多种概念,"风邪"是重要的病理因素之一。中医学认为,风、寒、暑、湿、燥、火是自然界的六种气候变化,称为"六气",六气的正常运行变化,有利于万物的生长变化,但如果六气太过或不及,则气候反常,在人体抵抗力低下时,就能成为致病因素,则称"六淫"或"六邪"。

在正常情况下,风是自然界的气候变化类型之一,是万物生、长、化、收、藏和人类赖以生存的必要条件之一。人类长期生活在气候交互更替的环境中,对其产生了一定的适应能力,一般不会致病。但在自然界气候变化异常,超过了人体的适应能力,或人体的正气不足,抗病能力下降,不能适应自然界气候变化而导致发病时,风则成为致病因素。风邪致病与自然界气候变化正常与否具有相对性,主要表现在两方面。一是与该地区常年同期气候变化相比,气候变化过于强烈急骤,如突发狂风暴雨、龙卷风等;或非其时而有其气,或太过,或不及,人体不能与之相适应,就会导致疾病的发生,此时自然界的风便成为风邪。二是气候变化作为致病条件,这是相对于人体正气强弱及适应能力而言的。若气候变化异常,机体正气强盛者可自我调节而不病,而正气虚弱之人则可能感邪发病;或自然界气候虽然正常变化,但因个体正气不足,体质较弱,适应能力低下,仍可感邪发病,因此对于患者而言,风即成为致病邪气,所致病证也属风邪致病范畴。

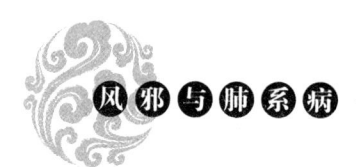

第一节 对风邪认识的起源

商周及春秋早期,在人类对自然现象的认识尚处于原始认知水平时,自然现象往往被神化,风也是如此。

一、殷商时期

在殷代的甲骨文中,"风"字像一只头戴皇冠、展开羽翼的鸟类,像凤鸟高冠修尾之形,象形文字"凤"("鳳"),即为"风"("風")。假借"凤"为"风",这可能与古人关于"凤鸟飞翔,鼓翅成风"的认识有着密切联系。

商朝的武丁时期,出现了与"四方神"和"四方风"有关的记载。"四方风"是著名的中国历史文物,为一片牛肩胛骨,上面刻有24个甲骨文。著名甲骨文学家、史学家胡厚宣先生在1944年发表了《甲骨文四方风名考》一文,他对这片牛肩胛骨的释文是:"东方曰析,风曰协;南方曰夹,风曰微;西方曰夷,风曰彝;北方曰宛,风曰伇。"胡厚宣先生通过考证词义,认为四方风体现了商人对四时物候的认识,开《大戴礼记·夏小正》《礼记·月令》之先河,亦是后世"八风"的滥觞。

东方名"析",风曰"协",为同力之意,即"和风",会阴阳交合。《国语·周语上》曰:"先时五日,瞽告有协风至。"韦昭注:"协,和也,风气和,时候至也。"协风即为春天温和的风。

南方名"夹",有夹辅之意,风名"微",意为风暖而微。也有学者认为南方风名为"凯",《诗经·邶风·凯风》解释"凯风自南",李巡注"南风长养万物,万物喜乐,故曰凯风。凯,乐也"。代表着夏季正是吹凯风之际,为万物繁盛、欢乐之象。

西方名"夷",即"夷易",风名"彝",有盛意,犹言"厉风"。于省吾《释四方和四方风的两个问题》将西方名"夷"解释为"毁""伤""杀";詹鄞鑫《释甲骨文"彝"字》认为甲骨文中的"彝"象征献俘杀祭,和"夷"音义皆近,用为西方名象征秋天肃杀之气。

北方名"宛"，风名"伇"，说北方边区塞地之事，犹言寒风。北方边地乃寒。

可以看出，四方风实际是对特定时段及相应生命运动状态的描述，是人们对大自然植物萌生、繁衍、收成、伏藏之道的认识。四方风与四方神反映出此时人们尚不能认识到风是由冷热空气对流产生的，其神话色彩十分浓郁。

二、周朝时期

《周易》是"风"的一个重要理论源头，书中以乾、坤、巽、震、坎、离、艮、兑八卦分别代表天、地、风、雷、水、火、山、泽。

《周易·说卦》曰："桡万物者，莫疾乎风。"风的作用为"桡"，或作"挠"，是搅扰的意思。在《周易·说卦》中详细地解释了巽卦的取象："巽为木，为风，为长女，为绳直，为工，为白，为长，为高，为进退，为不果，为臭。其于人也，为寡发，为广颡，为多白眼，为近利市三倍，其究为躁卦。"所给定的概念意象是：风气流行，出入无常，时急时缓，时强时弱，无一定规律，风行是根据地势、环境、天象情况从势而行的。"其究为躁卦"是对"巽"的总结，"躁"即变动不居、躁扰不宁的意思。

《周礼·春官》中记载："以十有二风，察天地之和命，乖别之妖祥。"这是周人发明的根据"风"的方向判断其属性的学说，即"十二风"之说。虽然"十二风"的具体内容现在无从详考，但是这种占风方法可以看作是周代官方的术数之学。在此，周人已经把"风"完全术数化了，这个思想有可能影响到类似的"九宫八风"之说。

三、春秋战国时期

战国末年，有关于八个风向名称的记载。《吕氏春秋》言："何谓八风？东北曰炎风，东方曰滔风，东南曰熏风，南方曰巨风，西南曰凄风，西方曰飂风，西北曰厉风，北方曰寒风。"这是我国古代最早有关八种风向的记载。《淮南子·天文训》对风在不同季节的特征有细致的描述："距日冬至四十五日，条风至；条风至四十五日，明庶风至；明庶风至四十五日，清明风至；清明风至四十五日，景风至；景风至四十五日，凉风至；凉风至四十五日，阊阖风至；阊阖风至四十五日，不周风至；不周风至四十五日，广莫风至。"而《庄子·齐物论》记载："夫大块噫气，其名为风。是唯无作，作则万窍怒号。"以上所述说明这一时

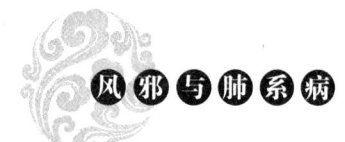

期中国古人对风的认知逐步从对风的神化转化为认识到风与气的关系，即风是气的一种表现形式。

《左传·昭公元年》载："阴淫寒疾，阳淫热疾，风淫末疾，雨淫腹疾，晦淫惑疾，明淫心疾。"这就是著名的"六气病源"病因学说，六气致病学说是我国历史上出现最早的病因学说，它是基于对自然界气候环境的变化与人体发病关系的认识而形成的。可见，古人已经意识到过度的风、雨等自然因素可引发人体各种疾病，这与中医风邪致病理论有着密切的联系，是古人将风与医学相联系的开始。

第二节 对风邪认识的发展

秦汉时期，古人对风有了更深层次的认识，对八风也有了进一步阐述。

一、自然之风

《淮南子·天文训》言"天之偏气，怒者为风"，认为风是"天神"情绪和意志的表达，对风的认识依旧带有神化的色彩。

西汉末年《春秋元命苞》载有"阴阳怒而为风"，认为风由天地阴阳相济而成，可看作是古人从自然角度对风的认知。

《春秋纬·考异邮》记载："八风杀生以节翱翔。距冬至四十五日条风至，条者，达生也。四十五日明庶风至，明庶迎寒。四十五日清明风至，精芒挫收。四十五日景风至，景风强也，强以成之。四十五日凉风至，凉风者，寒以闭也；四十五日阊阖风至，阊阖者，当寒天收也；四十五日不周风至，不周者，不交也，阴阳未合化也；四十五日广莫风至，广莫者，精大满也。风之为言萌也，其立字，虫动于几中者为风。"此处主要论不同时节会有不同名称的风，不同的感受，并且有不同的自然景象，指导当下应该种植何种农作物。

《白虎通·八风》对八风的名称与特性专有阐述，其言"风者何谓也？风之为言萌也，养物成功"，认为风表示自然界的四时气候，是生物赖以生存的条件，并且受到《易经》的影响，言"象八卦。阳立于五，极于九，五九四十五日变，变以为风，阴合阳以生风"。并详细记载了"八风"与定候："距冬至四十五日条风至，条者，生也。四十五日明庶风至，明庶者，迎众也。四十五日清明风至，清明者，清芒也。四十五日景风至，景者，大也，言阳气长养也。四十五日凉风至，凉，寒也，阴气行也。四十五日阊阖风至，阊阖者，戒收藏也。四十五日不周风至，不周者，不交也，言阴阳未合化也。四十五日广莫风至，广莫者，大也，开阳气也。故曰：条风至地暖，明庶风至万物产，清明风至物形乾，景风至棘造实，凉风至黍禾乾，阊阖风至生荞麦，不周风至蛰虫匿，广莫风至则万物伏。"

许慎《说文解字》曰："风，八风也。东方曰明庶风，东南曰清明风，南方曰景风，西南曰凉风，西方曰阊阖风，西北曰不周风，北方曰广莫风，东北曰融风。风动虫生，故虫八日而化，从虫，凡声，凡风之属皆从风。"古汉语中的"虫"字类似于现今"动物"或"生命"的意思，以"风"归此类，说明古人把"风"看作是有生命的东西，具有变化的、化生万物的能力。可见，古人认为风在自然界起到了变更节气的作用，风生则虫动，万物复苏。又因为春天草木复苏，大地觉醒，故把"风"作为春天的主气。

二、病邪之风

秦汉时期，对能致人生病的外来之风，有狭义、广义两层含义。一是狭义之风，指自然界的六淫之一。《左传·昭公元年》曰"天有六气，降生五味，发为五色，徵为五声，淫生六疾。六气曰阴、阳、风、雨、晦、明也，分为四时，序为五节，过则为灾。阴淫寒极，阳淫热疾，风淫末疾，雨淫腹疾"，指出"淫风致末疾"，即自然界的风过度就产生"末疾"，说明风是自然界六淫之一。二是广义之风，称为"邪风""虚风""贼风"，是外邪的总概括。《灵枢·岁露》说："因立春之日，风从西方来，万民又皆中于虚风。"立春阳气发动，风当从东方来，若风从西方来，非其时而有其气，称为"虚风"。《灵枢·刺节真邪》说："邪气者，虚风之贼伤人也。"《灵枢·岁露》说："贼风邪气之中人也。"贼，《说文解字》曰："贼，败也。"王冰注："邪乘虚入，是谓虚邪。窃害中和，谓之贼风。"邪风即邪气。

在《黄帝内经》（简称《内经》）中，有大量"风"作为病因的内容，风邪成为中医学理论中的重要概念，所论风邪不仅与术数相结合，还包含五行生克学说、五运六气、八风精华，使得风邪理论内容更加丰富多彩。《素问·金匮真言论》载："黄帝问曰：天有八风，经有五风，何谓？岐伯对曰：八风发邪，以为经风，触五脏，邪气发病。"《素问·阴阳应象大论》曰："故邪风之至，疾如风雨。"此二句的"邪风"亦指"邪气"。《内经》认为风是最活跃、最强烈的致病因素。《素问·风论》谓："风者，善行而数变。"《素问·生气通天论》谓："风者，百病之始也。"《素问·风论》谓："风者，百病之长也。"《素问·太阴阳明论》言："阳受风气，阴受湿气……伤于风者，上先受之；伤于湿者，下先受之。"以上所述皆表明了风邪的特点及致病性。

此外，《内经》对于八风也有了进一步的认识，指出"此八风皆从其虚之乡来，乃能病人""从其冲后来为虚风，伤人者也，主杀，主害者"，"冲后"即风向与时令对冲，如二月居东方卯位而起西方酉位之西风，而属"正气"的"正风"或"从所居之乡来"的"实风"，不仅不伤人，还能"主生长，养万物"。八风伤人，《灵枢·九宫八风》有相关记载，是说从南方刮来的虚风，名谓大弱风。大弱风损伤人体，内则侵害属于火的心脏，外则侵害由心所主的血脉，其气的性质属热。从西南方刮来的风，名谓谋风。它损伤人体，内可侵害于脾脏，外则损伤由脾所主的四肢肌肉。脾病失于运化，肢体软弱无力，所以，谋风有使人体虚弱的性能。从西方来的风，名谓刚风。它对人体的伤害，内则侵害属金的肺脏，外可损伤由肺所主之皮肤，其气的性质属燥。从西北方来的风，名谓折风，它对人体的伤害，内则损伤小肠，外可损害手太阳经，若该脉绝则为邪气满溢，脉气闭塞不通，患者很容易突然死亡。从正北方来的风，名谓大刚风。它对人体的伤害，内则侵害人的肾脏，外可损伤由肾所主的骨与肩背部之膂筋，其气的性质属寒。从东北方艮位来的风，名谓凶风。它对人体的伤害，内则侵害大肠，外可损伤邻近大肠两胁腋骨下面的部位及手阳明大肠经所循行的上肢关节。从正东方震位来的风，名谓婴儿风。该风损伤人体，内则侵害肝脏，外可损伤肝所主的筋和筋会聚之处。东风多阴雨，所以其气属湿。从东南方巽位来的风，名谓弱风。该风损害人体，内则侵害人的胃腑，外可损伤人体的肌肉，可使人的身体沉重。

张仲景《伤寒论》与《金匮要略》对后世临床医学的影响极大，"风"在其中作为一个重要的概念，多有论述。《伤寒论》认为，若自然之六气太过或不及，或非其时而有其气，抑或机体正气不足，则转化为六淫而伤人，就风而言，即风气转化为风邪，如"太阳病，发热汗出者，此为荣弱卫强，故使汗出。欲救邪风者，宜桂枝汤"。结合《金匮要略·脏腑经络先后病脉证》"客气邪风，中人多死"之说，此处邪风当为外感风邪。《伤寒论·辨太阳病脉证并治》"太阳病，发热，汗出，恶风，脉缓者，名为中风""太阳病，或已发热，或未发热，必恶寒，体痛，呕逆，脉阴阳俱紧者，名为伤寒"，"汗出"似中风，"恶寒、体痛"又似伤寒，唯将此处之风意为外感邪气方可解释。"风"作为乘虚而入的外邪，见于"泄风"病中，如《伤寒论·平脉法》"脉浮而大，浮为风虚，大为气强，风气相搏，必成隐疹，身体为痒。痒者名泄风，久久为痂癞"。风乘虚而入，郁于腠理，不得外泄，故名"泄风"，其症身痒。本条亦见于《金匮要略·水气病脉证并治》中，并有"风气相击，身体洪肿，汗出乃愈"的进一步阐释，汗出可解，提示此为外感之邪。"风"作为乘虚而入的外邪，在"风湿"一词中颇为明显，如《伤寒论·辨痉湿暍脉证》"风湿相搏，一身尽疼痛，法当汗出而解"。因此，上述的"风"是乘虚而入的外邪之意。

三、病证之风

在秦汉以"风"命名的疾病中，"风"具有多种含义，既可以指自然之风，又可以泛指所有外邪，同时也固定指风邪。如不同方位的风病之"风"既可以指不同方位的自然之风，又可指致病的风邪；"风痹"之"风"既可以泛指所有外邪袭表导致的痹病，又可以特指风邪所致的病位游走不定的痹病。究其原因，应是自然之风本身具有的方位性、时节性及与气的密切关系，使其与人体关系密切，故可用自然之风命名"风"病。同时，"风为百病之长"，说明风为致病的先导，可以代表所有外邪，故"风"病之"风"既可以指所有外邪，也可以指风邪。另外，当"风"指风邪时，其相似的病名也因风邪的不同特点而具有不同的含义。如"风水"是外感风邪由表证逐渐发为水肿，并且水肿逐渐满溢全身的疾病，此时的"风"突出了其易乘虚袭表，且使疾病症状发展多变的特点。"疠风"与作为"恶疾"之一的"疠"为同一种疾病，"疠风"之"风"也表病因，指风寒客脉。由此可见，当时致病之"风"的内涵多样。

此外，"中风"的内涵在秦汉时期及后世都发生了变化，其在秦汉时期一为病因，指为风邪所中；一为病名，指风邪所致的疾病。

作为病因的"中风"可见于《伤寒论》与《金匮要略》。张仲景在《伤寒论》中将中风纳入六经辨证体系，分别论述了太阳、阳明、少阳、太阴、少阴、厥阴六经中风的不同症状及相应的治疗方剂。《金匮要略·五脏风寒积聚病脉证并治》论述了五脏"中风"的症状，如"肺中风者，口燥而喘，身运而重，冒而

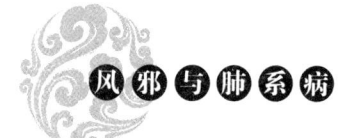

肿胀""肝中风者，头目瞤，两胁痛，行常伛，令人嗜甘""心中风者，翕翕发热，不能起，心中饥，食即呕吐""脾中风者，翕翕发热，形如醉人，腹中烦重，皮目瞤瞤而短气"。大部分症状皆有热象。《金匮要略·中风历节病脉证并治》曰："夫风之为病，当半身不遂；或但臂不遂者，此为痹。脉微而数，中风使然。"此篇名中的"中风"当指因中风导致的历节病。

"中风"的另一含义为病名。《伤寒论》在对太阳病的论述中有言："太阳病，发热，汗出，恶风，脉缓者，名为中风。"中风作为病名，表示太阳中风证。《伤寒论》中又有言："阳明病，若能食，名中风；不能食，名中寒。"此将中风与中寒相较而论，突出风、寒侵袭人体所带来的不同症状。《金匮要略·中风历节病脉证并治》中对"中风"病有详细的症状描述："寸口脉浮而紧，紧则为寒，浮则为虚，寒虚相搏，邪在皮肤。浮者血虚，络脉空虚，贼邪不泻，或左或右，邪气反缓，正气即急，正气引邪，㖞僻不遂。邪在于络，肌肤不仁；邪在于经，即重不胜；邪入于腑，即不识人；邪入于脏，舌即难言，口吐涎。"此述说明中风的病因病机为人体受风邪后寒虚相搏，血脉空虚。邪气与正气一缓一急，相互牵拉，导致口眼歪斜的症状。由此可见，秦汉时期"中风"之"风"仍为外风，体现了风邪致病，症状多变且传变迅速的特点，与金元时期兴起的"内风"所致的"中风"不同。

第三节　对风邪认识的成熟

一、隋唐时期

魏晋以来，佛教思想传入，促使隋唐时期中医学有关"风"的术语数量出现增长，同时也由于中医经典强调风为百病之长，传变无穷，变化多端，所以"风"这个概念范畴在隋唐时期中医文献中表现非常活跃。此时期的代表著作《诸病源候论》认为风病除了中风、风瘙、风腲退、历节风等常见风病候之外，还包括鬼邪候、鬼魅候、诸癫候等特殊类型。"风候"之复杂多变，再次印证了人体病变的多样性。此外，在该书卷七论述伤寒病诸候及其他章节中，也涉及"风候"若干，足见风邪病谱之杂。

（一）病邪之"风"

《诸病源候论·风诸病上·中风候》云："中风者，风气中于人也。风是四时之气，分布八方，主长养万物。从其乡来者，人中少死病；不从其乡来者，人中多死病。其为病者，藏于皮肤之间，内不得通，外不得泄。其入经脉，行于五脏者，各随脏腑而生病焉。"此述是说中风病乃人体遭受风邪为病。风，是四季气候的一种自然现象，分布于四面八方，能生长滋养万物。但风有时又可以成为一种病邪，能伤人致病。如果风从正常方位来，人感受后即使生病，预后也相对较好。反之，人如果感受了从不正常方位来的风邪而生病，每多预后不良。当风邪留着于人体的肌肤之中，阻碍营卫的运行，以致内脏之气不能宣通，外来之邪不得发泄，便侵入经脉，行于五脏，从而发生病变。

《诸病源候论·风诸病上·贼风候》云："贼风者，谓冬至之日，有疾风从南方来，名曰虚风。此风至能伤害于人，故言贼风也。"《灵枢·九宫八风》云："风从南方来，名曰大弱风，其伤人也，内舍于心，外在于脉，其气主为热。"风从南方来为"大弱风"，巢元方将冬至之日从南方而来的疾风称为"虚风"。贼，伤害的意思。此处所说的贼风，即异常的风气，能致病。

此外，《诸病源候论》还言："风湿者，是风气与湿气共伤于人也。风者，八方之虚风；湿者，水湿之蒸气也。"风湿病是由风邪和湿邪共同伤人所致。风是指从反常方位来的有害之风，湿是指水气蒸发的湿气。如果地下潮湿，又少霜雪，山水的湿气蒸腾，再加上温暖天气，使人舒软无力，皮肤汗孔开疏，就会感受风湿。

"风邪者，谓风气伤于人也。人以身内血气为正，外风气为邪。若其居处失宜，饮食不节，致腑脏内损，血气外虚，则为风邪所伤。"风邪，是风气伤人致病的统称。人身以体内血气为正气，外感的风气为邪气。如果起居失宜，饮食不节，以致脏腑损伤于内，血气亏虚于外，就会被风邪所伤。

"八方之风，皆能为邪。邪客于经络，久而不去，与血气相干，则使荣卫不和，淫邪散溢，故面色败，皮肤伤，鼻柱坏，须眉落。"风是四时之气，分布八方。来自八方的风，都可以成为致病的邪风。邪风侵入经络，久久不去，干犯到血气，就会使营卫不和，邪气浸淫，四处散溢，以致面色衰败，皮肤损伤，鼻柱塌陷，须眉脱落。

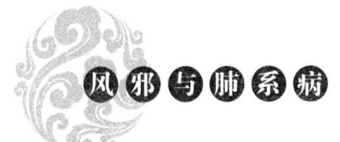

(二)病机之"风"

"风邪之气,若先中于阴,病发于五脏者,其状奄忽不知人,喉里噫噫然有声,舌强不能言。"风邪之气,如先中于人的阴经而致五脏发生病变,其临床表现是患者突然昏迷,不知人事,从喉里发出气逆上冲的声音,舌强不和,不能说话,此即后世所说的中风病。中风病的病因,在隋唐以前,多认为由外风侵袭所致。此后由于人们不断地实践,认识上有了发展,提出"内风"和"非风"的论点。

"风邪伤人,令腰背反折,不能俯仰,似角弓者,由邪入诸阳经故也。"角弓,以兽角装饰的弓。腰背反折,如反张的弓,因此形容风邪伤人为角弓反张。风邪伤人后,使人腰背向后弯曲,不能俯仰活动,如反张的角弓,这是由风侵入诸阳经所致。

"风偏枯者,由血气偏虚,则腠理开,受于风湿,风湿客于半身,在分腠之间,使血气凝涩,不能润养,久不瘥,真气去,邪独留,则成偏枯。"风偏枯是由偏侧的血气不足,腠理开疏,感受风湿之邪,侵袭于半侧的身体,留在腠理分肉之间,使血气运行不畅,不能滋润营养筋肉,经久不愈,正气衰弱,邪气独留所致。

"其经络虚,遇风邪则伤于筋,使四肢拘挛,不得屈伸。"四肢拘挛不得屈伸主要是指关节四肢活动不利的病症,相当于现代的风湿、类风湿疾病所造成的关节变形、肌肉萎缩等一类症状。《诸病源候论》认为,造成这种病症的原因是身体本就虚弱,因运动或劳动等出汗后毛孔张开,风邪进入,损伤筋络。

"风不仁者,由荣气虚,卫气实,风寒入于肌肉,使血气行不宣流。"不仁,即麻木,《医学统旨》有"麻木者,不仁之疾也"的论述,是肌肤的一种感觉障碍。荣气,即营气。不仁多由营卫不和而致。风不仁是由营气虚而卫气实,风寒之邪侵入肌肉,使血气运行不得宣通流畅所致。

"刺风者,由体虚肤腠开,为风所侵也。其状,风邪走遍于身,而皮肤淫跃。邪气与正气交争,风邪击搏,如锥刀所刺,故名刺风也。"淫跃,是指游走性的跳动感。刺风是由体虚皮肤汗孔开疏,风邪侵袭所致。其症状是风邪走窜全身,皮肤上有游走性的跳动感。邪气与正气交争,风邪袭击于肌肤,出现如刀锥所刺的痛感,所以称为刺风。

"夫劳损之人,体虚易伤风邪。风邪乘虚客于半身,留在肌肤,未即发作,因饮水,水未消散,即劳于肾,风水相搏,乘虚偏发,风邪留止,血气不行,故半身手足枯细，为偏枯也。"虚劳患者，身体虚弱，易为风邪所伤。风邪乘虚侵袭患者的半侧身体，初起留在肌肤，未即发病；后来又因饮水，水气不能及时消散，加上劳伤肾气，以致风邪与水气相互搏结，乘虚偏发于半身。由于风邪逗留，血气不能正常运行，因而形成偏枯之症。

二、两宋时期

宋代的两部官修医书《太平圣惠方》和《圣济总录》，采取了《诸病源候论》的证候编次方法对其稍加变更。其中，《太平圣惠方》从第十九卷到第二十四卷详细论述了各种风病的多首治疗方剂，同时在第二十五卷中还给出了内服汤剂之外的其他方剂剂型，如一切风病通用的丸剂、散剂、煎剂、浸酒剂、膏摩剂、淋蘸剂等。《圣济总录》从卷五到卷十八所列的治风方剂，可以说详尽无遗，蔚为大观。其在名目众多的方剂记载里，描述了多种证候表现，从中体现的是"风"的广泛致病特性和善行数变的病传特征。但不难发现，当时的医家对内、外风邪的病因认知依然较为含混。

《太平圣惠方》中多处论述了风冷致病，如"夫转筋者，肝脏气虚，风冷气搏于筋故也，手足三阴三阳之筋，皆起于手足指，而并络于身，若血气不足，阴阳虚乏，风冷邪气中于筋。随所中之处，筋则转动，故谓之转筋也"，认为转筋是风冷中于筋所致。"牙齿是骨之所终，髓之所养。手阳明之支脉，入于齿。若髓气不足，阳明脉虚，不能荣于牙齿，为风冷所伤，故疼痛也"，指出牙痛是因髓气不足又为风冷所伤。"风冷之气，攻注于胸膈，经络壅涩，气不宣通，则令心中坚满，喉咽干燥，时欲呕吐，胸背缓急不可俯仰，呼吸短气，咳唾引痛，胸中痞急""夫胸痹心背痛者，由脏腑虚寒，风冷邪气，积聚在内，上攻胸中，而乘于心"，指出胸痹是胸膈经络不通，风冷淫气乘袭而诱发的一系列症状。

《圣济总录》认识到了机体正气虚弱是发病的条件，即"内虚邪中"，但仍然以外风致病为主，即以"邪中"致病为主导。"论曰：《内经》谓邪风之至。疾如风雨。言邪之迅速如此。卒中风之人。由阴阳不调。腑脏久虚。气血衰弱。荣卫乏竭。故风之毒邪。尤易乘间而入。卒致仆倒闷乱。语言謇涩。痰涎壅塞。""论曰：风邪中人，以腑脏虚而心气不足也。人以气血荣卫为正，以风气外至为邪，腑脏虚而心气不足，则风邪乘虚而干之。经言病有五邪，而中风居其一，此之谓也。又曰风者善行而数变，故其发不自觉知，狂惑妄言，悲喜无度，乃其证也。""人生自幼稚至于老耄，率多因风而致疾，或嗜食伤饱，或不食失饥，或渴而失饮，或饮而过量，或因五味之伤，或冒热冲风，或大寒近火，或暴露寒湿，或刺损肌肤，扑伤肢体，或失节宣，或多嗜欲，缘此风趋诸窍，或留一偏，遂使手足不随，言语謇涩，或痛连骨髓，或痹袭皮肤，瘙痒如虫行，顽痹如铁石，或多痰好睡，或健忘多嗔，血脉不行，肉色干瘦，久在床枕，起便须人，语涩面浮，精神困耗，皆其证也。"

三、金元时期

（一）刘完素"火热致风"

寒凉派代表医家刘完素（刘河间）认为中风由"心火暴盛"引起，其在《素问玄机原病式》中言："诸痉强直，筋劲强直而不柔和也，土主安静故也。阴痉曰柔痉；阳痉曰刚痉。亢则害，承乃制，故湿过极，则反兼风化制之。然兼化者虚象，而实非风也。"还言："所以中风瘫痪者，非谓肝木之风实甚，而卒中之也。亦非外中于风尔。由乎将息失宜，而心火暴甚；肾水虚衰不能制之，则阴虚阳实，而热气怫郁，心神昏冒，筋骨不用，而卒倒无所知也。""所谓中风或筋缓者，因其风热胜湿而为燥，乃燥之甚也。"刘完素在《素问病机气宜保命集》中也言明："《经》云风者百病之始，善行而数变，行者动也。风本生于热，以热为本，以风为标，凡言风者，热也。"他指出因五志过极等致心火暴甚、肾水虚衰，水不能制火，热极生风，发为中风病。

（二）李东垣"气虚致风"

李东垣在《脾胃论》中说"邪之大者，莫若中风。风者，百病之长，善行而数变。虽然，无虚邪，则风雨寒不能独伤人，必先中虚邪，然后贼邪得入矣"，说明外邪致病责之于内虚，是对《灵枢·百病始生》中"风雨寒热，不得虚，邪不能独伤人"这一理论的继承；他又在《医学发明·中风有三》中说"中风者，非外来风邪，乃本气自病也。凡人年逾四旬，气衰者多有此疾。壮岁之际无有也。若肥盛则间有之。亦形盛气衰如此"，认为中风病的发生并不是因外来风邪，而是因正气自虚所致，认识到中风病的发生与年龄、体质的关系，进一步说明年老体衰、肥盛之人多气虚而易致病的观点。

（三）朱丹溪"湿痰致风""瘀血致风"

朱丹溪在《丹溪心法》中指出："风者，百病之始，善行而数变。行者动也，风本为热,热胜则风动。宜以静胜其燥,养血是也。"他肯定了刘完素提出的"火热致风"学说,认为"东南之人,多是湿土生痰,痰生热,热生风也。邪之所凑,其气必虚。风之伤人,在肺脏为多""大抵中腑者多著四肢,中脏者多滞九窍。中腑者多兼中脏之证,至于舌强失音,久服大药,能自愈也。又因气中,其证与中风相似,但风中多痰涎,气中口中无涎,治之之法,调气为先,经言治风者以理气,气顺则痰消,徐理其风,庶可收效",并指出"中风大率主血虚有痰,治痰为先,次养血行血。或属虚,挟火(一作痰)与湿,又须分气虚血虚。半身不遂,大率多痰,在左属死血瘀(一作少)血,在右属痰有热并气虚",不仅认识到痰邪、气虚、血虚等致病因素,还认识到瘀血亦可致中风病发生,极大地丰富了"内风"学说。

(四)张从正"肝风内动"

攻下派代表张从正认为"盖动则风生,静者风息,天地之常理也""外有八邪之相荡,内有喜怒之交侵,真气内弱,风邪袭之。风之伤人,或为寒热,或为疼痛,或为偏枯,或为拘挛,其候不一"。他在《儒门事亲》中提出"夫风之为状,善行而数变。《内经》曰:诸风掉眩,皆属肝木。掉摇眩运,非风木之象乎?纤曲劲直,非风木之象乎?手足瘛疭,斜目外口,筋急挛搐,瘛疭惊痫,发作无时,角弓反张,甚则吐沫,或泣或歌,喜怒失常,顿僵暴仆,昏不知人,兹又非风木之象乎?故善行而数变者,皆是厥阴肝之用也"的观点,力主中风病病机为肝风内动、风火相煽、上冲犯脑。

四、明清时期

(一)张介宾"中风非风""内伤积损"

明代医家张介宾(张景岳)在《景岳全书·杂证谟·非风》中提出"中风非风"说,他认为"非风一证,即时人所谓中风证也。此证多见卒倒,卒倒多由昏愦,本皆内伤积损颓败而然,原非外感风寒所致,而古今相传,咸以中风名之,其误甚矣。故余欲易去中风二字,而拟名类风,又欲拟名属风,然类风、属风仍与风字相近,恐后人不解,仍尔模糊,故单用河间、东垣之意,竟以非风名之,庶乎使人易晓,而知其本非风证矣",指出"内伤积损"是导致本病的根本原因。他认为"凡非风卒倒等证,无非气脱而然""盖谓肝邪之见,本由肝血之虚,肝血虚则燥气乘之,而木从金化,风必随之,故治此者,只当养血以除燥,则真阴

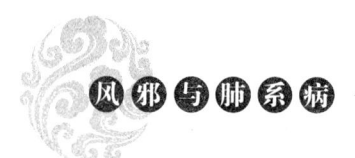

复而假风自散矣""偏枯拘急痿弱之类,本由阴虚,言之详矣",揭示了非风病本虚标实的病机,强调正气虚衰,肝风内动是其病本。因此,治疗强调培补气血,以治其本。从内因分析,从内伤论治,为后世中风的治疗提出了新的思路。

(二)缪希雍"内虚暗风"

缪希雍认为,江南之地多湿热之气,无西北刚猛之风,因此江南地区中风病应以真阴亏损为本,痰和热为标。其云:"往往多热多痰,真阴既亏,内热弥甚,煎熬津液,凝结为痰,壅塞气道,不得通利,热极生风,亦致猝然僵仆类中风证。或不省人事,或言语謇涩,或口眼歪斜,或半身不遂",提出本病病机是"内虚暗风,确系阴阳两虚,而阴虚者为多"。"内虚"为阴阳两虚,以阴虚为主;"暗风"是痰热胶结,热极化风,导致痰热上冲而发中风。"内虚暗风"说较刘河间的阴虚阳实论更进一步,缪希雍不仅继承了刘河间中风阴虚为本的理论,而且进一步提出,除了阴虚之外,阳虚也可能引起中风,同时否认了刘河间的阳实心火论,提出了痰热化风论。

(三)叶天士"阳化内风"

清代医家叶天士明确以"内风"立论,《临证指南医案·中风》阐明中风的发病机制,"肝为风脏,因精血衰耗,水不涵木,木少滋荣,故肝阳偏亢,内风时起""刘河间谓将息失宜,火盛水衰,风自内起,其实阴虚阳亢为病也""偏枯在左,血虚不荣筋骨,内风袭络""阳气不藏,内风动越""阳气有升无降,内风无时不动",强调中风的根本原因是水不涵木,肾阴不能滋养肝阳,阳气失所御制便亢而生风,病机是"肾阴弱,收纳无权;肝阳炽,虚风蒙窍,乃上实下虚之象"。叶天士认为,内风"乃身中阳气之变动",直指"火盛水衰,风自内起,其实阴虚阳亢为病也",提出"阳化内风"的观点,将中医对肝风的认识发展到一个新阶段,至今仍指导着临床对内风的论治。

(四)尤怡"内外两因"

尤怡(尤在泾)认为,中风病有外感之风,也有内伤之风,外感、内伤往往相因为病。他在《金匮翼》中言:"中风之病,昔人有真类之分,盖以贼风邪气所中者为真,痰火食气所发者为类也。以愚观之,人之为病,有外感之风,亦有内生之风。而天人之气,恒相感召,真邪之动,往往相因。故无论贼风邪气从外来者,必先有肝风为之内应。即痰火食气从内发者,亦必有肝风为之始基。""肝象木而应风,而其气又暴故也。又邪气所触者,风自外来,其气多实。肝病所发者，风从内出，其气多虚。病虚者气多脱，病实者气多闭。脱者欲其收，不收则死，闭者欲其通，不通亦死。"以上所述皆是在强调肝风内动在中风病病机中的重要地位，他认为风气通于肝，在治疗上，将中风分虚、实，针对内、外病因，归纳出"治风八法"，堪为集大成者。

（五）王清任"气虚血瘀"

王清任结合《金匮要略》中"夫风之为病，当半身不遂""浮者血虚，络脉空虚，贼邪不泻，或左或右，邪气反缓，正气即急，正气引邪，㖞僻不遂"等关于中风的认识，抓住正虚邪实是致病关键；结合张景岳"气虚至损"而生内风的观点，提出了气虚血瘀致中风的理论。他在《医林改错》中详述："若元气一亏，经络自然空虚，有空虚之隙，难免其气向一边归并。如右半身二成半，归并于左，则右半身无气；左半身二成半，归并于右，则左半身无气。无气则不能动，不能动名曰半身不遂，不遂者，不遂人用也。""元气既虚，必不能达于血管，血管无气，必停留而瘀。"他认为元气亏损，血管无气，致血液停留，而瘀是导致中风的主要病机。

第二章

风邪的性质和致病特点

第一节 风邪的性质

一、风为百病之长

（一）风邪先于他邪袭人

风邪能先于其他邪气侵袭人体。《金匮要略》云："风中于前，寒中于暮。"这里说的"风中于前"，一方面是相对于"暮"而言。暮，本义是日落，但若以"寒中于日落之时"则其意难明，而"日落"与"前"又难以相对。暮，又可引申为"晚""迟"之意，而"风中于前"的"前"是"先"的意思。如《金匮要略》云："阳气不通即身冷，阴气不通即骨疼；阳前通则恶寒，阴前通则痹不仁。"其中的"前通"即是"先通"之意，因此"前"与"暮"即是早与晚、前与后之意，是指时间上的先、后而言，故"风中于前，寒中于暮"，即提示风邪先侵袭人体，寒邪是后来随之而入，此亦强调风邪先于他邪致病的特点。如《素问·生气通天论》所说："故风者，百病之始也。"

（二）风邪为他邪先导

风为百病之长，风邪为六淫病的主要致病因素，其致病最急，变化最多、最速，常为寒、湿、燥、火、温、热诸邪的致病先导；风邪又易与他邪相合，其他病邪也多依附于风邪而侵犯人体，导致百病，如外感初起有风热、风寒、风温、风湿等，故而古人认为风为百病的先导。正如《素问·玉机真脏论》言："是故风者百病之长也。"《素问·皮部论》说："是故百病之始生也，必先于皮毛，邪中之则腠理开。"由于一般病情的发生是从表入里，表受风邪后使腠理开，继而导致其他邪气亦能随之内侵人体。在《内经》理论体系中，风邪较多作为一切外邪的统称出现在论述之中，如"虚邪贼风，避之有时""邪风之至，疾如风雨"之论，而在具体的疾病之中，风邪作为其他五邪的先导，在发病中占据重要地位。在传统理论中，风邪"其性开泄"，故寒、暑、湿、燥、火之邪需借助风邪打开肌腠之时才可趁机而入，因此谓之为"百病之长"。

（三）风邪致病最多

长者，有排行第一的意思。据初步统计，《内经》中以风所引起的病和以风命名的病有41种之多。就所在部位而言，分为经风、脉风、肝风、心风、脾风、肺风、肾风、肠风等；就风产生的季节和脏腑的关系而言，分为东风、南风、西风、北风；就病因和兼证而言，又分为风湿、风寒、风热、风痹、劳风、漏风、内风、首风等。《内经》提出如此多的风名和病名，说明风邪引起的病证多，与风相关的病邪范围广，病情复杂多变，所以"风为百病之长"，意思是说因风邪引起的外感病发病率最高。

二、风为阳邪，其性开泄

风性具有向上向外、升发开泄的特性，因此属于阳邪，易袭阳位，如头面部、阳经、肺脏容易受风邪所伤。故《素问》言"伤于风者，上先受之""故犯贼风虚邪者，阳受之"。

"开泄"是指风邪侵犯人体，使皮毛腠理疏松，以致卫阳不固，津液外泄，因此感受风邪会出现恶风、汗出等腠理开泄的症状。《素问·风论》云："肺风之状，多汗恶风，色皏然白，时咳短气，昼日则瘥，暮则甚，诊在眉上，其色白。心风之状，多汗恶风，焦绝，善怒吓，赤色，病甚则言不可快，诊在口，其色赤。肝风之状，多汗恶风，善悲，色微苍，嗌干善怒，时憎女子，诊在目下，其色青。脾风之状，多汗恶风，身体怠惰，四肢不欲动，色薄微黄，不嗜食，诊在鼻上，其色黄。肾风之状，多汗恶风，面痝然浮肿，脊痛不能正立，其色炱，隐曲不利，诊在肌上，其色黑。"从文中内容可知，五脏中风皆可见汗出的症状。《伤寒论》云："太阳病，发热，汗出，恶风，脉缓者，名为中风。太阳病，或已发热，或未发热，必恶寒，体痛，呕逆，脉阴阳俱紧者，名为伤寒。"通过比较太阳中风和伤寒的症状，风邪的开泄之性一目了然。《温病正宗·温暑提纲》言："且如风为阳邪，性动而疏泄，如桂枝汤证，以风重于寒，故脉缓而有汗，岂非风性疏泄乎？"此处意在强调汗出是由风性开泄所致，提出应用桂枝汤进行治疗。

风性开泄，易伤肺。风邪侵犯人体多从皮毛而入，其为阳邪主要表现为具有向上、向外、升发的致病特性；而肺居五脏最高位，外合皮毛，其性宣发，故特别容易受风邪的侵袭。所以风邪伤人，易侵犯人体上部头面和肌表，易伤肺脏及肺窍，且使皮毛腠理开泄，出现发热、恶风、畏寒、汗出、头痛等头面肌表症状，以及鼻塞、流涕、咳嗽等肺和肺窍的症状。

三、风性善行而数变

《素问·风论》说："风者善行而数变。"风邪致病，发无定时，症无定处，发病急骤，变化迅速，容易传变。"善行"即指风邪善动不居，所以感受风邪后具有病位无定处，游移走窜的特点；"数变"是指感受风邪所致的病症，具有起病迅速和变化多端的特点。如风邪侵袭引发的咳嗽，常呈急迫性、挛急性和阵发性。又如风热犯肺，初起以表热为主，以肺为病变中心，见卫分气分证，严重则病变及血分，逆传心包，预后较差。风邪独特的致病特点使其成为引发多种呼吸道疾病的重要因素。风邪侵袭卫表，易引发普通感冒；风邪犯肺，肺失宣降，肝郁气逆成为引起风咳的主要病机；内风、外风相合，使得痰阻气道，气道痉挛，发为哮病；风邪束肺，肺气失于宣降，气机壅滞，上逆作喘；外感风邪，损伤肺气，痰气互结，则引发肺胀。此外，风邪尚可由风门、肺俞、大杼、风池等穴位入侵于肺，故风邪是引起多种呼吸系统疾病发病的重要因素。《医醇賸义》云："风性轻而善走，无微不入，其中人也易，其发病也速。"风邪无孔不入，尤其易侵袭人体腠理的疏松部位，并沿人体经络筋骨游移，而致全身多部位关节疼痛，且疼痛无定处。风邪来去自如，故其致病可在短时间内达到高峰，并可在短时间内缓解，一如常人。

四、风性主动

"动"，即动摇不定的意思。"风性主动"首见于《内经》，《素问·阴阳应象大论》云"风胜则动"，《素问·六元正纪大论》云"风胜乃摇"，《素问·至真要大论》云"诸暴强直，皆属于风"，以上所述都是对风病出现异常运动症状的概括。清代沙书玉《医原记略》云"动即是风，而属阳"，概括了风邪致病出现的症状多以振动、抽搐、摇动为特点，为后世"风性主动"理论的提出奠定了基础。风善动不居，其性动摇不定。犹如自然界的风能使树木摇动，感受风邪后，肢体可出现异常运动，如眩晕、震颤、麻木、拘挛、抽搐、蠕动，甚至颈项强直、角弓反张等全身肌肉的强直性收缩。如风中经络而见面部肌肉颤动或口眼歪斜；金刃外伤后，复受风毒之邪而见四肢抽搐、角弓反张、两目上视等，皆归属风病范畴。

五、风易伤卫

张仲景多次提出风邪趋向侵袭卫气。《伤寒论·辨脉法》说"寸口脉浮而紧，浮则为风，紧则为寒。风则伤卫，寒则伤荣。荣卫俱病，骨节烦疼"，《金匮要略》说"风中于卫，呼气不入"，《伤寒论·辨不可下病脉证并治》说"阳微卫中风，发热而恶寒"，均是指风邪首先侵犯卫气的特性。成无己进一步认为，卫为阳，营为阴，风为阳，寒为阴，同气相求，故风伤卫，寒伤营，风寒俱中伤营卫。风邪与阳气之性相应，实际上应当为风邪侵袭阳气，但是若以抗邪之气而言，则以阳气之中的卫气主之，因此在病机上以风邪与卫气相应，卫气能抗风邪又能被风邪所伤。

六、风性燥，耗气、伤津

"风性燥"，是对风邪致病能够损伤津液，容易产生咽干、口燥等症状特点的描述。风在自然界能吹干物体中的水分，风邪犯人，易致人汗出，使人丢失水分而化燥化热。《疡科纲要·论痒》云"风性善行，袭入肌肤，则走窜四注，故恒遍体痒搔，淫淫然如虫虱之游行于肌表。惟风胜则燥，虽搔破血溢，而随破随收，不致化腐，此风淫为病"，指出风性有燥干之性，所迫外溢之血才能随破随收。此外，"风能胜湿"也从侧面体现出风有燥性。

"耗气"，是对风致腠理开泄汗出、气随津泄的描述。《三因极一病证方论》云："盖风散气，动于阳，腠理开，故自汗而恶风。""风散气"，即风耗气之意。风可开泄腠理导致汗出，气随汗泄又复耗正气，二者互相累及，故风性耗气伤气。

"伤津"，即是对风开泄腠理致津液流失和风胜则燥干之性的总结。如《增订通俗伤寒论·药物调理法》云："风闭者，风胜则干也。由风热搏激肺脏，传于大肠，津液燥烁，传化则难，或其人素有风病者，亦多风闭，或肠胃积热，久而风从内生，亦能成闭。"此处风闭即是对风邪伤津，津液不足，导致大肠传化困难现象的总结。

七、风为大邪

风邪趋向侵袭体表，《金匮要略》云"大邪中表"，这里的"大邪"即指"风邪"而言。所以说风为"大邪"。《金匮要略》云："风中于卫……风伤皮毛。"由于卫气能够流行于体表，是故风气亦能伤人体表的"皮毛"。如在仲景书中多次强调"脉浮"是由风邪所致，却未曾说其他邪气可导致脉浮，可证明"大邪"即指风邪的特性。"大邪"之说，在仲景书中只此一次，而《内经》之中亦有一处提及"大小邪"之说。《灵枢·刺节真邪》说："何谓五邪？岐伯曰：病有持痈者，有容大者，有狭小者，有热者，有寒者，是谓五邪……凡刺大邪，日以小。"其中的大邪与小邪，是以痈之大小来区别的，意指邪气多少，大邪即邪气大。《内经》此说与张仲景的大小邪之说并不相同，但可由此得知，大邪是言邪气之大，即指"风邪"为大。一方面可理解为体表在人身的面积最大，风邪能导致一身之表受病，故为大邪；另一方面，如《金匮要略》云"夫人禀五常，因风气而生长"，风气能使万物生长，反之风邪亦较容易致病，因此在《素问·玉机真脏论》与《素问·风论》篇皆说"风者百病之长"，即指风邪易侵袭人体致病的特性。需要指出，风邪趋于侵袭人体肌表，并非等于风邪不能入里。如《金匮要略》的中风病，风邪即可进入脏腑。

八、风多与他邪相兼为病

因风邪先于他邪侵袭人体，而风邪袭表以后能导致其他邪气内侵，故风邪亦多与其他邪气相兼为病。如张仲景在《伤寒杂病论》中提到了许多风邪与其他邪气组成的词组，如风温、风寒、风冷、风湿、风寒相搏、风湿相搏、风湿俱去等，即指风邪与他邪同时致病。另外，风邪内侵乃由体内正气虚所致，故还有风虚、风虚相搏、风血相搏等词组，以示风邪与体内正气的关系。

第二节　风邪的致病特点

一、外风致病

（一）外风的性质

风为六淫之首，四季皆能伤人，外感为病常以风为先导，且风邪伤人往往兼邪同犯，他邪犯人，常借风之侵袭，乘虚而入，所以《素问·骨空论》有"风为百病之始"的记载，又风性轻浮、善动善变。其病位无定处，病变多端，《素问·风论》指出"风之伤人也……其病各异，其名不同""至其变化乃为他病也"，故"风为百病之长也"。外风致病的侵犯途径多由口鼻或肌表而入，多先犯肺系。经肌表而入者，多始自经络，正虚邪盛则内传脏腑，兼邪犯肺时多有风热、风温、风湿、风燥和风寒等；入侵部位因兼邪不同可出现不同的兼夹证，风热表证多表现热象，风寒表证多表现寒象，风邪所导致的腰膝关节疼痛，其痛多游走，流窜无定位，流滞经脉者则出现口㖞舌强、肢体拘急痉挛等。

《素问·上古天真论》曰"虚邪贼风，避之有时"，这里指出"虚邪贼风"极易伤人致病。历代医家对此也分别指出贼风是泛指四时不正之气，虚邪是乘人体之虚而伤人的邪气。

《内经》认为，"虚邪贼风"伤人，大致可分为三个方面。

一为乘虚而袭。《灵枢·岁露论》曰："贼风邪气之中人也，不得以时。然必因其开也，其入深，其内极病，其病人也卒暴。"《灵枢·百病始生》曰："风雨寒热不得虚，邪不能独伤人……此必因虚邪之风与其身形，两虚相得，乃客其形。"此述阐明了四时乖戾不正之气，发无定期，侵无定位，乘虚而袭，必因人体正气不足，邪气才能乘其贼性而入。

二为由表及里。虚邪贼风之伤人，始于肌表，其传变途径是由表及里，由浅及深。如《灵枢·百病始生》曰："是故虚邪之中人也，始于皮肤……留而不去，则传舍于络脉……留而不去，传舍于肠胃……邪气淫泆，不可胜论。"

三为致病广泛。虚风贼邪最易伤人，人之感于邪，则疾如风雨发病急骤，传变快速，其侵袭人体各部也是广泛的。如《素问·阴阳应象大论》曰："故邪风之至，疾如风雨，故善治者治皮毛，其次治肌肤，其次治筋脉，其次治六腑，其次治五脏。"《素问·移精变气论》曰："贼风数至，虚邪朝夕，内至五脏骨髓，外伤空窍肌肤。"由此可见，"虚邪贼风"的致病范围极其广泛。

《素问·上古天真论》曰"虚邪贼风，避之有时，恬淡虚无，真气从之，精神内守，病安从来"，指出预防"虚邪贼风"要求人们在思想上要安定清静，不要贪欲妄想，平时注意锻炼身体，保持体内真元之气的和顺，那么人体的精与神不会亏耗，卫外之气旺盛，邪气无从袭入。从另一角度来说，起居有常、饮食有节，积极防范外来邪气的侵袭，这些提法都高度概括了中医以预防为主的思想。

（二）外风的几种分类方法

1. 风淫、风邪、风疫、风毒

（1）风淫　"淫"是环境或气候超过人体的耐受能力，导致机体出现相应的症状或不适的外感性致病因素。淫作为外来性致病因素，多具有显著的季节性、地域性和相兼性，所致病症多症状局限，病症可因环境的改善而减轻，病机简单，传变少，愈后较好。

风淫是风气超过人体的耐受能力，导致机体出现相应的症状或不适的外感性致病因素。风淫可导致麻木、懈惰、沉重、恶风等局限性症状，并可随环境改善而减轻，病机简单，多无传变。《金匮要略·血痹虚劳病脉证并治》云："血痹病从何得之？师曰：夫尊荣人，骨弱肌肤盛，重困疲劳，汗出，卧不时动摇，加被微风，遂得之。"张仲景指出，血痹是生活优越之人体弱虚壮，因疲劳汗出致肌腠失于气血荣养，入睡时被环境之风淫冒触，即"加被微风"所致，此处环境之风为风淫。《诸病源候论·风诸病下·风瘙隐疹生疮候》云："人皮肤虚，为风邪所折，则起隐疹。热多则色赤，风多则色白，甚者痒痛，搔之则成疮。"巢元方指出，隐疹是肌表的阳气疏护，与外风诱发有关，此处的"风邪"指的是风淫。

（2）风邪　"邪"，取其"不正"之意，泛指各种致病因素。在外感病中，邪指风、寒、暑、湿、燥、火、疫、毒等各种致病因素。邪作为外来性致病因素，也具有一定的季节性、地域性和相兼性，但致病症状较多，病机复杂，且多有传变，疾病后期可伴有伤损和不良的愈后，治疗也较复杂。

风邪是具有善动不居、轻扬开泄等特性的外感性致病因素，多伴有发热、恶风、汗出等症状，病机复杂，多有传变，疾病后期可有一定的伤损和愈后不良。《素问》中的"五脏中风"、《伤寒论》中的"太阳中风"皆属风邪致病。

（3）风疫　疫，又称疠气，指一类具有强烈致病性和传染性的外感性致病因素。"《说文》：疫，民皆病也……小徐《系传》：若应役然。《释名》：疫，役也。言有鬼行疫也。《一切经音义》注引《字林》：疫，病流行也。此即《内经·刺法论》所谓：五疫之至，皆相染易，无问大小，病状相似。亦即仲景原文所谓：一岁之中，长幼之病多相似者是也。惟其大小长幼罔不相似，故曰皆病。惟其皆病，若应役然，故谓之疫。"

风疫，因邪风而生之疫病也，为一类流行性致病邪气的总称。风疫在风邪特性的基础上具有强烈的传染性，发病急骤，进展快，发病与正气强弱无关，其具有广泛的传染性和致死性。

（4）风毒　毒，指具有强烈致病性，以肿、破、溃、烂为特点的一类外感性致病因素。中医习以"五毒"（风、温、燥、热、火毒）相称，热邪蓄结、壅脓的特性与毒邪结聚的特征类似，故临床上热毒的说法较多。

风毒是具有肿、破、溃、烂的症状表现，发则入血分，并具有风邪特征的一类邪气的统称。风毒的论述在古籍中甚多，有风毒脚气、大风苛毒、风毒瘰疬等内容，如《素问·生气通天论》说："清静则肉腠闭拒，虽有大风苛毒，弗之能害。"风毒的特性是善于走窜，在外者或奇痒或剧痛；在内者或角弓反张，或咳唾脓血。故《诸病源候论》称"逢热则痒，逢寒则痛""风毒肿者，其先赤痛飑热，肿上生瘭浆，如火灼是也""伤肺变咳嗽唾脓血"。"风邪伤人，令腰背反折，不能俯仰，似角弓者，由邪入诸阳经故也"，虽言风邪，但实属风毒，一般风邪未有此重候出现。

2. 正风与虚风

正风是春天引起疾病的缓风。乘虚而发病，以机体不适、稍觉倦怠、恶风等为主症，体壮者常难自知，稍加治疗即可痊愈。如伤风感冒轻症即属正风致病。

虚风是除春天缓风外所有外感风类邪气的总称。其致病症状显著、剧烈，病机可复杂，治疗难度大，愈后不良。正如《黄帝内经太素·色脉尺诊》云："虚邪，谓八虚邪风也。正邪，谓四时风也。四时之风，生养万物，故为正也。八虚之风，从虚乡来，伤损于物，故曰虚风。"此述指出生养万物的四时之风为正风，从虚乡来之风为虚风。

3. 正风与偏风

从正、偏邪气角度分类，根据发病途径与致病部位是否具有偏嗜性，可将外来风邪分为正风与偏风,与前文中的正、虚风属于不同层面。

正风是按照常规途径致病的外风。其致病遵循冒、伤的发病方式,可有从表入里、从气到血的传变方式。如《时病论》中症见"恶风、微热、鼻塞、声重、头痛、咳嗽,脉来濡滑"的冒风,《伤寒论》中按六经传变的"太阳中风",皆属正风范畴。

偏风是具有偏伤部位的外风,其致病具有特定的发病部位。《素问·水热穴论》中"肾汗出逢于风,内不得入于脏腑,外不得越于皮肤,客于玄府,行于皮里,传为胕肿,本之于肾,名曰风水"的风水,皆属偏风范畴。

4. 时令之风与时行之风

时令是指每一季节的主要气候,具有普遍性和相对稳定性。如春风、夏暑、秋燥、冬寒等。《伤寒论·伤寒例》云"冬时严寒……触冒之者,乃名伤寒耳。其伤于四时之气,皆能为病,以伤寒为毒者,从其最成杀厉之气也。中而即病者,名曰伤寒",指出冬天正值寒邪当令,触冒则为伤寒。此伤寒即为时令伤寒,因此时正值寒邪当令,故又称正伤寒。

时行是指每一季节的次要气候,具有偶然性和相对波动性。《汉书·丙吉传》有"方春少阳用事,未可大热,恐牛近行,用暑故喘,此时气失节,恐有所伤害也"的记载,文中表达了春天气候失常见暑热,耕牛不可过劳,否恐有伤害之意。《伤寒论·伤寒例》言"凡时行者,春时应暖而反大寒……冬时应寒而反大温,此非其时而有其气。是以一岁之中,长幼之病多相似者,此则时行之气也",文中言简意赅地指出时行即"非其时而有其气"。

综上可见,时令是因其时而有其气的邪气,致病重,症状表现剧烈,治疗复杂。时行为非其时而有其气的邪气,致病轻,症状表现轻浅,治疗简单。再说时令之风与时行之风,时令之风是春天当令致病的风邪,致病重,症状表现剧烈,治疗复杂。时行之风是非春时而有其气的风邪,致病轻,症状表现轻浅,治疗简单。

（三）外风的致病方式

1. 风伤卫表

若调摄不慎,腠理空虚,卫外不密,则风邪乘虚伤人卫表。其病机特点主要是风邪客表导致卫气的开阖失司,营卫不和,则症见发热、恶风、汗出、头痛、脉浮缓等。《伤寒论》所述"太阳中风"之"啬啬恶寒,淅淅恶风,翕翕发热,鼻鸣干呕"症状即属此范畴。风邪犯肺,前症兼见咳嗽、咽痒、鼻塞、流涕等,为风邪外袭，肺卫失宣所致。由于肺主皮毛，因此风邪袭表往往与风邪犯肺的证候并见，临床上常常把以上证候叫作"伤风"。由于风为百病之长，风邪致病多兼其他邪气，如与寒邪相兼则成风寒证，见恶寒发热，无汗，骨节疼痛，咳喘，脉浮紧等；若与热邪相兼则成风热证，出现发热微恶风寒，咽红肿痛，目赤羞明，咳吐黄痰，脉浮数等；若与湿邪相合则成风湿证，而见头痛身重，骨节疼痛，汗出恶风，发热午后为重，脉浮缓等。

2. 风袭筋骨

风气伤人，初犯表卫，失于外解，可以内传而痹着筋骨。若素体虚弱、卫阳不固者，风邪常与寒湿夹杂伤人，或流注肌肤经络，或痹着于筋骨关节，致气血运行不畅而发为痹证。此即《素问·痹论》所谓"风寒湿三气杂至，合而为痹也"。

3. 风中经络

若调摄失宜，正气亏虚，卫外不固，经络空疏，则风邪乘虚中于经络。其中又有中经、中络之不同。中于络者，络脉不通，出现口眼㖞斜、眼睑不闭、肌肤不仁等症；中于经者，则气血痹络、肌肤筋脉失于濡养而半身不遂等。

4. 风中脏腑

或因调养不慎，或因素体正气不足，风邪侵入不仅局限于体表，甚可直接影响脏腑。《素问·金匮真言论》云"八风发邪，以为经风，触五脏，邪气发病"，即说明风邪循经入里，内干五脏而发病。仲景亦有五脏中风的记载：肺中风者，口燥而喘，身运而重，冒而肿胀；心中风者，翕翕发热不能起，心中饥，食即呕吐；肝中风者，头目瞤两胁痛，行常伛；脾中风者，翕翕发热，形如醉人，腹失烦重，皮而短气。唯失肾中风之说，恐系脱简所致。

5. 风毒入血

风毒入血多由气血不足复受风毒侵袭使然。《金匮要略·中风历节病脉证并治》曰"寸口脉迟而缓，迟则为寒，缓则为虚，营缓则为亡血，卫缓则为中风。邪气中经，则身痒而瘾疹"，其对风毒入血因亡血而血气不足，复因风毒外受中于经脉、浸淫血分的两个环节做了比较完善的论述。风毒入血多由阴血不足又失于解散所致。因风为阳邪，风毒久遏经络势必化热，可见关节红肿热痛；若热迫血行，溢于孙络而为发斑；风毒郁久，化燥伤阴，肌肤失养则见皮肤粗糙作痒等症。风毒内留可进一步酿成滞血耗血的病理，引起头发脱落等症。

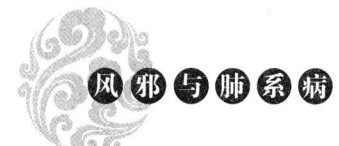

6.风毒致痉

痉为产后或外伤创口感受风毒之邪,侵入肌腠经脉使营卫不得宣,甚则内传脏腑而引起严重的病变。自北宋以来称之为破伤风。其病机特点有三。一是有创伤史;二是风毒壅滞肌腠经脉,使之失于濡养,可见牙关紧、面肌痉挛、呈苦笑貌、肢搐项强,甚则角弓反张,反复发作,极为痛苦;三是邪毒入里,扰动肝风,可见频频抽搐、呼吸急促、痰涎壅盛等症。末期则邪毒深陷,正气欲脱。

总之,外风致病是一个风邪由表入里、由卫气到营血、由经络到脏腑、病情由轻到重的过程。当然,也有风邪直中脏腑者。一般而言,风邪初犯卫表,调养不慎,失治误治则内犯筋骨,或正气不足,无力抗邪,则风邪入侵经络、脏腑、营血分而致病情加重。

二、内风致病

(一)内风的基本特点

内风即风气内动,与外风相对而言。内风系风自内而产生,指脏腑气血阴阳失调,体内阳气亢逆而致风动之征的病机变化。

"内风"在《内经》中早有记载。《素问·至真要大论》云"诸暴强直,皆属于风""诸风掉眩,皆属于肝",即指明了内风的临床表现不仅与外风为病相类似,而且指出了与肝的密切关系。清代叶天士《临证指南医案·中风》中对内风病机论述详细,其曰"今叶氏发明内风,乃身中阳气之变动。肝为风脏,因精血衰耗,水不涵木,木少滋荣,故肝阳偏亢,内风时起",又指出"若肢体拘挛,半身不遂,口眼歪斜,舌强言謇,二便不爽。此本体先虚,风阳夹痰火壅塞。以致营卫脉络失和"。《王旭高临证医案》云:"内风多从火出,其源实由于水亏,水亏则木旺,木旺则风生。"清代王旭高提出用凉肝滋肝法治疗内风。《西溪书屋夜话录》言:"一法曰熄风和阳。如肝风初起,头目昏眩,用熄风和阳法,羚羊角、丹皮、甘菊、钩藤、决明、白蒺藜。即凉肝是也。一法曰熄风潜阳。如熄风和阳不效,当以熄风潜阳,如牡蛎、生地、女贞子、玄参、白芍、菊花、阿胶。即滋肝是也。"

(二)内风与外风的区别与联系

内风是脏腑阴阳气血失调,体内阳气亢逆而致风动之征的病机变化,与肝的关系较为密切,为里证,临床以眩晕、头或肢体动摇、抽搐、震颤等为特征表现;

外风是感受风邪而导致的外感表证，常见发热、恶风、汗出、脉浮等症状。外风侵袭机体，可引动内风；反之，内风日久不愈，正气不足，亦可招致外风侵袭人体而发病。

在内风、外风的治疗中，原则上外风宜散，如疏风散邪、疏散风热、疏风散寒、祛风化湿等；内风宜息，通过清热平肝、滋阴养肝养血等不同方法，达到息风的目的。另外，古人有"治风先治血，血行风自灭"之说，外风、内风均可视病情加用养血活血的方法。

（三）内风的主要类型

1. 肝风内动

多因素体肝肾阴液不足，或久病阴亏，或肝火内伤营阴等，阴亏不能制阳，肝阳亢逆化风，导致肝风内动。阴虚阳亢，肝阳亢逆化风，气血随风阳上逆，故眩晕欲仆，头摇而痛，步履不正；肝肾阴亏，筋脉失养而挛急，故肢体麻木，手足震颤；肝风夹痰，阻滞络脉，经气不利，则口眼歪斜，半身不遂，舌强语謇；风阳暴升，气血逆乱，肝风夹痰，上蒙清窍，则突然昏倒，喉中痰鸣，舌强不语；舌红苔腻，脉弦有力，为肝风夹痰之征。

2. 肝阳化风

肝阳化风，指肝阳偏亢，或肝肾阴亏，阴不制阳，致肝阳亢逆无制而动风的病机变化。多由情志所伤，肝郁化火，或年老肝肾阴亏，或操劳过度等，耗伤肝肾之阴，导致阴虚阳亢，风气内动。肝脏内寄相火，体阴用阳，赖肾水以滋之。肾水不足，肝失所养，肝火偏亢而上炎，风自火生，血随气升，横逆络道，上冲巅顶，直扰神明。临床可见眩晕欲仆，头摇而痛，言语謇涩，手足震颤，肢体麻木，步履不正；或猝然昏倒，不省人事，口眼歪斜，半身不遂，喉中痰鸣；舌红苔腻，脉弦。

3. 热极生风

热极生风，又称热甚动风，指邪热炽盛，燔灼津液，劫伤肝阴，筋脉失常而动风的病机变化。风热极之证，必灼伤津液，消炼营血，营血即伤，心肝受病，邪热上扰，可出现惊厥神昏证候。由于火热亢盛，煎灼津液，致使筋脉失常，动而生风。病在未发展为衰竭之前，多属实证，多见于小儿高热惊厥、流行性脑脊髓膜炎（流脑）、流行性乙型脑炎（乙脑）、中毒性痢疾、败血症等。临床可见高热神昏，躁动谵语，颈项强直，四肢抽搐，角弓反张，牙关紧闭，舌质红绛，苔黄燥，脉弦数。多由外感温热病邪，邪热亢盛，燔灼筋脉，热闭心神，引动肝风所致。阳热炽盛，蒸腾内外，故高热不退；热扰神明，心神不安，故躁动不安；热入心包，热闭神志，则神昏谵语；邪热内炽，燔灼肝经，筋脉挛急，故出现抽搐项强、角弓反张等风动症状；舌质红绛，苔黄燥，脉弦数，为肝经热盛之象。

4. 阴虚风动

阴虚风动，指阴气衰竭，宁静、抑制功能减退而动风的病机变化。肝为风脏，热邪久郁，或温病日久，耗伤阴津，阴液耗伤，水不涵木，阴不潜阳，阳浮风生，则虚风内动。多由于阴气和津液大量亏损，阴虚则阳亢，抑制能力减弱，加之筋脉失于滋润，则虚风内动。多见于热病后期，或久病伤阴，临床可见筋挛肉瞤，手足蠕动等动风症状，并见唇舌干、肢体枯瘦、神疲气弱、低热起伏、舌光红少苔、脉细等阴虚症状。肝阴亏虚，筋脉失养，虚风内动而拘挛，故见手足颤动或瞤动；阴虚头目失养，故眩晕耳鸣，两目干涩，视物模糊；阴虚则生内热，故见潮热盗汗，五心烦热，舌红少苔，脉弦细数，皆属肝阴不足，虚热内生之征。临床多以滋阴育阳为法。而肝肾乙癸相生，精血同源，肾阴不足可累及肝阴，故阴虚风动可从滋补肝肾入手。精化血，则肝有所藏；水涵木，则肝阳有所制。

5. 血虚生风

血虚生风，指阴血亏耗，不能营养肌肤，或血虚不能养肝，引动肝风的病理变化。多因生血不足或失血过多，或久病耗伤营血，肝血不足，筋脉失养，或血不荣络，致虚风内动。临床可见手足震颤，头晕眼花，夜盲，失眠多梦，肢体麻木，肌肉颤动，皮肤瘙痒，爪甲不荣，面唇淡白，舌淡苔白，脉细或弱。血虚不能养筋，筋脉挛急，故见手足震颤，肌肉颤动；肝血亏少，头目失养，故见头晕眼花，夜盲；肝血不足，则神魂不安，故失眠多梦；肝血亏少，筋脉、爪甲、面唇失养，故肢体麻木，爪甲不荣，面唇淡白；舌淡白、脉细为血虚之象。可根据"治风先治血，血行风自灭"的理论，采用养血祛风或养血息风的治法。

6. 血燥生风

血燥生风，指血虚津亏，失润化燥，肌肤失于濡养而生风的病机变化。多由久病伤阴耗血，或年老精亏血少，或长期营养缺乏，生血不足，或瘀血内结，新血生化障碍等原因，导致局部或全身肌肤失于濡养，经脉气血失于和调，血燥而化风。临床可见皮肤干燥或肌肤甲错，伴有皮肤瘙痒或落屑等症状。

7. 木郁化风

在五行归类中，肝主风，属木，木郁即肝郁。由肝郁而导致肝血亏损，或素体血亏而出现肝风症状，故称"木郁化风"。临床表现有眩晕、舌麻、震颤、痉厥等。

三、风邪兼夹他邪的致病特点

（一）两邪相合

1. 风寒

寒邪是致病具有寒凉、凝滞、收引等基本特性的外邪。冬季为寒气当令的季节，寒为冬季主气，故寒邪为病多见于冬季，但也可见于其他季节。风邪与寒邪合而侵袭人体，即为风寒。风与寒合，风寒之邪犯表，机体卫外不固，形成外感风寒证，寒性收引、凝滞，易闭塞皮毛，邪郁于肺卫，肺失宣降，卫阳失于温煦，而表现出一系列临床症状。《素问·玉机真脏论》言："今风寒客于人，使人毫毛毕直，皮肤闭而为热。"其临床表现主要为发热，鼻塞，流清涕或打喷嚏，咳嗽，痰白清稀，周身酸楚，恶寒，舌苔薄白，脉浮。治以祛风散寒为主。

2. 风热

热邪是致病具有燔灼、炎上、急迫等基本特性的外邪。风与热合，风热之邪犯表，肺气失和。《诸病源候论·风诸病下·风热候》言："风热病者，风热之气，先从皮毛入于肺也。肺为五脏上盖，候身之皮毛，若肤腠虚，则风热之气先伤皮毛，乃入肺也。其状使人恶风寒战，目欲脱，涕唾出。"叶天士有云："温邪上受，首先犯肺，逆传心包。肺主气属卫。"风热外感，是以肺卫证为本病，以卫分为主，"卫之后，方言气"。风热犯于气分，以风邪受自口鼻，鼻通于肺，口通于胃，故以肺胃证为气分风热证之首，其次为胆胃证，二者均为风热之表里合病。若风热内陷入血，则为肺肝证、心肝证，二者均为气血并发之并病。风热证临床上多见发热微恶风寒，咽喉痒痛，口微渴，咳嗽，可兼头痛、鼻塞等，舌尖红，苔薄黄或薄白而干，脉浮数。更有外感风热所致之多种杂病，如咳、喘、头风，以及斑、疹、丹、痧、游风等，郁于肌腠，可发为风水浮肿。风为阳邪，热亦阳邪，两阳相合，极易伤津化燥化火，故其传化仅有火化一端。其治则总当疏风清透为主，务必使郁热随风邪透发于外，则易于解散。药宜辛凉轻宣，切忌辛温燥烈，伤津助热。亦不可专事寒泻，致表邪内陷，致生变端。

3. 风湿

湿邪是致病具有重浊、黏滞、趋下等基本特性的外邪。风与湿邪同时侵犯人体，可发为痹证，轻者在表，重者入骨节筋肉。汗出当风或久处湿地，风湿犯表，首犯太阳，病位在头身腰背。或犯肌表，或犯经络骨节。风湿犯表，恶寒、发热、无汗之表证较轻；风湿阻滞经络，头身疼痛、沉重，腰背疼痛难以转侧之痹证较重，羌活胜湿汤主之。张仲景论曰："风湿相搏，一身尽疼痛，法当汗出而解。值天阴雨不止，医云此可发汗，汗之病不愈者，何也？盖发其汗，汗大出者，但风气去，湿气在，是故不愈也。若治风湿者，发其汗，但微微似欲汗出者，风湿俱去也。湿家病，身疼，发热，面黄而喘，头痛鼻塞而烦，其脉大，自能饮食，腹中和无病，病在头中寒湿，故鼻塞，纳药鼻中则愈……病者一身尽疼，发热，日晡所剧者，名风湿，此病伤于汗出当风，或久伤取冷所致也。"又论曰："伤寒八九日，风湿相搏，身体疼烦，不能自转侧，不呕不渴，脉浮虚而涩者，桂枝附子汤主之。若大便坚，小便自利者，去桂加白术主之。""风湿相搏，骨节疼烦，掣痛不得屈伸，近之则痛剧，汗出短气，小便不利，恶风不欲去衣，或身微肿者，甘草附子汤主之。"

4. 风燥

燥邪是致病具有干燥、涩滞等基本特性的外邪。燥为秋季主气，秋季天气收敛清肃，气候干燥，空气中水分减少，故燥邪虽四季均有，但多见于秋季。燥邪多从口鼻而入，侵犯人体，从而导致外燥病证。风燥，指风与燥相合所致病证，多感于秋燥时令。秋深初凉，西风肃杀，感之者多病风燥。治宜疏表润燥，兼以疏风。风燥易伤肺，可发为咳嗽。外感燥邪、风邪，导致肺失宣肃，肺失清润，肺气上逆，冲击气道，发出咳声，喉痒干咳，无痰或痰少。

5. 风火

风火多发为火旺生风之风火证。风从内生，而非外来之风，多由伏气温热深伏营血之内，挟胆中木火而动，正火与邪火交炽，火旺则风生，病在营血，故有营分血热，胆火炽营之称。吴坤安所谓"此温邪伏于少阴，而发于少阳之表也"，称之为少阳温病，以手少阴心经主营血，是为心胆同病。其病机，轻则营热自达于气分，而为气营共灼，重则营热内陷血分，而为营血两炽；炽灼既久，必然耗伤营分阴液，而为虚灼之候。心胆风火证，为心营伏火挟胆中木火共炽之证。故其治则，总当清营凉血，透热生津，清降木火为法，以解木火之内焚，吴坤安道

"清胆腑之热，兼解营分之邪，热毒自解矣"。增液生津以护其阴，亦为要着，吴坤安有云"以滋少阴之水，而少阳之火自解矣"，即增液救焚之法。虽谓风火，但切不可用风药疏散，以耗津助火，故吴坤安曰"解木火之郁，大忌汗散"。其又谓"大忌风药"，是只可增液而不可耗津之则。

6. 风温

风温，属于时令病之一，是感受风温病邪所致的新感温病。多发于冬、春两季，尤其以春季为多见。主症为身热，咳嗽，烦渴。初起病在肺卫，病情重者，可逆传心包，或邪窜肝经。《外感温病篇》是论述风温的一篇专著，陈平伯说"风温为病，春月与冬季居多，或恶风或不恶风，必身热，咳嗽烦渴，此风温证之提纲也"，不仅指出了风温的发病季节，而且明确了风温的主要证候，也是诊断风温的主要依据。他又说"风温证，身热畏风，头痛咳嗽，口渴，脉浮数，舌苔白者，邪在表也"，说明风温初起，邪在肺卫证治。"风温证，身热咳嗽，自汗口渴，烦闷脉数，舌苔微黄者，热在肺胃也"，说明风温表邪已解，而邪热内传，肺胃受病。"风温证，身热痰咳，口渴神迷，手足瘛疭，状若惊痫，脉弦数者，此热劫津液，金囚木旺"，肝与筋合，热盛肝风内动，所以有手足抽搐。

7. 风痰

风痰为风与痰相兼为患形成的病证，属痰证之一。张从正《儒门事亲·风论》论及痰证有五，"一曰风痰，二曰热痰，三曰湿痰，四曰酒痰，五曰食痰"，明确风痰是痰证之一。元代王珪《泰定养生主论·痰证或问》曰"风痰者，因感风而发，或因风热怫郁而然也。此皆素抱痰疾者，因风、寒、气、热、味而喘咯咳唾，非别有此五种之痰"，认为风痰由外风与内痰相合而成。明代李梴《医学入门·百病兼痰》曰："动于肝，多眩晕头风，眼目瞤动昏涩，耳轮瘙痒，胁肋胀痛，左瘫右痪，麻木蜷跛奇证，名曰风痰。"肝为风木之脏，痰邪滞于肝而致动风之象。明代李中梓《医宗必读·痰饮》曰："在肝经者，名曰风痰，脉弦面青，四肢满闷，便溺秘涩，时有躁怒，其痰青而多泡。"明代秦昌遇《症因脉治·痰症论》将风痰归于外感痰症，认为"风痰之症，头痛身痛，发热恶寒，吐嗽痰沫气逆，此外感风痰症也。风痰之因，外感风邪，袭人肌表，束其内郁之火，不得发泄，外邪传里，内外熏蒸"。风痰的成因有二：可由痰邪壅盛引动内风，也可由外风与内痰相合而为风痰。风与痰上扰，则头目晕眩，喉中痰鸣；风痰流窜经络，则见肢体偏瘫，口眼歪斜；风痰闭塞清窍，则神昏跌仆，舌强不语等。外风

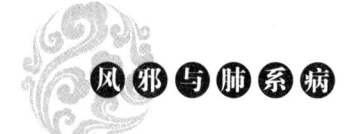

与内痰相合,症见恶风、发热、咳嗽、痰质清稀而多沫。

8. 风水

风邪外袭,风水相搏,流溢于肌肤所致水肿。其临床表现为颜面浮肿,先从眼睑开始,继而遍及全身,小便短少。常兼发热,恶风、恶寒,咳嗽,咽喉肿痛,舌苔薄白,脉浮。多由风邪外感,肺卫受病,宣降失常,通调失职,风遏水阻,风水相搏,泛溢肌肤而成。肺为华盖,具通调水道之功,为水之上源。风为阳邪,其性上扬,风邪外袭,肺先受之,致使肺之宣发肃降失职,不能通调水道,风水相搏,水气泛溢,故水肿起于眼睑头面,上半身水肿较重。由于外邪新感,所以发病较快,水肿迅速,皮肤发亮。上源不通,水液不能下输膀胱,则见小便短少。若伴见恶寒重,发热轻,无汗,苔薄白,脉浮紧等症,为风水偏寒;若伴见发热重,恶寒轻,咽喉肿痛,舌红,脉浮数等症,为风水偏热。宜以发汗解表法治疗。疏风解表,宣肺行水,宜予越婢加术汤、麻黄连翘赤小豆汤。

《金匮要略》云:"风水,其脉自浮,外证骨节疼痛,恶风……脉浮而洪,浮则为风,洪则为气,风气相搏,风强则为隐疹,身体为痒,痒为泄风,久为痂癞;气强则为水,难以俯仰;风气相击,身体洪肿,汗出乃愈;恶风则虚,此为风水;不恶风者,小便通利,上焦有寒,其口多涎,此为黄汗。"又云:"太阳病,脉浮而紧,法当骨节疼痛,反不疼,身体反重而酸,其人不渴,汗出即愈,此为风水。恶寒者,此为极虚,发汗得之。"

(二)三邪杂合

三邪杂合致病以风寒湿和风湿热为多见,可发为痹证。

1. 风寒湿

《素问·痹论》云:"风寒湿三气杂至,合而为痹也。"故风、寒、湿三气并至则发为痹证。其风气胜者为行痹,寒气胜者为痛痹,湿气胜者为着痹。李中梓在《医宗必读》中言"痹者,闭也。风寒湿三气杂合,则壅闭经络,血气不行,则为痹也",并详述了三种痹证的病机与症状特点。①行痹。"其风气胜者为行痹,风者,善行而数变,故为行痹。行而不定,凡走注历节疼痛之类,俗名流火是也。"②痛痹。"寒气胜者为痛痹,寒气凝结,阳气不行,故痛楚异甚,俗名痛风是也。"③着痹。"湿气胜者为着痹。肢体重着不移,或为疼痛,或为不仁。湿从土化,病多发于肌肉,俗名麻木是也。"此外,李中梓还对《内经》中提到的"五种痹证"进行了解释,"凡风寒湿所为行痹、痛痹、着痹,又以所遇之时,所客之处，而命其名"，并指出其是在发病时间与部位上对痹证进行分类，"非行痹、痛痹、着痹之外，别有骨痹、筋痹、脉痹、肌痹、皮痹也"。

痹证初起由风、寒、湿之邪相互作用所致，故属实，其病变部位在经脉，累及肢体、关节、肌肉、筋骨。痹证日久，可发生三个方面的病机演变。一是日久不愈，气血运行不畅，出现瘀血痰浊，痹阻经络；二是病久正气耗伤，呈现不同程度的气血亏虚或肝肾不足证候；三是痹证日久不愈，病邪由经络累及脏腑，出现脏腑痹的证候。

2. 风湿热

临床上亦有风湿热痹。久居潮湿炎热之地，外感风湿热邪，侵袭肌腠，壅塞经络，痹阻气血经脉，留滞筋骨关节，发为风湿热痹。或素体阳盛或阴虚内热者，复感于风湿之邪，郁而化热，或因脾湿内蕴，复感湿热外邪，湿热邪气与气血交杂于筋骨关节，致使关节红肿疼痛、灼热，而成风湿热痹。风湿热痹多因感受风湿热邪，袭于肌表，正气不能鼓邪，风为阳邪，其性轻扬，表散迅速；湿为阴邪，其性重着黏滞，难以骤除，且日久化热，湿热蕴结，故难以去除。病理演化一般有三：一则为风湿热痹日久不愈，气血运行不畅，瘀血痰浊痹阻于经络，深入关节，最终导致关节肿胀、僵硬、变形；二则为风湿热痹日久耗伤气血，累及肝肾，虚实夹杂；三则为风湿热痹日久不愈，复感于外邪，病邪由经络而入脏腑，出现脏腑痹证。

第三章

风温肺病与中风

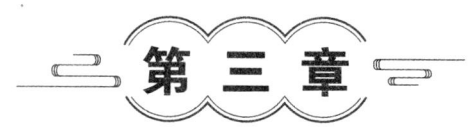

第一节 风温肺病

一、概述

风温是感受风热病邪所引起的急性外感热病。初起以发热、微恶风寒、口微渴、咳嗽等肺卫表证为主要表现，继则出现邪热壅肺等气分证候，后期多表现为肺胃阴伤。本病四季均可发生，但以冬、春两季多见，发于冬季的又称为冬温。

风温一名，首见于汉代张仲景《伤寒论》，其云"太阳病，发热而渴，不恶寒者，为温病，若发汗已，身灼热者，名曰风温"。但仲景所指的风温是热病误汗后的坏证，与接下来讨论的风温不同。晋代王叔和也提出了风温的病名，但是指感受寒邪后在发病过程中又感受风邪所形成的一种热病。唐代孙思邈《备急千金要方》引《小品方》之葳蕤汤作为治疗张仲景所述风温的主方。宋代庞安时在《伤寒总病论·卷五》中提出了风温病因与风热有关，并论述证治，如"病人素伤于风，因复伤于热，风热相搏，则发风温。四肢不收，头痛身热，常自汗出不解，治在少阴厥阴，不可发汗，汗出则谵语。"至清代，叶天士明确指出风温是春季感受风温之邪所致新感温病，并对其病机特点、传变趋势及治疗原则进行了阐述。如王孟英引其所述："风温者，春月受风，其气已温。《经》谓春气病在头，治在上焦。肺位最高，邪必先伤。此手太阴气分先病，失治则入手厥阴心包络，血分亦伤"（《温热经纬·叶香岩三时伏气外感篇》）。其后，陈平伯撰《外感温病篇》，此是风温的专著，对风温的病因、病机和证治做了系统的阐发。陈平伯指出："风温为病,春月与冬季居多,或恶风或不恶风,必身热,咳嗽,烦渴。"此述指明了本病的发生季节和初起的临床特点。此外,清代的许多著名医家如吴瑭(吴鞠通)、吴坤安、王孟英等,都对风温病的因、证、脉、治做了阐述和补充,从而进一步丰富了风温病辨证论治的内容。

二、病因病机

风温的病因为风热病邪。春季风木当令,阳气升发,气候温暖多风,风热相合,易形成风热病邪。正如吴鞠通所说:"风温者,初春阳气始开,厥阴行令,风夹温也。"冬季如气候反常,应寒反暖,也易形成风热病邪。亦如吴坤安所说:"凡天时晴燥,温风过暖,感其气者即是风温之邪。"如素禀赋不足,正气虚弱,特别是肺之气阴亏虚或卫表不固者,或因起居不慎,寒温失调,风热病邪即可乘虚而入导致发病。

风热病邪属阳邪,既具有风邪的特点,又具有温热性质,其性升散、疏泄,多由口鼻侵入人体。肺居高位,首当其冲,所以本病初起以邪犯肺卫为主要病理特点。如叶天士在《温热论》中提出"温邪上受,首先犯肺"的观点,正是针对风热病邪侵犯人体这一病理特点的概括。由于肺主气属卫,外合皮毛,卫气敷布皮毛,风热外袭,肺卫失宣,故病变初起即见发热、恶风、咳嗽、口微渴等肺卫证候。如肺卫之邪不解,病邪深入,则其发展趋向大致有两种情况。一是顺传于胃,凡邪热由卫入气,呈现气分阳明热炽的病机变化,表现为壮热、汗出、口渴、苔黄燥、脉洪大等。正如王孟英引陈平伯所说:"人身之中,肺主卫,又胃为卫之本,是以风温外薄,肺胃内应,风温内袭,肺胃受病……而热、渴、咳嗽为必有之证也"(《温热经纬·陈平伯外感温病篇》)。其症咳嗽,表明病变在肺,而口渴,则病已及胃。二是逆传心包,心肺相近,经络相连,故肺经之邪,易逆传心包。感邪重者,或人体心气不足,或心阴素亏,或治疗失当,则是导致逆传的条件。症见机窍闭塞之状,如神昏谵语等,此时病邪已离肺卫而深入营血。风温病变后期,由于邪热留于肺胃,故多呈肺胃阴伤之象。另外,在风温过程中,如肺气郁闭过甚,甚至导致肺之化源欲绝,可出现喘急、大汗、面色青紫或苍白等症状,也是极为危重之象。如吴鞠通在《温病条辨》中指出:"汗涌,鼻扇,脉散,皆化源欲绝之征兆也。"他还指出:"细按温病死状百端,大纲不越五条。在上焦有二:一曰肺之化源绝者死;二曰心神内闭,内闭外脱者死。"

风温的病理变化以肺经为病变重心。风热病邪由口鼻而入，初起多有肺卫见症；继则表证解而肺热渐炽，出现邪热壅肺，肺失宣降之证；热郁于肺，炼液为痰，可致痰热阻肺；或痰热互结于上焦，气机失于通降而成痰热结胸之证；肺与大肠相表里，肺热下移大肠，既可致肠腑气机不行，燥热内结而便秘，也可因肺热移肠，大肠传导失司而致泄泻；极期邪热可由肺卫直接内陷心营，即叶天士所谓"温邪上受，首先犯肺，逆传心包"；邪热在肺，易于耗伤肺胃之阴液，故风温后期多有肺胃阴伤的病理改变。本病邪在气分不解，亦可深入营血，但多数风温病临床较少出现营血分证候，至于风温中有因肺热波及血络而外发红疹者，其病变重心仍在气分，与营血分证中出现斑疹隐隐或斑疹透发者不尽相同。由此可见，风温的病变始终以肺经为中心。

三、辨治要点

（一）诊断依据

1. 本病一年四季均可发生，但以春、冬两季为多。

2. 发病较急，初起以发热，恶风寒，咳嗽，口微渴，舌苔薄白，舌边尖红，脉浮数等肺卫表热证为临床特征。

3. 病程中以肺系病变为主，亦有阳明胃肠病证；传变较速，易见逆传心包证候。

4. 后期多见肺胃阴伤证候。

（二）鉴别诊断

1. 春温

二病皆可发生于春季。但风温病因是风热病邪，发病之初邪犯肺卫，初起即见发热，微恶风寒，咳嗽，口微渴，舌苔薄白，舌边尖红，脉浮数等肺卫表热证；春温是温热病邪自里而外发所致，其初起即可见身灼热，烦渴，苔黄，甚则神昏，痉厥，斑疹等里热证候。风温初起病变在肺卫，后期易出现肺胃阴伤之象；春温初起病变部位在气分或营分，病情重、变化快，后期常见肝肾阴伤证候。

2. 风热感冒

风热感冒与风温病因均为风热病邪，初起病变部位均在肺卫，表现为表热证，但风热感冒病情多轻浅，初起以头痛、鼻塞、咳嗽、咽痛等肺卫失宣，清窍不利为主，病程短；风温初起热势较甚，且很快就可传入气分，出现肺热壅盛甚至逆传心包等证候。

3. 麻疹

二病均可发生于冬、春两季，初起皆有明显的肺卫表热症状，如发热、恶风、头痛、咳嗽等。但麻疹多伴有两眼发红、畏光、涕泪增多、鼻塞、打喷嚏等症状，发病后3～5天可出现皮疹，而在皮疹出现前，于口腔两侧近臼齿颊黏膜处就可出现灰白色小点，周有红晕，称为麻疹黏膜斑。麻疹以儿童为多见，易发生流行。

（三）诊断要点

1. 辨析肺系证候

风温以肺为病变中心，初起即见肺卫表证，症见发热、微恶寒、咳嗽、头痛、咽痛等；继则邪热壅肺，症见身热、咳喘、汗出、口渴，若伤及肺络，可见胸痛、咯痰带血，或吐铁锈色痰；后期多表现为肺胃阴伤，症见低热、咳嗽少痰、口干咽燥等。

2. 重视肺系病变与相关脏腑病变证候的联系与区别

如肺热传入胃，症见壮热、汗出、口渴、脉洪大等；肺热移肠，导致热结肠腑者，可见潮热、便秘、腹痛等；肺热下移而热迫大肠者，可见下利色黄热臭；肺热波及营分，扰及血络者，则见肌肤红疹。

3. 注意证候的演变

邪热由肺卫传入肺、胃、肠，热势虽盛，但邪尚在气分，病势较稳定；若出现神志异常，神昏谵语，多为邪热传入心包，病情较重；如出现正气外脱或化源欲绝，则病情更为危重。

四、辨证论治

（一）邪在肺卫

临床表现：发热重，恶寒轻，咳嗽，痰白，口微渴，头痛，鼻塞，舌边尖红，苔薄白或微黄，脉浮数。

治法：宣肺透表。

代表方：银翘散加减。

方义：方中金银花、连翘气味芳香，既能疏散风热，清热解毒，又可辟秽化浊，在透散卫分表邪的同时，兼顾了温热病邪易蕴结成毒及多夹秽浊之气的特点，故重用为君药。薄荷、牛蒡子辛凉，疏散风热，清利头目，且可解毒利咽；荆芥穗、淡豆豉辛而微温，解表散邪，此二者虽属辛温，但辛而不烈，温而不燥，配入辛凉解表方中，可增强辛散透表之力，是为去性取用之法，以上四药俱为臣药。芦根、淡竹叶清热生津；桔梗开宣肺气而止咳利咽，同为佐药。甘草既可调和药性，护胃安中，又合桔梗利咽止咳，是属佐使之用。本方所用药物均系清轻之品，加之用法强调"香气大出，即取服，勿过煎"，体现了吴鞠通"治上焦如羽，非轻莫举"的用药原则。

加减：热夹湿浊，胸膈满闷，加藿香、郁金；津伤渴甚加天花粉；热毒较甚，项肿咽痛，加马勃、玄参；热伤血络，衄血，去荆芥穗、淡豆豉加白茅根、侧柏叶、栀子炭；肺气不利，咳甚，加杏仁；风热壅滞肌肤，疮痈初起，加蒲公英、大青叶、紫花地丁等。

其他治法：①辛凉解表片（金银花、连翘、菊花、牛蒡子、防风、薄荷、贯众、甘草、桔梗，提取制片，每片含生药 0.5 g），每次 6~8 片，每日 4~8 次。②发热者，柴胡注射液 4 mL，肌内注射，每日 2 次。③清温针（柴胡、黄芩、银花、薄荷）4 mL，肌内注射，每日 2 次。④银桑合剂（金银花、桑白皮、荆芥、桔梗各 10 g，连翘 12 g，芦根、葛根各 15 g，薄荷 6 g），水煎服，每日 1~2 次。

（二）痰热壅肺

临床表现：高热烦渴，咳喘胸痛，咯黄痰或痰中带血，舌红苔黄或腻，脉滑数。

治法：清热解毒，宣肺化痰。

代表方：麻杏石甘汤加减。

方义：麻黄、石膏并非各行其是，而是有相须相制关系。麻黄因受石膏制约，始能减弱其发汗力量，充分发挥宣肺降逆与行水涤饮效力；石膏得麻黄之辛散为助，才能更好地发泄肌腠与胸中蕴结郁热，二药相须相制，相反相成，所以石膏也是主药。辅以杏仁辛开苦泄，协助麻黄宣降肺气，增强平喘之功。佐炙甘草之甘以缓急，亦有助于平喘；其和中作用又可防止石膏寒凉害胃，有利无弊。此方药仅四味而疗效显著，是常用名方之一。

加减：如见咳痰黄稠量多，为痰热壅肺，可加黄芩、瓜蒌、浙贝母、竹沥等以清热化痰；若痰阻气急较甚，加葶苈子、紫苏子以泄肺气；若咳引胸胁痛甚者，加丝瓜络、枇杷叶、郁金以化痰降气，通络止痛；若肺热毒炽盛，加金银花、连翘、鱼腥草以增清热解毒之力；肺热壅盛，灼液成痰，热盛肉腐，痰瘀阻络，见咳喘、胸痛、咯腥臭脓痰者，可与苇茎汤合用。

其他治法：①清肺饮（麻黄、杏仁、黄芩、牛蒡子、桔梗、僵蚕各10 g，石膏60 g，虎杖、白花蛇舌草各30 g，甘草6 g），水煎服，每日2剂，分4次服。②蚤休汤（重楼、黄芩、大青叶、小蓟、败酱草、鱼腥草），水煎服，每日2剂，分4次服。③肺宁注射液60～120 mL，加入300 mL液体中静脉滴注，每日1次。④清气解毒针（鱼腥草、败酱草、虎杖、肿节风），每次400～800 mL，静脉滴注，每日1次。⑤伴腑实便秘者，用直肠滴入液（大黄15 g，大青叶30 g，煎至200 mL），每日滴1～2次，或用芒硝、大黄、甘草、玄参煎服或灌肠，每日2次，以便通热退为度。⑥痰盛者，加鲜竹沥水20 mL，每日3次。

（三）热陷心包

临床表现：灼热夜甚，神昏谵语，咳喘气促，痰气辘辘，舌謇肢厥，舌红绛，脉细滑数。

治法：清热解毒，化痰开窍。

代表方：清营汤加减。

方义：方中犀角（现用水牛角代替）清解营分之热毒，故为君药。生地黄凉血滋阴，麦冬清热养阴生津，玄参滋阴降火解毒，三药共用，既清热养阴，又助清营凉血解毒，共为臣药。温邪初入营分，故用金银花、连翘、淡竹叶清热解毒，使营分之邪外达，此即"透热转气"的应用；黄连清心解毒，丹参清热凉血、活血散瘀，防热与血结，以上五味药为佐药。

加减：若寸脉大，舌干较甚者，可去黄连，以免苦燥伤阴；若热陷心包而窍闭神昏者，可与安宫牛黄丸或至宝丹合用以清心开窍；若营热动风而见痉厥抽搐者，可配用紫雪散，或酌加羚羊角、钩藤、地龙以息风止痉；若兼热痰，可加竹沥、天竺黄、川贝母之属，以清热涤痰；营热多系由气分传入，如气分热邪犹盛，可重用金银花、连翘、黄连，或更加石膏、知母、大青叶、板蓝根、贯众之属，以增强清热解毒之力。

其他治法：①安宫牛黄丸或至宝丹，每次1丸，冲服，每日2次。②便秘者，紫雪散3 g，大黄粉3 g，冲服。③清开灵40～60 mL，加入500～1 000 mL液体中，静脉滴注，每日1次。④醒脑静20～40 mL，加入1 000 mL液体中，静脉滴注，每日1次。⑤肺宁注射液60～120 mL，加入500～1 000 mL液体中，静脉滴注，每日1次。

（四）阴竭阳脱

临床表现：高热骤降，大汗肢冷，颜面苍白，呼吸急迫，痰热壅盛，唇甲青紫，神志恍惚，舌红少津，脉微欲绝，血压下降。

治法：益气养阴，回阳固脱。

方药：阴竭者，生脉散加味，药用西洋参、麦冬、五味子、吴茱萸各 10 g，煅龙骨、煅牡蛎各 30 g，浓煎频服；生脉注射液或参麦注射液 40 mL，加入 2 000 mL 液体中，静脉滴注，每日 1 次。阳脱者，参附汤加味，药用人参、附子、麦冬、五味子各 10 g，煅龙骨、煅牡蛎各 30 g，浓煎频服；参附注射液 50 mL，加入 500 mL 液体中，静脉滴注，每日 2~3 次。

（五）气阴两伤，余热未尽

临床表现：低热夜甚，干咳少痰，口燥咽干，五心烦热，神倦纳差，脉细数，舌红少苔。

治法：养阴清热。

代表方：青蒿鳖甲汤加减。

方义：方中鳖甲咸寒，直入阴分，滋阴退热；青蒿苦辛而寒，其气芳香，清热透络，引邪外出。二药相配，滋阴清热，内清外透，使阴分伏热宣泄而解，共为君药。即如吴瑭自释："此方有先入后出之妙，青蒿不能直入阴分，有鳖甲领之入也；鳖甲不能独出阳分，有青蒿领之出也。"生地黄甘寒，滋阴凉血；知母苦寒质润，滋阴降火，共助鳖甲以养阴退虚热，为臣药。牡丹皮辛苦性凉，泻血中伏火，为佐药。诸药合用，共奏养阴透热之功。

加减：若暮夜早凉，渴饮，去生地黄，加天花粉以清热生津止渴；兼肺虚，加沙参、麦冬以滋阴润肺。

其他治法：①保肺饮（沙参 15 g，芦根、薏苡仁各 20 g，桑白皮、地骨皮、瓜蒌皮、枇杷叶、桃仁各 10 g），水煎分服，每日 1 剂。②沙麦汤（沙参、桑白皮、百部各 15 g，麦冬、五味子、枇杷叶、紫菀、淡竹叶、贝母各 10 g，芦根 20 g），水煎分服，每日 1 剂。③养阴清肺糖浆 20 mL，每日 3 次。

五、现代临床应用

根据风温病证特点与临床表现，现代学者普遍认为急性上呼吸道感染、流行性感冒、社区获得性肺炎、流行性脑脊髓膜炎、病毒性肺炎等可以参考风温病进行中医辨证。陈韵在《中医风温源流及其辨治研究》一文中，对以上疾病与风温的关系进行了论述。

（一）急性上呼吸道感染

急性上呼吸道感染，简称上感，为外鼻孔至环状软骨下缘包括鼻腔、咽或喉部急性炎症的总称，70%～80%由病毒引起，成人以鼻病毒为主，儿童以呼吸道合胞病毒和副流感病毒为主。临床包括普通感冒、急性疱疹性咽峡炎、急性咽结膜炎、急性咽扁桃体炎，主要表现为恶寒、发热、头痛、咳嗽、喷嚏、鼻塞流涕、咽痛、全身乏力酸痛等症，通常病情较轻，病程短，可自愈，预后良好。

急性上呼吸道感染的发生主要由于六淫侵袭，以风邪为主，常夹寒、热、暑、湿之邪，病位多在肺卫，总以宣肺疏风解表为治则。临床辨证以风寒束表、风热犯肺、暑湿伤表、表寒里热、气虚、阴虚为主，其中以风寒束表证与风热犯表证最为常见，气分证、卫气同病证较为少见。

新感风温初起病位亦在肺卫，病因为风热病邪，与风热感冒症状相似，均可予银翘散、桑菊饮等方。但值得注意的是，感冒病势多较轻，病程较短，热邪一般不传入气分，故少见气分证、卫气同病证。而新感风温常按卫、气、营分传变，邪犯肺卫，继则病邪由卫分顺传入气分，波及肺、胃、肠、胆等诸多脏腑；气分热邪不解，亦可传入营分；病邪易逆传入心包，出现神昏谵语、舌謇肢厥等危重症。若上感患者为老年人、婴幼儿、体弱者，或感受时邪较重，传变迅速，见明显里热炽盛之征象，甚至见逆传心包之证候，则当参照新感风温进行辨治。

上感之卫气同病证表现为表寒里热，与叶天士所述之春温客寒包火之证候相似，虽病因病机不同，但均以解表寒、清里热为总则，以辛味药物发散解表，并以凉性与少量温性之品相伍。俞根初论"风寒搏束温邪"之风温伤寒本质亦属表寒里热证，其用新加三拗汤减轻麻黄，重加牛蒡子。方中带节麻黄发中有收，荆芥辛而微温，长于发表散风；薄荷辛凉解表；桔梗、杏仁、甘草宣开肺气；重加辛寒之牛蒡子疏散风热，清热解毒；"使以橘饼、蜜枣，辛甘微散"。诸药辛温寒凉相佐，合而宣上，发散表寒，清透郁热，可用于表寒里热之急性上呼吸道感染。

（二）流行性感冒

流行性感冒，简称流感，是由流感病毒所引起的一种急性呼吸道传染病，临床起病急，发热、头痛、乏力、全身肌肉关节酸痛等全身中毒症状明显，咳嗽、咳痰等呼吸道症状轻微。根据流感的病因和临床症状等，可将其归为"伤风""感冒"等范畴，其中病情重者为"重伤风"，并发肺炎或腹泻者属于"风温"范畴，暴发或流行甚者属于"时行感冒""温疫""疫疠"范畴。

辨治流感，初起当分寒、温。流感初起感风寒邪气者，若表寒重而里热轻，以高热、恶寒、头身疼痛为主症，兼见较轻之心烦、口渴者，治以辛温发汗为主，兼清里热，予大青龙汤、柴葛解肌汤。大青龙汤适用于外感风寒，寒邪较甚，表气郁闭，内有郁热者；柴葛解肌汤原方用法中注石膏仅一钱，适用于风寒未解，化热入里，初犯阳明、少阳，里热不甚者。若表寒轻而里热重，以烦躁、口渴、咳嗽为主症，兼见较轻或较为短暂之恶寒、头身疼痛者，治以解表清里，予大青龙汤加减，在大青龙汤原方的基础上，去杏仁、大枣、生姜，加清解里热之黄芩、知母、金银花与升散祛风之羌活，且方中石膏用量五倍于麻黄，诸药合用，解表清里而重在清里，适用于外感风寒较轻而里热较重者。上述用治风温卫气同病之知母石膏汤、防风通圣散、双解散、葱豉汤合黄芩汤、葛根葱白汤、加味栀豉汤、葱豉桔梗汤，亦可辨证而用于表寒轻而里热重之流感。

对于流感初起感受风热邪气者，2021版《中医药治疗流感临床实践指南》以卫气营血辨之：手太阴温病为邪在卫分，分以发热为主症之卫外失司证和以咳嗽为主症之肺失宣降证两类；阳明温病为邪传气分，与新感风温气分证的不同之处在于其病机为热毒闭肺，而风温病因并无毒邪一说；手厥阴温病之热陷心包证，为卫分之邪逆传心包，进一步可发展为内闭外脱证；邪闭血分，正气欲脱为邪入血分之重证。前几版《流行性感冒诊疗方案》处方用药亦可见卫气营血辨证之影，但不如此指南详细、清晰。故流感初起以发热、咳嗽、咽痛等见症为主者，病因为风热邪气，可参考此指南各证之治法方药进行辨治。应注意的是，流感邪在气分者，若热毒内闭较甚，治疗时可酌情加入清热解毒、泻热通滞之药。而流感血分重证为血热动血，气阴或阳气外脱，治疗时应予犀角地黄汤合生脉饮或参附汤。

（三）社区获得性肺炎

社区获得性肺炎（community-acquired pneumonia，CAP）是指在医院外所患的感染性肺实质炎症，包括具有明确潜伏期的病原体感染而在入院后平均潜伏期内发病的肺炎，临床以发热、咳嗽、咳痰或伴胸痛为主要症状。

CAP可归为中医学"风温肺热病"之范畴，其发病同风温肺热病，一为外邪侵袭，一为正气不足，但不同之处在于其所感外邪分寒、热两类，风热邪气经口鼻侵袭肺脏，或感风寒邪气继而入里化热，里热炽盛灼津炼液为痰，病机核心为痰、湿、热壅阻，病机演变遵循卫、气、营、血传变规律。辨证以风热犯肺、外寒内热、痰热壅肺、痰湿阻肺、肺脾气虚、气阴两虚、热陷心包、邪陷正脱为主，治疗以疏风清热化痰、解表清里化痰、清热解毒化痰、燥湿降逆化痰、补肺健脾、益气养阴化痰、清心豁痰开窍、扶正固脱为主。不难看出，化痰贯穿 CAP 治疗的始终。

（四）流行性脑脊髓膜炎

流行性脑脊髓膜炎是由脑膜炎奈瑟菌引起的急性化脓性脑膜炎，简称流脑，以发热、头痛、呕吐、皮肤黏膜瘀点瘀斑及脑膜刺激征为主要临床表现，多发于冬春季节，主要由呼吸道直接传播，临床分为普通型、暴发型、轻型和慢性型。

流脑发病遵循卫、气、营、血传变规律，发病急骤，传变迅速，辨证以邪犯肺卫、卫气同病、热入营血、气营两燔、内闭外脱、气阴两虚为主，治疗以宣肺解表、解表清里、凉血解毒、清气凉血、清热解毒固脱、滋阴益气为主。值得注意的有以下几点：流脑之邪犯肺卫证多较为短暂，临床多见卫气同病；流脑内闭外脱证之"闭"为温疫热毒内闭营血，而风温内闭外脱证之"闭"为痰热内闭心包；流脑之营血分证偏重于血分，气营两燔证实则为气血两燔证，治予清瘟败毒饮效果较佳；流脑之"阴虚"并非肺胃阴伤而言，其易耗伤下焦肝肾之阴。结合流脑传变规律和常见证候，可将其归为本文所述广义风温之范畴。邪犯肺卫、卫气同病证可参考卫分证治方药、表里俱热证治方药进行辨治。2011 年《内科常见疾病中医证治国际标准（草案）流行性脑脊髓膜炎》指出，流脑属于中医学"春温""风温"等病证范畴，主要是由人体正气内虚，冬春季节感受瘟疫之毒邪而发病，初起可兼有表证，或邪伏于里而初起即见里热炽盛。将流脑分为卫气同病、气营两燔、热入营血、内闭外脱、气阴两虚五种证型，分别处以银翘散合白虎汤、清瘟败毒饮、犀角地黄汤、生脉散、青蒿鳖甲汤加减治疗。

（五）病毒性肺炎

病毒性肺炎是由多种病毒感染引起的支气管肺炎，多发生于冬春季节，以儿童多见。通过飞沫吸入性感染，临床主要表现为干咳、发热、呼吸困难、发绀和食欲减退等。此病多归于风温范畴。

风热毒邪是本病的主要致病因素。一般初起邪在肺卫，见肺卫表证。继而外邪入里，见外寒里热、痰热壅肺、热毒炽盛，甚至热毒内陷或心阳虚衰。本病后

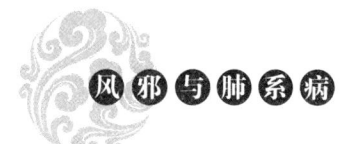

期主要表现气阴耗伤，证见阴虚肺热或肺脾气虚等。临证时特别重视发病季节的差异，而辨风热毒邪、风热暑邪、风寒湿邪等不同，并结合患者的年龄、体质等因素，审查病因，洞悉病机，随证施治。本病具有由表入里、由实转虚或卫、气、营、血传变的一般规律，一般在卫分短暂，即转气分，表现出高热、少汗、烦渴、面赤、咳吐黄痰、喘促气粗等。气分热盛即可见痰热壅肺证，亦可见热郁少阳证、阳明腑实证，还可见痰热结胸证、痰热血瘀证等。多数病例能在气分治愈，不传营分、血分。病重者可出现气营两燔、热入心营，病危者可见热入心包、热极生风等。所以对本病的辨证，要重视对发热、咯痰痰鸣、气促、恶寒、鼻煽、汗出、咽红肿、舌质、舌苔、指纹、脉象、面红、小便、口渴、鼻塞流涕等证候指标的分析，以期早做诊断和治疗，预防传变。

病毒性肺炎的辨证以卫、气、营、血为纲领，治疗以清气解毒为基本原则。常用药有金银花、连翘、黄芩、芦根、败酱草、全瓜蒌、川贝母、杏仁、甘草等。若新感风寒引动肺中伏热者可加麻黄、石膏两清表里；若痰热结胸者加黄连、半夏以清热化痰，宽胸散结；痰热血瘀出现舌暗、舌下络脉迂曲、两颊口唇暗红、指端青紫时加赤芍、川芎、没药等活血祛瘀之品；若热郁少阳则可予蒿芩清胆汤加减；若热在阳明出现腑实之证急投大承气汤以通腑而泻肺热。

第二节　中风

"中风"在《庄子》中已有出现，《庄子·达生篇》说"中身当心则为病，犹医书中风，中暑是也"。《素问·风论》进一步说"风之伤人也……或为热中，或为寒中……饮酒中风，则为漏风；入房汗出中风，则为内风；新沐中风，则为首风；久风入中，则为肠风飧泄"。可见《内经》中所说"中风"，是指感受外来风邪，而非后世所指的脑卒中。张仲景在《金匮要略·中风历节病脉证并治》中将《内经》所言卒中诸病统称为"中风病"，与"历节病"并列一篇，显然表明二者皆为风邪所引起，其所言中风病，包含了半身不遂之卒中与但臂不遂之风痹病两种。此后，"中风"逐渐开始指脑血管出血或梗死引起的一类疾病，2020

年 11 月 23 日国家中医药管理局颁布最新修订的《中医临床诊疗术语第 1 部分：疾病（修订版）》，对中风的定义为泛指因年老或脏腑虚衰，情志变动，外因诱发，致使风痰入络，或气血逆乱，脑络痹阻，或血溢于脑所引起，以突然昏仆，或半身不遂，口眼歪斜，肢体麻木，舌謇难言等为特征的一类急、慢性颅脑病。中风包括出血性中风、缺血性中风、急风病、口僻、风痱等。

一、五脏中风

五脏中风的名称源于《灵枢·邪气脏腑病形》，其云"黄帝曰：五脏之中风奈何？岐伯曰：阴阳俱感，邪乃得往。黄帝曰：善哉"。此中谓五脏中风，是由于脏腑阴阳俱虚，邪气得以乘虚而入。后世医家对五脏中风多有阐述。

《金匮要略·五脏风寒积聚病脉证并治》中的五脏风寒病，包括了五脏中风与五脏中寒，是指风寒之邪直中于五脏中的某一脏而引起该脏功能严重紊乱的一类疾病。如风邪直中于肺，即为肺中风；寒邪直中于肺，即为肺中寒，余皆仿此。五脏中风与中寒，是以某脏正气亏虚，风寒之邪直入于内的病证，而《伤寒论》中太阳病中风与伤寒，系外之风寒犯表，病未深及内脏，故两病有本质的不同。前者主因为内伤，其病在脏，病位深；后者主因为外感，其病在表，病位浅。至于卒倒中风，发为偏枯，虽亦以正虚为主，但为偶感风邪所致，体内阴阳气血严重逆乱，病涉多个脏腑，故不能以某脏之风寒单独名之，故亦与五脏风寒病有别。风邪为患，为主因，为诱因，或在表，或入里，其病情都是各异的。

《三因极一病证方论·叙中风论》言："夫风为天地浩荡之气，正顺则能生长万物，偏邪则伤害品类，人或中邪风，鲜有不致毙者。故入脏则难愈，如其经络空虚而中伤者，为半身不遂，手脚瘫痪，涎潮昏塞，口眼㖞斜，肌肤不仁，瘴痒挛僻。随其脏气，所为不同，或左或右，邪气反缓，正气反急，正气引邪，㖞僻不遂。盖风性紧暴，善行数变，其中人也卒，其眩人也晕，激人涎浮，昏人神乱，故推为百病长。"陈无择指出风邪卒中，风为百病之长，并对"五脏中风证"和"五脏中寒证"也有论述，弥补了《金匮要略·五脏风寒积聚病脉证并治》对五脏中风与中寒证论述的不足。陈无择对五脏中风证的相关论述为："肝中风者，人迎并左关上脉浮而弦。在天为风，在地为木，在人脏为肝。肝虚，喜中风，为类相从，故脉应在左关。肝风之状，多汗恶风，色微苍，头目瞤，左胁偏痛，嗜甘，如阻妇状，筋急挛瘴不伸，诊在目，其色青。心中风者，人迎与左寸口脉洪

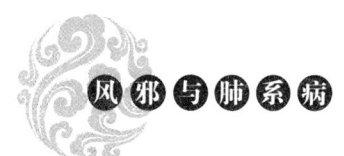

而浮。在天为热,在地为火,在人脏为心。心虚,因中邪风,乃子母相因,故脉应在左寸口。心风之状,多汗恶风,色微赤,翕翕发热,瘖不能言,欲饮食,食则呕,诊在舌,其色赤。脾中风者,人迎与右关上脉浮而微迟。在天为湿,在地为土,在人脏为脾。脾虚,因中风邪为胜克,故脉应在右关上。脾风之状,多汗恶风,色薄微黄,四肢怠堕,皮肉瞤动,发热短气,不欲饮食,嗜卧如醉人,诊在唇,其色黄。肺中风者,人迎与右寸口脉浮涩而短。在天为燥,在地为金,在人脏为肺。肺虚,因中邪风为乘克,故脉应在右手寸口。肺风之状,多汗恶风,色皓然白,口燥而喘,逆气肩息,身重背痛,面胀肿,昼差暮甚,诊在鼻,其色白。肾中风者,人迎与左尺中脉浮而滑。在天为寒,在地为水,在人脏为肾。肾虚,因中邪风,为母子相感,故脉应在左尺中。肾风之状,多汗恶风,色如炲,面庞然浮肿,腰脊痛引小腹,隐曲不利,昏寝汗愈多,志意惶惑,诊在耳,其色黑。胃中风者,人迎与两关上脉并浮而大。六腑无中风论,惟胃有者,以胃为脏海,纳五味以滋养五脏,虚而中邪风。故其状,额多汗,食饮不下,隔塞不通,腹善满,失衣则䐜胀,张口肩息,心下淡淡,食寒则泄。"详细描述了五脏中风的病因病机、症状、脉象等。

(一)肺中风

肺中风是指风邪入中于肺所引起的证候,古籍中对肺中风的论述颇多,现举例如下。

在《金匮要略》关于五脏中风的论述中,肺中风的症状是"口燥而喘,身运而重,冒而肿胀"。因为肺主一身之气,输布津液而司呼吸,风中于肺,肺气不布,津不上达,故口燥;肺失清肃,气壅不降,故喘;肺主治节,肺中风而气被伤,故身运而重;肺主通调水道,清肃之令不行,浊气上犯,水湿浸渍肌肤,则冒而肿胀。

《诸病源候论》对肺系病的病机有了较为明确的认识,认为风邪中于人,先藏于皮肤之间,通过汗、涕排出,如果不能排出,则伤肺脏。该书将中风病作为一个独立的章节加以阐述,其中的"风诸病"一节描述了有关中风病的诸多证候,对肺中风的论述为"肺中风,偃卧而胸满短气,冒闷汗出。视目下、鼻上下两边,下行至口,色白可治,急灸肺俞。若色黄者,为肺已伤,化为血,不可复治也;其人当妄,掇空,或自拈衣,如此数日而死"。

《圣济总录》卷五至卷十八专论风疾,其中,卷五记载了五脏风及其治疗方药。"论曰：肺中风之状，多汗恶风，色皏然白，时咳短气，昼日则差，暮则甚。诊在眉上，其色白。又口燥而喘，身运而重，喘而肿胀，偃卧则胸满短气，冒闷汗出。夫热生风，风盛则热，腠理开多汗者，热胜故也。风薄于内，所以恶风，皏然而白，金之色也，在变动为咳。又肺主气，故时咳短气也。风，阳也，阳昼则在表，暮则在里。阳里而风应之，故暮则甚也。诊在眉上，其色白，肺之色也。身运而重，风使然也。喘而肿胀，偃卧而胸满短气，以肺主气故也。"《圣济总录》所载治疗肺中风的方剂有：治肺中风，项背强直，胸满短气，身如虫行，四肢无力之防风散方；治肺中风，项背强直，心胸烦满，冒闷汗出，语声嘶塞，少气促急之羚羊角散方；治肺中风，心胸烦满，项背强直，皮肤不仁之白花蛇散方；治肺中风，气急，背项强硬，语声嘶败之羚羊角丸方等。

（二）他脏中风

1. 肝中风

肝中风指体虚风邪中于肝的证候。《金匮要略·五脏风寒积聚病脉证并治》云："肝中风者，头目瞤，两胁痛，行常伛，令人嗜甘。"《诸病源候论·风诸病上·中风候》云："肝中风，但踞坐不得低头。若绕两目连额，色微有青，唇青面黄者可治，急灸肝俞百壮。"肝中风，症见筋脉拘挛，手足不收，坐踞不得，胸背强直，两胁胀满，目眩心烦，言语謇涩。治宜祛风通络，平肝潜阳。《圣济总录》云："论曰：《内经》谓以春甲乙中风为肝风，肝风之状，多汗恶风，善悲，嗌干善怒，时憎女子者；有头目瞤，两胁痛，行常伛偻，嗜卧如阻妇状者；有但踞坐，不得低头，绕两目连额色微青，唇青面黄者。治法宜灸肝俞，后以药治之。"《圣济总录》所载治疗肝中风的方剂有：治肝脏中风，筋脉拘挛，手足不遂，或缓之石膏汤方；治肝脏中风，筋脉拘挛疼痛之排风羌活散方；治肝虚中风，头痛目眩，胸中客热，气壅冲心烦闷之升麻汤方；治肝虚中风，目眩视物不明，筋肉抽掣之白鲜皮汤方；治肝中风，四肢挛急，身体强直之雄黄丸方；治肝脏中风，肢体拘急，头痛眩晕之犀角丸方；治肝脏中风，筋脉不利，四肢挛痹之天麻丸方；治肝脏中风，手足少力，筋脉拘急，骨痛项背强，皮肤瘙痒，口㖞目眩之羌活散方等。

2. 心中风

心中风指心经为风邪所中而致身热汗出、不能起，或但可偃卧不可倾侧、饥不能食、食入即吐之疾病。《金匮要略·五脏风寒积聚病脉证并治》云："心中

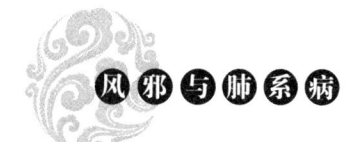

风者,翕翕发热,不能起,心中饥,食即呕吐。"《诸病源候论·风诸病上·中风候》云:"心中风,但得偃卧,不得倾侧,汗出。"《太平圣惠方》云:"夫体虚之人,腠理疏泄,风邪外伤,搏于血脉,入于手少阴之经,则心神颠倒,言语謇涩,舌强口干,面赤头痛,翕翕发热,胸背拘急,手心热盛,但多偃卧,不得倾侧,忪悸汗出,恍惚不安。此皆风邪伤于心经,致有斯候,故曰心中风也。"《圣济总录》云:"论曰:心中风之状,多汗恶风,焦绝,善怒赫,赤色,病甚则言不快。诊在口,其色赤。夫心受风,风盛则生热,热盛则汗不止,心之液为汗故也。汗多则腠理疏,疏则真邪相薄,是以恶风。又心恶热,热极则唇焦内躁多怒。心之声为言,病甚则言不快,心气通于舌故也。又其证胸背拘急,不可倾侧,面赤头痛,熻熻发热,不能安卧,以心主血脉,其风日久,随营卫行,内外相搏,蕴积而然也。治因于惊,邪风入心包。或加胸背闷痛,惊怖,小腹微痛,寒热心烦闷,色变青黄赤白。"《圣济总录》所载治疗心中风的方剂有:治虚劳惊惧风邪诸疾之人参饮方;治心中风,忽忽惊悸,言语不利,短气烦闷,口苦舌强之牛黄丸方;治心中风,惊恐愁忧,烦躁错乱,若风邪流入五脏,则往来烦闷悲啼,吸吸短气,发时恍惚喜卧,或心中涎涌,或怒起颠倒,手足厥冷,饮食呕逆之芎䓖丸方;治心中风,发动不知,渐成癫痫,惊悸恍惚之定神琥珀丸方;治心中风,精神冒闷,语声错误,恍惚多惊之乌犀散方;治心中风,恍惚惊悸,安神志,化痰涎之人参丹砂丸方等。

3. 脾中风

脾中风是指风邪入于脾所产生的病证。《素问·风论》有脾风的记述:"脾风之状,多汗恶风,身体怠惰,四肢不欲动,色薄微黄,不嗜食,诊在鼻上,其色黄。"《太平圣惠方·治脾脏中风诸方》云:"夫脾气虚弱,肌肉不实,则腠理开疏,风邪乘虚入于足太阴之经,则令身体怠惰,多汗恶风,舌本强直,言语謇涩,口面㖞僻,肌肤不仁,腹胀心烦,翕翕发热,神思如醉,手足不能动摇。诊其脉浮缓者,是脾中风之候也。"可试用灸法,宜急灸脾俞穴百壮。《圣济总录》云:"论曰:脾风之状,多汗恶风,身体怠惰,四肢不欲举,色薄微黄,不嗜食,诊在鼻上,其色黄。又曰:踞而腹满,身通黄,吐咸汁。又曰:熻熻发热,形如醉人,腹中烦重,皮肉瞤动短气。脾坤诸脏灌四旁者也,所主四肢,故脾中风,则身体怠惰,四肢不欲动。脾者,仓廪之官,故病则不嗜食。诊在鼻,中央之位也。其色黄,黄,土之色也。烦重发热。风之候也。形如醉人者,邪气之甚也。"《圣济总录》所载治疗脾中风的方剂有：治脾脏中风，肢体缓弱，言语不利，熻熻发热之独活汤方；治脾脏中风，身体拘急，舌强不能语之秦艽汤方；治脾中风，口面偏斜，言语謇涩，心烦气浊，手臂腰脚不遂之槟榔丸方；治脾中风，手臂不收，行步脚弱，屈伸挛急，痿躄疼痛，麻痹不仁之牛膝酒方；治脾中风，手足不遂，腰痛脚弱，行履艰难之茯神丸方；治脾中风，手臂不遂，口唇歪僻之人参散方等。

4. 肾中风

肾中风是指风邪中于肾所致的病证。《素问·风论》云："以冬壬癸中于邪者为肾风。"王冰注："冬壬癸水，肾主之。"《素问·风论》："肾风之状，多汗恶风，面庞然浮肿，脊痛不能正立，其色炲，隐曲不利，诊在肌上，其色黑。"《太平圣惠方·治肾脏中风诸方》云："夫肾气虚弱，风邪所侵，则踞而腰疼，不得俯仰，或则冷痹，或则偏枯，两耳虚鸣，语声浑浊，面多浮肿，骨节酸疼，志意沉昏，喜恐好忘，肌色黧黑，身体沉重，多汗恶风，隐曲不利，此是肾中风之候也。"肾中风主症为腰痛不得俯仰、耳鸣、面肿、骨节酸痛、健忘、色黑等。《圣济总录》云："论曰：肾风之状，多汗恶风，脊痛不能正立，其色炲，隐曲不利。诊在肌上，其色黑。夫身之本在肾，受五脏六腑之精气，以养百骸九窍，肾受风，则诸阳之气不能上至于头面，故有面庞然浮肿之证。阳气虚者，则多汗恶风。肾主骨，骨不强，则脊痛不能立。精神衰弱，则隐曲之事不利，肌上色黑如炲色。又踞而腰疼不可俯仰，或为冷痹，或为偏枯，耳鸣声浊，志意昏沉，善恐多忘，皆肾风证也。"《圣济总录》所载治疗肾中风的方剂有：治肾中风，踞而腰痛，脚肿疼重，耳鸣面黑，志意不乐之海桐皮散方；治肾中风，腰脚不遂，骨节酸疼，筋脉拘急，行履艰难，两胁牵痛之杜仲丸方；治肾中风，腰胯重疼，脚膝无力，胸中气满，两胁膨胀之防风丸方；治肾中风，腰膝骨髓疼痛，转动不得之白花蛇丸方；治肾中风，腰脚痿痹不仁，骨髓酸疼，不能久立，渐觉消瘦之防风汤方；治肾中风，腰脊疼强，不得俯仰，言语謇涩，志意不定之牛黄天麻散方；治肾中风，腰脚痹弱，利关节，坚筋骨，除头面游风，补虚劳，益气力之石斛浸酒方等。

二、中风病

现言中风多指中风病。中风病是以正气亏虚，饮食、情志、劳倦内伤等引起气血逆乱，产生风、火、痰、瘀，导致脑脉痹阻或血溢脑脉之外为基本病机，以突然昏仆、半身不遂、口舌歪斜、言语謇涩或不语、偏身麻木为主要临床表现的病证。根据脑髓神机受损程度的不同，有中经、中络、中腑、中脏之分，有相应的临床表现。本病多见于中老年人，四季皆可发病，但以冬、春两季最为多见。

（一）中经

中经证大多由生态失衡、精神刺激、生活恶习等，外邪侵入人体，沉积血中，生痰变瘀，血瘀脉痹所致。其临床可表现为头痛眩晕，眼花耳鸣，面红目赤，口渴咽燥，半身不遂，手足麻木，口眼歪斜，言语謇涩，腰酸膝软，少眠多梦，舌质红绛，脉象弦数，甚则表现为头重眩晕，胸闷呕恶，痰涎壅盛，肢体困倦，瘫痪麻木，言謇失语，声音嘶哑，吞难咽呛，多卧少动，嗜睡不醒，舌苔湿腻，脉象弦滑。

中经证不外火病、水病两大类。火病者，火结瘀血也；水病者，水凝痰气也。中经以血瘀脉痹为病机。火病者，人体肾阴下亏，肝阳上亢，则头痛眩晕，眼花耳鸣。水亏火旺，盛阳化热，则面红目赤，口渴咽燥。血热耗津，脑脉瘀滞，则半身不遂，手足麻木。血瘀脉痹，阻遏机窍，则口眼歪斜，言语謇涩。肾水不升，心火不降，则心肾不交，少眠多梦。阴虚血热，脉络郁滞，则舌质红绛，脉象弦数。水病者，人体水凝生痰，痰湿壅盛，则头重眩晕，胸闷呕恶。湿浊困脾，运化失权，则痰涎壅盛，肢体困倦。血瘀脑脉，痰气滞络，则瘫痪麻木，言謇失语。气血瘀滞，阻遏机窍，则声嘶音哑，吞难咽呛。湿困脾土，水郁髓海，则多卧少动，嗜睡不醒。痰浊不化，血瘀脉络，则舌苔湿腻，脉象弦滑。

中经证以运动障碍为特征，以血瘀脉痹为病机，以半身不遂为常见表现，以活血通脉为大法。

1. 肝阳化风，血瘀脉痹型

本证大多为肾阴下亏，肝阳上亢，阴不制阳，升阳化风，血瘀脉痹，脑脉阻滞所致。其临床表现为头痛眩晕，目胀耳鸣，面赤身热，烦躁易怒，颈项强直，手足拘挛，半身不遂，肢体麻木，口眼歪斜，言语謇涩，舌苔黄厚，脉象弦长。

人体肾阴下亏，肝阳上亢，则头痛眩晕，目胀耳鸣。水不涵木，升阳化火，则面赤身热，烦躁易怒。阳升风动，营卫失和，则颈项强直，手足拘挛。气逆血菀，脑脉瘀血，则半身不遂，肢体麻木。风痰互结，阻遏机窍，则口眼歪斜，言语謇涩。水亏火旺，阴虚内热，则舌苔黄厚，脉象弦长。治宜宣风潜阳，活血通脉。

2. 肝阳化火，血瘀脉痹型

本证大多为阴衰阳盛，肾弱肝强，营阴暗耗，肝郁化火，血瘀脉痹，脑经阻滞所致。其临床表现为头痛眩晕，面红目赤，口苦咽干，身热耳鸣，急躁易怒，便秘溲涩，半身不遂，手足麻木，口舌歪斜，言语謇涩，舌质红绛，脉象弦数。

人体肝阳化火，上扰首府，则头痛眩晕，面红目赤。肝郁酿热，蒙蔽清窍，则口苦咽干，身热耳鸣。肝气不舒，升降失司，则急躁易怒，便秘溲涩。血瘀脉痹，脑神失驭，则半身不遂，手足麻木。瘀血痰气，阻遏舌本，则口舌歪斜，言语謇涩。升阳化火，热血炽络，则舌质红绛，脉象弦数。治宜清肝泻火，活血通脉。

3. 痰气内蕴，血瘀脉痹型

本证大多为脾气虚弱，聚湿生痰，肝郁化风，上扰清窍，痰瘀互结，脑脉痹阻所致。其临床表现为头痛眩晕，呕吐痰涎，胸闷纳呆，喉中痰鸣，半身不遂，手足麻木，口眼歪斜，言语謇涩，腹胀便溏，肢困嗜卧，舌苔厚腻，脉象弦滑。

人体脾虚失化，痰气上扰，则头痛眩晕，呕吐痰涎。痰湿困脾，阻遏气机，则胸闷纳呆，喉中痰鸣。痰瘀互结，脑脉痹阻，则半身不遂，手足麻木。痰气瘀血，阻遏脉络，则舌苔厚腻，脉象弦滑。治宜行气化痰，活血通脉。

4. 瘀血污浊，血瘀脉痹型

本证大多为生态失衡，污染物质侵入人体，沉积血中，损伤脑脉所致。其临床表现为面色晦涩，口唇紫暗，头晕目眩，健忘失眠，半身不遂，手足麻木，口眼歪斜，言语謇涩，胸脘痞闷，神情淡漠，舌质紫暗，脉象弦涩。

污染物质沉积血中，则面色晦涩，口唇紫暗。血浊脉涩，元神失养，则头晕目眩，健忘失眠。血瘀脉痹，脑经阻滞，则半身不遂，手足麻木。瘀血滞络，阻遏机窍，则口眼歪斜，言语謇涩。污秽内阻，困扰气机，则胸脘痞闷，神情淡漠。血浊沉积，瘀滞脉络，则舌质紫暗，脉象弦涩。治宜清浊解毒，活血通脉。

中经证在临床上多见于血栓性脑梗死、腔隙性脑梗死等。《医宗金鉴·杂病心法要诀》云："左右不遂，筋骨不用，邪在经也。"中经证以运动障碍为特征，以半身不遂为主症。活血化瘀法在治疗中风病方面取得了显著疗效。本病一般在病后一周内病势变化较大，若治疗得当，病情稳定，两周左右即可进入中期，预后较好。如遇重症，虽用大量平肝潜阳、活血化瘀之品，而病势日趋恶化，不仅半身不遂日趋加重，而且神志不清，甚则昏迷不醒，病情向中腑、中脏发展，预后不良。

（二）中络

中络证大多为生态失衡、精神刺激、生活恶习等，邪气侵入人体，沉积血中，生痰变瘀，血凝脉涩所致。其临床表现为头痛恶寒，肢体拘急，周身酸楚，筋肉瞤惕，手足麻木，偏身无力，口眼歪斜，言语不利，肌肤不仁，口中流涎，舌苔薄白，脉象浮紧，甚则头晕目眩，急躁易怒，胸闷腹胀，恶心呕吐，手足麻木，步履不稳，舌苔薄黄，脉象浮弦。

中络证不外外风、内风两大类。外风者，外中之风也；内风者，内生之风也。中络以血凝脉涩为病机。

外风者，人体正气虚弱，风邪入中，则头痛恶寒，肢体拘急。风寒中络，阴阳相搏，则周身酸楚，筋肉瞤惕。气滞血凝，脑脉泛涩，则手足麻木，偏身无力。痰气阻窍，瘀血滞络，则口眼歪斜，言语不利。营卫不和，气血痹阻，则肌肤不仁，口中流涎。风入肌表，正气虚弱，则舌苔薄白，脉象浮紧。

内风者，人体肾阴下亏，肝阳上亢，则头痛眩晕，急躁易怒。气机阻滞，升降失调，则恶心呕吐，胸闷腹胀。气滞血凝，脑脉瘀血，则手足麻木，步履不稳。阴虚内热，肝风升动，则舌苔薄黄，脉象浮弦。

临床上有无表证是鉴别外中之风与内生之风的主要依据。中络证以感觉障碍为特征，以血凝脉涩为病机，以手足麻木为主症，以活血通络为大法。

1. 风寒入络，血凝脉涩型

本证大多为正气虚弱，风寒入络，营卫失和，血行不畅，气血凝滞，脑脉涩滞所致。其临床表现为头痛恶寒，肢体拘急，关节酸楚，筋肉抽搐，手足麻木，偏身无力，口眼歪斜，言语不利，肌肤不仁，口中流涎，舌苔薄白，脉象浮紧。

人体正气虚弱，外风入侵，则头痛恶寒，肢体拘急。风寒入络，阴阳相搏，则关节酸楚，筋肉抽搐。气滞血凝，脑脉滞涩，则手足麻木，偏身无力。血凝脉涩，阻遏机窍，则口眼歪斜，言语不利。风寒袭表，营卫不和，则肌肤不仁，口中流涎。正邪相争，脉络失宜，则舌苔薄白，脉象浮紧。治宜祛风散寒，活血通络。

2. 风热中络，血凝脉涩型

本证大多为气血虚衰，风热中络，阴虚阳实，热气郁结，气滞血菀，脑脉凝涩所致。其临床表现为头痛身热，汗出恶风，面红目赤，身热烦躁，手足麻木，偏身无力，口眼歪斜，言语不利，胸胁胀痛，肌肤不仁，舌苔薄黄，脉象浮数。

人体正气不足，风热中络，则头痛身热，汗出恶风。正邪相争，阳盛热郁，则面红目赤，身热烦躁。气滞血菀，脑脉瘀涩，则手足麻木，偏身无力。痰气阻窍，瘀滞舌本，则口眼歪斜，言语不利。肝气郁结，肺气失宣，则胸胁胀痛，肌肤不仁。血脉郁热，营卫不和，则舌苔薄黄，脉象浮数。治宜祛风清热，活血通络。

3. 津燥滞络，血凝脉涩型

本证大多为津液燥化，气血凝涩，脏腑、组织、器官、机窍失去滋润清养所致。其临床表现为面瘦形消，口渴唇焦，皮枯肤涩，尿少便结，手足麻木，偏身无力，口眼歪斜，言语不利，干咳无痰，甚则痿厥，舌光干裂，脉象小数。

人体津枯，阴虚内热，则面瘦形消，口渴唇焦。内燥津亏，器官失濡，则皮枯肤涩，尿少便结。津燥血稠，脑脉瘀滞，则手足麻木，偏身无力。阴液衰少，机窍失濡，则口眼歪斜，言语不利。肺阴耗竭，累及肾精，则干咳无痰，甚则痿厥。津亏血滞，脉经失活，则舌光干裂，脉象小数。治宜滋阴润燥，活血通络。

4. 情志郁络，血凝脉涩型

本证大多为气郁伤肝，疏泄失职，肝气郁结，上逆犯脑，脑神逆乱，情志失调所致。其临床表现为头痛脑胀，急躁易怒，胸闷胁胀，抑郁叹息，手足麻木，偏身无力，口眼歪斜，言语不利，脘腹满闷，少腹胀痛，舌质暗红，脉象弦涩。

人体肝气上逆，情志失调，则头痛脑胀，急躁易怒。疏泄失职，肝气郁结，则胸闷胁胀，抑郁叹息。血凝脉涩，脑络阻遏，则手足麻木，偏身无力。气郁痰滞，阻遏气机，则口眼歪斜，言语不利。肝气乘脾，运化失职，则脘腹满闷，少腹胀痛。瘀血酿热，郁滞脉络，则舌质暗红，脉象弦数。治宜疏肝解郁，活血通络。

现代医学认为，中络证在临床上多见于中风先兆、暂时性脑缺血发作、面神经麻痹等。《医宗金鉴·杂病心法要诀》云："口眼㖞斜，肌肤不仁，邪在络也。"中络以手足麻木为主症，以活血通络为大法。在中风病的临床治疗上，中络证前期如果治疗得当，则一周左右即可进入中期，一至两周即可治愈，大多数患者不超过一个月。

（三）中腑

中腑证大多为生态失衡、精神刺激、生活恶习等，外邪侵入人体，沉积血中，

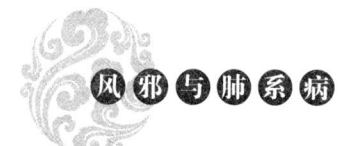

生痰变瘀，血逆脉壅所致。其临床表现为头痛眩晕，神识昏蒙，口渴饮冷，潮热盗汗，口㖞偏瘫，舌强言謇，胸闷脘满，便结溺涩，谵妄躁狂，腹痛拒按，舌苔黄厚，脉象大数。甚则头晕目眩，面白唇暗，神识昏蒙，精疲力倦，偏瘫舌痿，口㖞失语，恶心呕吐，胸闷腹胀，嗜睡不醒，便溺阻隔，舌苔白腻，脉象小迟。

中腑证不外实证、虚证两大类。实证者，邪气强盛也；虚证者，正气衰弱也。中腑以血逆脉壅为病机。

实证者，人体气机上逆，血冲脑经，则头痛眩晕，神识昏蒙。痰瘀化热，迫津外泄，则口渴饮冷，潮热出汗。血瘀脑脉，痰阻清窍，则口㖞㖞偏瘫，舌强言謇。气机逆乱，升降失调，则胸闷脘满，便结溺涩。中焦壅滞，内扰心神，则谵妄躁狂，腹痛拒按。瘀血化热，脉络瘀滞，则舌苔黄厚，脉象大数。

虚证者，人体气虚失煦，血虚失濡，则头晕目眩，面白唇暗。元气不足，脑髓失养，则神识昏蒙，精疲力倦。脑脉瘀血，清窍失职，则偏瘫舌痿，口㖞失语。中焦失化，气逆上扰，则恶心呕吐，胸闷腹胀。脑髓水郁，脾失运化，则嗜睡不醒，便溺阻隔。血虚血瘀，脉络失养，则舌苔白腻，脉象小迟。

中腑证以精神障碍为特征，以血逆脉壅为病机，以神识谵妄为主症，以活血通腑为大法。

1. 风热腑实，血逆脉壅型

本证大多为风热内扰，气机逆乱，升降失调，腑实闭塞，气逆血菀，冲激脑经所致。其临床表现为头痛面赤，谵妄烦躁，神识昏蒙，便溺阻隔，半身不遂，肢体强痉，口眼㖞斜，舌强失语，胸脘满闷，呕逆腹痛，舌苔薄黄，脉象浮数。

人体风热内盛，上扰神明，则头痛面赤，谵妄烦躁。脑脉溢血，气机失常，则神识昏蒙，便溺阻隔。气滞血瘀，冲激脑经，则半身不遂，肢体强痉。痰瘀互结，阳遏机窍，则口眼㖞斜，舌强失语。三焦壅滞，升降失职，则胸脘满闷，呕逆腹痛。气逆血菀，脉络瘀热，则舌苔薄黄，脉象浮数。治宜祛风清热，活血通腑。

2. 火热腑实，血逆脉壅型

本证大多为火热内扰，气机逆乱，升降失调，腑实闭塞，气逆血菀，冲激脑经所致。其临床表现为面赤潮热，谵妄欲狂，神识昏蒙，半身不遂，手足躁扰，肢体强痉，口㖞失语，气粗口臭，腹痛拒按，便闭溲赤，舌苔黄厚，脉象大数。

人体火热上扰，首府炽盛，则面赤潮热，谵妄欲狂。脑脉溢血，元神失聪，则神识昏蒙，半身不遂。气逆血菀，冲激脑经，则手足躁扰，肢体强痉。痰瘀化热，郁阻机窍，则口歪失语，气粗口臭。中焦壅滞，升降失职，则腹痛拒按，便闭溲赤。气血失调，郁滞脉络，则舌苔黄厚，脉象大数。治宜泻火清热，活血通腑。

3. 痰热腑实，血逆脉壅型

本证大多为痰热内扰，气机逆乱，升降失调，腑实闭塞，气逆血菀，冲激脑经所致。其临床表现为头痛眩晕，面赤身热，神识昏蒙，谵妄如狂，半身不遂，口歪失语，胸脘满闷，腹痛拒按，鼻鼾痰鸣，便闭溲涩，舌苔黄腻，脉象滑数。

人体痰气内蕴，化热上扰，则头痛眩晕，面赤身热。气逆血菀，冲激脑经，则神识昏蒙，谵妄如狂。脑脉溢血，元神失统，则半身不遂，口歪失语。三焦郁滞，升降失调，则胸脘满闷，腹痛拒按。痰火内扰，气机逆乱，则鼻鼾痰鸣，便闭溲涩。痰热互结，郁滞脉络，则舌苔黄腻，脉象滑数。治宜化痰清热，活血通腑。

4. 瘀热腑实，血逆脉壅型

本证大多为瘀热内扰，气机逆乱，升降失调，腑实闭塞，气逆血菀，冲激脑经所致。其临床表现为头痛项强，面赤腹热，神识昏蒙，谵妄躁狂，半身不遂，肢体疼痛，舌强失语，呕逆腹痛，口渴咽燥，便闭溲赤，舌质干红，脉象强数。

人体气血瘀热，气机壅滞，则头痛项强，面赤腹热。气逆血菀，冲激脑经，则神识昏蒙，谵妄躁狂。脑脉溢血，元神失司，则半身不遂，肢体疼痛。气机逆乱，升降失调，则舌强失语，呕逆腹痛。瘀血化热，三焦壅滞，则口渴咽燥，便闭溲赤。瘀热蕴结，壅滞脉络，则舌质干红，脉象强数。治宜散瘀清热，活血通腑。

中腑证在临床上多见于脑内出血、蛛网膜下腔出血、椎基底动脉脑梗死等。中腑证以神识谵妄为主症，以活血通腑为大法。因为中焦是气机升降的枢纽，所以通腑泻浊往往起到釜底抽薪之效。根据中腑证的病情变化，掌握通腑泻浊的指征、时机、变化、灵活运用，辨证论治。研究证明，中腑证应用通腑泻浊之法，可以改善人体新陈代谢，调节自主神经功能，缓解机体应激状态，减轻脑水肿，降低颅内压，改善脑循环，保护脑组织。总之，通腑泻浊法为治疗中风病急症的有效措施。治疗得当，三周后转为中经证；若病情转重，可出现中脏证。对年老体弱者，应慎用峻下剂，宜用缓下、润下剂，以扶正祛邪、攻补兼施为主。

（四）中脏

中腑证的临床表现多为神志昏迷，不省人事，唇缓涎出，鼻鼾痰鸣，半身不遂，口歪失语，舌苔黄厚，脉象大滑。闭证者，突然昏仆，不省人事，牙关紧闭，两手握固，颈项强直，肢体挛急，便秘溲涩，苔厚脉强。兼见颜面潮红，身热烦躁，气粗口臭，鼻鼾痰鸣，舌苔黄腻，脉象大数者，为阳闭。兼见面色苍白，身凉肢静，唇暗甲紫，痰涎壅盛，舌苔白腻，脉象小迟者，为阴闭。脱证者，昏迷不醒，失神伤形，肢体瘫痪，流涎出汗，鼻鼾口张，手撒目合，便溺失禁，苔白脉弱。兼见面枯颜赤，口燥唇焦，气促肢温，汗出肌热，舌红苔燥，脉象小疾者，为阴脱。兼见面㿠颜白，口润唇淡，手撒肢冷，汗出肌凉，舌淡苔湿，脉象大散者，为阳脱。

中脏证不外闭证、脱证两大类。闭证者，邪气内闭也；脱证者，正气外脱也。中脏以血溢脉破为病机。人体脑脉溢血，元神失统，则神志昏迷，不省人事。血冲脑经，运动失司，则半身不遂，口歪失语。痰瘀化热，脉络蕴郁，则舌苔黄厚，脉象大滑。

闭证者，人体脑脉溢血，元神失统，则突然昏仆，不省人事。阳盛阴衰，风火相煽，则牙关紧闭，两手握固。血冲脑经，阳热化风，则颈项强直，肢体挛急。痰瘀互结，升降失调，则便秘溲涩，苔厚脉强。然闭证有阴闭、阳闭之分。阳闭者，素体阳盛，生火化风，则颜面潮红，身热烦躁。痰火瘀热，阻遏机窍，则气粗口臭，鼻鼾痰鸣。热结阳闭，瘀滞脉络，则舌苔黄腻，脉象大数。阴闭者，素体阴盛，聚湿生痰，则面色苍白，身冷肢静。水湿凝结，阻遏气机，则唇暗甲紫，痰涎壅盛。寒凝阴闭，郁积脉络，则舌苔白滑，脉象小迟。

脱证者，人体脑脉溢血，神明失聪，则昏迷不醒，失神伤形。阴盛阳衰，痰瘀互结，则肢体瘫痪，流涎汗出。阴精内竭，阳气外越，则鼻鼾口张，手撒目合。阴阳俱脱，元神失守，则便溺失禁，苔薄脉弱。而脱证有阴脱、阳脱之别。阴脱者，素体阴虚，水亏火旺，则面枯颜赤，口燥唇焦。虚热久炽，煎灼阴液，则气促肢温，汗出肌热。阴亏液脱，则舌红苔燥，脉象小疾。阳脱者，素体阳虚，水盛火衰，则面㿠颜白，口润唇淡。精气耗竭，阴液外泄，则手撒肢冷，汗出肌凉。气竭阳脱，元神失守，则舌淡苔湿，脉象大散。

治疗上，中脏证以意识障碍为特征，以血溢脉破为病机，以昏迷不醒为主症，以活血通神为大法。

1. 热结阳闭，血溢脉破型

本证大多为素体阳盛，火热内蕴，气机逆乱，脑脉溢血，清窍阻遏，神明失统所致。其临床表现为面赤身热，神志昏迷，颈项强直，肢体挛急，两手握固，牙关紧闭，半身不遂，舌强失语，鼻鼾痰鸣，便秘溲涩，舌质红绛，脉象大数。

人体脑脉溢血，瘀积化火，则面赤身热，神志昏迷。气逆血菀，冲激脑经，则颈项强直，肢体挛急。风火交煽，壅遏机窍，则两手握固，牙关紧闭。血溢脉破，脑神失司，则半身不遂，舌强失语。三焦郁热，气机阻滞，则鼻鼾痰鸣，便秘溲涩。气血郁热，脉络瘀滞，则舌质红绛，脉象大数。治宜清热启闭，活血醒神。

2. 寒凝阴闭，血溢脉破型

本证大多为素体阴盛，水寒内凝，气机逆乱，脑脉溢血，清窍阻遏，神明失统所致。其临床表现为面白身凉，神志昏迷，静卧不省，肢体瘫痪，两手握固，牙关紧闭，半身不遂，舌强失语，鼻鼾痰鸣，口中流涎，舌苔白腻，脉象小迟。

人体寒凝阴盛，脑脉溢血，则面白身凉，神志昏迷。血溢脉破，元神失统，则静卧不省，肢体瘫痪。水湿凝结，瘀滞脑窍，则两手握固，牙关紧闭。血溢脑府，运动失司，则半身不遂，舌强失语。痰浊内蕴，阻遏清窍，则鼻鼾痰鸣，口中流涎。寒凝血瘀，痰滞脉络，则舌苔白腻，脉象小迟。治宜散寒启闭，活血通神。

3. 血衰阴脱，血溢脉破型

本证大多为素体阴虚，水亏火旺，虚热久炽，煎灼阴血，脑脉溢血，神明失统所致。其临床表现为面枯颧赤，神昏不省，口燥唇焦，汗脱肌温，半身不遂，舌痿失语，目合露睛，形瘦无神，气促息弱，便秘溲短，舌质暗红，脉象小疾。

人体血衰阴脱，血溢脉破，则面枯颧赤，神昏不省。气津大亏，阴虚内热，则口燥唇焦，汗脱肌温。脑脉溢血，元神失司，则半身不遂，舌痿失语。血衰阴脱，百神失主，则目合露睛，形瘦无神。气阴两伤，升降失职，则气促息弱，便秘溲短。水亏火旺，脉络郁热，则舌质暗红，脉象小疾。治宜敛阴固脱，活血通神。

4. 气竭阳脱，血溢脉破型

本证大多为素体阳虚，火衰水盛，虚寒久稽，伤耗阳气，精气耗竭，浮阳外越所致。其临床表现为面㿠颜白，神昏不省，口润唇淡，汗脱肌凉，半身不遂，

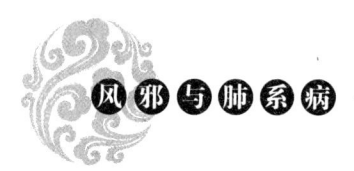

舌痿失语，目合口开，唇缓涎出，气喘息弱，手撒尿遗，舌质暗淡，脉象大散。

人体气微阳脱，血溢脉破，则面㿠颜白，神昏不省。阳气外泄，温煦失职，则口润唇淡，汗脱肌凉。脑脉溢血，神明失统，则半身不遂，舌痿失语。阳虚气弱，固摄失权，则目合口开，唇缓涎出。气竭阳脱，百神失主，则气喘息弱，手撒尿遗。阳衰阴盛，脉络失煦，则舌质暗淡，脉象大散。治宜补气回阳，活血通神。

中脏证分为闭证、脱证两大类，治法上亦分启闭、固脱两大类。中脏证在临床上多见于脑内出血、蛛网膜下腔出血、椎基底动脉脑梗死等。《医宗金鉴·杂病心法要诀》云："神昏不语，唇缓涎出，邪在脏也。"中脏证分内闭与外脱两大类证，闭证有阳闭与阴闭之分，脱证有阴脱与阳脱之别。如果治疗及时得当，神昏逐渐转清，半身不遂诸症未再加重，病势顺转，预后多吉。反之，治疗失时，措施不当，或病情危重，正不胜邪，闭证转变为脱证，病势逆转，预后多凶。临床上，中脏证前期随时都有生命危险，必须严密观察，详细辨证。一般在四周以后大多脱离险境，进入恢复期。

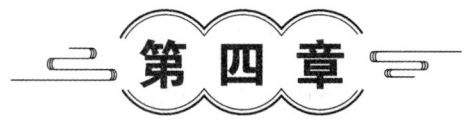

肺的生理

肺，位居胸中，左右各一，呈分叶状，质疏松。与心同居膈上，上连气管，通窍于鼻，与自然界之大气直接相通。与皮、毛、鼻等构成肺系。肺在体合皮，其华在毛，在窍为鼻，在志为悲（忧），在液为涕。手太阴肺经与手阳明大肠经相互属络于肺与大肠，互为表里。肺在五行中属金，为阳中之阴，与自然界秋气相通应。肺的主要生理功能是主气、司呼吸，主行水，朝百脉，主治节。肺气以宣发肃降为基本运行形式。肺在五脏六腑中位置最高，覆盖诸脏，故有"华盖"之称。肺叶娇嫩，不耐寒、热、燥、湿诸邪之侵；肺又上通鼻窍，外合皮毛，与自然界息息相通，易受外邪侵袭，故有"娇脏"之称。

第一节 肺的生理功能

一、主气，司呼吸

《内经》云"诸气者，皆属于肺""肺气通于鼻，肺和则鼻能知臭香矣"。清代汪昂《本草备要》中引李东垣所述"肺主气，肺气旺则四脏之气皆旺，精自生，而形自盛"，论述了肺气的作用。肺气者，肺之精气也。"肺气"在肺的生理功能活动方面主要表现为肺主气，司呼吸。其中，肺主气包括主呼吸之气和主一身之气两个方面。

(一)肺主呼吸之气

肺主司呼吸功能主要靠肺气的推动作用,肺气宣发与肃降相配合,才能保证呼吸运动的正常进行,即肺气向上、向外运动呼出浊气,与肺气向下、向内运动吸入清气,达到一个平衡状态,呼吸运动方可正常进行。所谓肺气宣发是指肺气宣通、发散、通畅,具有向上升宣和向外周布疏的运动功能。肺气肃降是谓肺气清肃、洁净、下降,具有向下肃降和向内收敛的运动功能。肺气之所以能宣能降,在于肺气具有阴阳两端,即肺阴、肺阳,相互交错,阴平阳秘,则为气生生不息之动力,为肺气升降出入之"神府"。宣发与肃降在病理情况下常相互影响。如果外感伤肺或内邪干肺,导致宣发肃降功能失调,即肺气失常,影响气体交换,便会出现胸闷、咳嗽、气促、呼吸不利等症状。所以说,没有正常的宣发,就没有良好的肃降,继而进一步影响肺脏其他功能。宣发与肃降正常,则气道通畅,呼吸调匀,体内外气体得以正常交换。

(二)肺主一身之气

《素问·六节脏象论》云:"肺者,气之本。"肺主一身之气的生理效应体现在两个方面:主生成宗气,主调节一身之气机。

1. 主生成宗气

宗气由肺吸入的自然界清气与脾胃运化水谷之精所化生的水谷之气在肺中相结合而成,属后天之气。宗气积存于胸中"气海",既上走息道出喉咙以促进肺的呼吸,又灌注心脉以行血气,还可沿三焦下行脐下丹田以资先天元气。宗气作为一身之气的重要组成部分,在机体生命活动中占有非常重要的地位,关系着一身之气的盛衰。

2. 主调节一身之气机

肺有节律地呼吸,对全身之气的升降出入起着重要的调节作用。肺的呼吸调匀通畅、节律均匀、和缓有度,则全身之气升降出入通畅协调。喻嘉言《医门法律》曰:"人身之气,禀命于肺。肺气清肃,则周身之气莫不服从而顺行;肺气壅浊,则周身之气易致横逆而犯上。"因此,肺的宣降失常,呼吸运动障碍,必然会导致机体气机阻滞或升降出入失调。

二、主行水

肺主行水,是指肺的宣发和肃降对体内水液输布、运行和排泄有调节作用。

（一）主通调水道

就津液的运行输布和排泄而言，肺气本身便具有宣发和肃降的生理效应。宣发，一是将津液和水谷精微布散全身和体表，宣发卫气，司腠理开阖，调节汗液排泄；二是推动呼出浊气，由气体带走部分水液。肃降，一是将津液下输五脏六腑及全身，起滋润作用；二是将津液代谢后的废物下输肾和膀胱形成尿液排出体外；三是协助大肠传导，由粪便带走部分水液。《素问·经脉别论》称肺的这种功能为"通调水道"。肺的通调水道功能有赖于肺气的宣发与肃降。

（二）为水之上源

因肺为"华盖"，在五脏六腑中位置最高，参与调节全身津液代谢，故《医方集解》称"肺为水之上源"。如果肺的宣发肃降功能失常，水道失于通调，便可导致津液代谢障碍，出现尿少、痰饮、浮肿等症。临床上对因肺主行水功能失常而导致的津液输布异常所致痰饮水肿等病症，可用宣肺利水和降气利水的方法进行治疗。《素问·汤液醪醴论》中"开鬼门，洁净府"，即指发汗、利小便，因肺主宣降而为水之上源，故发汗之中有宣通肺气之意，可解肺气壅滞，古人喻之为"提壶揭盖"，《医学源流论》则称之为"开上源以利下流"。

三、朝百脉，主治节

百脉流经周身后，再朝于肺，通过肺脏进行气体交换，吐故纳新，同时辅心行血，将含有清气的血液推送至全身。

（一）肺朝百脉

肺有辅心行血于周身的生理功能。全身的血液通过血脉流经于肺，经肺的呼吸进行气体交换，之后运行于全身。张介宾注释："精淫于脉，脉流于经，经脉流通，必由于气，气主于肺，故为百脉之朝会。"手太阴肺经为十二经流注之起始，百脉流经周身后再朝于肺，通过肺的功能活动进行气体交换，吐故纳新，同时肺气又协助心气推动血液运行，将血中之精微输布全身上下内外。《素问·平人气象论》云："人一呼脉再动，一吸脉亦再动。"肺气充沛，宗气旺盛，气机条达，则血运正常。

（二）肺主治节

肺气具有治理调节肺的呼吸之气及全身之气、血、津液的功能。《素问·灵兰秘典论》云："肺者，相傅之官，治节出焉。"其生理作用主要体现在以下几个方面。一是治理调节呼吸运动，肺通过对呼吸运动的调节以保持呼吸的节律和深度，从而适应身体功能的变化。二是治理调节一身之气的运动。《素问·生气通天论》曰："故阳气者，一日而主外，平旦人气生，日中而阳气隆，日西而阳气已虚，气门乃闭。"这说明机体卫气有"白天趋旺于表，夜间静谧于里"的昼夜运行规律，并表明这一规律实际上是由肺气的宣发肃降来完成的。卫气主于肺，白天肺气宣发长，夜间肃降长，故对于卫气及寤寐有一定的调节作用。三是治理调节血液的运行，通过肺朝百脉和气的升降出入运动，辅佐心脏，推动和调节血液的运行。四是治理调节津液的输布代谢，肺通过宣发和肃降功能对津液分布进行调节。

四、肺生血

早在《内经》中就有"肺生血"的记载，表明当时医家已认识到机体的血先在肺内产生，然后经肺脉循行于全身，以营养五脏六腑、四肢百骸。如《灵枢·营卫生会》曰："中焦亦并胃中，出上焦之后，此所受气者，泌糟粕，蒸津液，化其精微，上注于肺脉，乃化而为血，以奉生身，莫贵于此，故独得行于经隧，命曰营气。""人受气于谷，谷入于胃，以传与肺，五脏六腑皆以受气，其清者为营。"《素灵微蕴·脏象解》曰："水谷入胃，脾气消磨，渣滓下传，精微上奉，化为雾气，归之于肺。肺司气而主皮毛，将此雾气，由脏而经，由经而络，由络而播宣皮腠，熏肤充身泽毛，是谓六经之气。雾气降洒，化而为水，津液精血，于是生焉。"从以上论述中可以看出，水谷经脾胃的运化分为精微与糟粕两大部分，在脾升清的作用下，水谷精微在肺中与吸入的清气相合，最终完成血及营气等的化生过程。

元代李东垣《医学发明》云："肺主诸气，气旺则精自生，形自盛，血气以平。故曰阳生则阴长，此之谓也。"可见，血液的生成除了脾胃化生水谷精微外，"心生血""肝其充在筋，以生血气"，肺亦能由气生血，正如《医家秘奥》所载"中气上升于肺而为气，从肺回下则化为血"，《景岳全书》载"五脏皆有气血，而其纲领，则肺出气也"。长期的临床观察表明，肺脏除了多气，亦为血脏，在血液的生成、运行中发挥着重要作用。《本草述钩元·芳草部》中将肺、心、脾三者化生血的过程精辟地概括为："肺合于心而气化，为血脉之所由始；肺合于脾而血化，为经脉之所由通。"可见，在血的生成过程中，肺发挥着与心同样重要的作用。现代医学研究发现，肺部储存有多种造血祖细胞，动物体内多半血小板来自肺部，说明肺脏除能贮血、行血外，还具有强大的生血功能，这与中医学"肺生血"理论不谋而合。

第二节 肺的生理特性

一、肺气宣降

肺气宣降，是指肺气向外、向上宣发与向内、向下肃降的相反相成的运动。肺气的宣发与肃降运动协调，维系着肺的呼吸与行水功能。

（一）肺气宣发

宣发是后世医家对肺将新陈代谢所必需的营养物质散于全身，内而脏腑，外而皮毛，并将脾传输到肺的水谷精微也输送至全身，布散卫气以温养分肉，调节腠理开阖，保持肺气通达等功能的概括。

肺气宣发，能向上、向外布散气与津液，主要体现在以下三个方面。一是呼出体内浊气；二是将脾所转输来的津液和部分水谷精微上输头面诸窍，外达于全身皮毛肌腠；三是宣发卫气于皮毛肌腠，以温分肉、充皮肤、肥腠理、司开阖，将代谢后的津液化为汗液，并控制和调节其排泄。肺宣发功能的正常对保证人体气液代谢、维持人体正常生命活动有重要的影响，对人体的免疫功能也起着十分明显的调节作用。肺的宣发又是其发挥清肃和下降功能的基础。人体皮肤是抵御外邪的一道屏障。肺合于皮毛，司腠理开阖，肺的宣发功能正常，使得卫气达于皮毛，腠理致密则易拒邪于外。若因外感风寒而致肺失宣发，则致呼吸不畅、胸闷喘咳；卫气被郁，腠理闭塞，可致恶寒无汗；津液内停，可变为痰饮，阻塞气道，则见呼吸困难、喘咳不得卧。

（二）肺气肃降

肃降，指维持气机的收敛和气的通降。所谓收敛，是指肺气不仅有开泄汗孔的作用，而且有闭拒汗孔的作用，以适应内外环境（如寒温）的变化，维持出入的平衡。所谓通降，是指正常地吸入清气，并下纳于肾。

肺气肃降，能向内、向下布散气和津液，主要体现在以下三个方面。一是吸入自然界之清气，并将吸入之清气与谷气相融合而成的宗气向下布散至脐下，以资元气；二是将脾转输至肺的津液及部分水谷精微向下、向内布散于其他脏腑以濡润之；三是将脏腑代谢后产生的浊液下输于肾或膀胱，成为尿液生成之源。人体脏腑之气的运动规律，一般是在上者宜降，在下者宜升，肺居胸中，为五脏六腑之华盖，其气以清肃下降为顺。通过肺的肃降作用，可使肺系津气通调而不闭塞，治节诸脏而令其协调。皇甫中《明医指掌》曰："夫肺为五脏华盖……合阴阳，升降出入，营运不息，循环无端。"肺为至高之脏，主一身之气，气机升降受其治节。肺治节于脾，化运正常，升降不已；肺治节于肾，吸纳有序，气化正常，升降不息；肺治节于肝，肝气条达，升发有度；肺治节于心，血液环流不止。喻嘉言《医门法律》云："肺气清肃，则周身之气莫不服从而顺行。"王孟英认为，肺受病则"一身之气皆失其顺降之机"。若肺失肃降，则可出现呼吸表浅或短促、咳喘气逆等症。

肺气的宣发肃降是相互制约、相互为用的两个方面。宣发与肃降失调，则见呼吸失常、水液代谢障碍及皮肤卫气活动异常。宣发和肃降都是肺的基本生理功能形式，二者相反相成，既对立又统一。在生理情况下，二者相互依存、相互制约，依靠肺气的推动功能，肺气宣发向上、向外运动，呼出浊气，肺气肃降向下、向内运动，吸入清气，从而保证了呼吸运动的正常进行。

二、肺为华盖

"华盖"原指古代帝王车驾的顶盖。《素问·痿论》云"肺者，脏之长也，为心之盖也"，提到肺覆盖在心之上。《灵枢·九针论》曰"肺者，五脏六腑之盖也"，是说肺位于胸腔，覆盖五脏六腑，位置最高，因而有"华盖"之称。肺覆盖于五脏六腑之上，又能宣发卫气于体表，以保护诸脏免受外邪侵袭。《中藏经·论肺脏虚实寒热生死逆顺脉证之法》也说："肺者，魄之舍，生气之源，号为上将军，乃五脏之华盖也。"肺为华盖，不仅说明了肺在人体的解剖位置，也是对肺在五脏中位居最高和保护脏腑抵御外邪、统领一身之气作用的高度概括。由于肺居高位，通过息道与外界相通，故外邪自口鼻侵袭，首先犯肺。如清代周学海在《周氏医学丛书·幼科要略》中言："肺位最高，邪必先伤。"

从现代医学解剖学角度看，肺位于胸腔，分为左、右肺，在人体脏腑中位置最高。中医学认为，人体的呼吸和气机的运行是相互关联的，皆由肺所主，肺的作用和气机的通畅与否密切相关。肺主气机，其气机的升降出入决定了人体正常的气机运动和机体得以运转的能量。另外，中医学认为，肺属金，是气血生成的重要器官，胸中的气魄和呼吸的变化决定了血液的运行和机体的生命活动。

三、肺为娇脏

肺为娇脏，指肺清虚娇嫩，易受邪袭的生理特性。肺体清虚，性喜濡润，不耐寒热，不容异物；肺外合皮毛，在窍为鼻，与外界相通，外感六淫之邪从皮毛或口鼻而入，常易犯肺而为病。

对此，历代医家多有论述。如《医学源流论·伤风难治论》云："肺为娇脏，寒热皆所不宜。太寒则邪气凝而不出，太热则火烁金而动血，太润则生痰饮，太燥则耗精液，太泄则汗出而阳虚，太湿则气闭而邪结。"此述指出肺叶娇嫩，不耐寒、热、燥、湿诸邪之侵。《难经本义》曰："肺主皮毛而在上，是为娇脏，故形寒饮冷则伤肺。"形寒饮冷则伤肺，是说如果经常或者过度食用、饮用寒凉的食物、药物，必然会伤及脾胃，影响脾的运化功能，而母病及子，脾病会累及肺，故饮冷伤肺，导致咳嗽、气喘等多种病证。肺易病痰饮，肺气虚损或肺受邪侵，则可致肺不布津，津聚为痰；肺阴不足，阴虚火旺，则虚火灼津成痰；外感六淫化火，煎熬津液成痰。而火为热邪，易袭阳位，火热之邪有升腾向上的特性，在病位上易伤及居于高位的肺脏。《临证指南医案·卷四》曰"其性恶寒、恶热、恶燥、恶湿，最畏火、风。邪着则失其清肃降令，遂痹塞不通爽矣"，更是提出了肺恶寒、恶热、恶燥、恶湿，畏火、畏风，对诸多邪气皆易感的特性。

因此，临床上治疗肺脏疾病，以轻清、宣散为贵，过寒、过热、过燥之剂皆不宜，这正是由肺为娇脏的生理特性所决定的。

第三节　肺的五行归属

一、在体合皮，其华在毛

皮毛为一身之表，具有防御外邪、调节津液代谢与体温，以及辅助呼吸的作用。毛附于皮，故常将"皮毛"合称。肺与皮毛之间存在相互为用的关系，故称

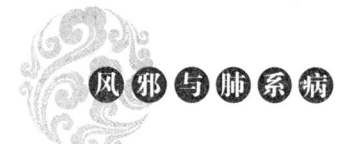

"肺合皮毛"。

肺对皮毛的作用主要有二：一是肺气宣发，将卫气外输于皮毛，以发挥其温分肉、肥腠理、司开阖及防御外邪的作用；二是肺气宣发，将水谷精微和津液外输于皮毛，以发挥其濡养、滋润的作用。若肺津亏、肺气虚，既可致卫表不固而见自汗或易罹患感冒，又可因皮毛失养而见枯槁不泽。

皮毛对肺的作用也主要有二：一是皮毛宣散肺气，以调节呼吸，《内经》把汗孔称为"玄府"，又叫"气门"，是说汗孔不仅是排泄汗液之门户，而且是随着肺气宣发肃降进行体内外气体交换的场所；二是皮毛受邪，可内合于肺，如寒邪客表，卫气被遏，可见恶寒发热、头身疼痛、无汗、脉紧等症，若伴有咳喘等症，则表示病邪已伤及肺脏，故治疗外感表证时，解表与宣肺常并用。

二、在窍为鼻，门户为喉

肺脏居胸腔，左右各一，向上通过气道与喉、鼻相通，故称喉为肺之门户，鼻为肺之外窍。

喉为呼吸之门户，主司发音。喉的发音有赖于肺津的滋养与肺气的推动。肺津充足，喉得滋养，或肺气充沛，宣降协调，则呼吸通畅，声音洪亮。若各种内伤或过用，耗损肺津、肺气，以致喉失滋养或推动而发音失常，出现声音嘶哑、低微的症状，称为"金破不鸣"，治宜津气双补；若各种外邪袭肺，导致肺气宣降失常，郁滞不畅，出现声音嘶哑、重浊的症状，甚或失音，称为"金实不鸣"，治宜宣肺祛邪。

鼻为呼吸之气出入之所，通过肺系（喉咙、气管等）与肺相连，鼻的主要生理功能是主通气和主嗅觉。鼻的通气和嗅觉功能，均依赖肺津的滋养和肺气的宣发运动。肺津充足，肺气宣畅，鼻窍得养而通利，嗅觉灵敏；肺津亏虚，肺失宣发，则鼻窍干燥或鼻塞不通，嗅觉迟钝。故曰"鼻者，肺之官也""肺气通于鼻，肺和则鼻能知臭香矣"。临床治疗鼻干生疮、嗅觉失常，多用滋养肺津以润燥之法；治疗鼻塞流涕、嗅觉失常，多用辛散宣肺之法。

鼻与自然界直接相通，为外邪侵袭机体的重要途径。《临证指南医案·卷五》中说："温邪中自口鼻，始而入肺。"《眉寿堂方案选存·卷上》中说："温邪感触，气从口鼻直走膜原中道……至于春温夏热，鼻受气则肺受病。"鼻为肺窍，故鼻为外邪犯肺的重要途径之一。

三、在志为悲

忧、悲由肺精、肺气化生。《素问·阴阳应象大论》中言肺"在志为忧",并指出"忧伤肺"。《三因极一病证方论·五劳证治》指出:"预事而忧则肺劳。"悲和忧虽有不同,但对人体生理活动的影响却大致相同,故忧和悲同属肺志。悲、忧为人体正常的情志变化或情感反映,但悲忧过度,则可损伤肺精、肺气,出现呼吸气短等现象。如《素问·举痛论》云"悲则气消",《管子·内业》认为"忧郁生疾"。过度悲伤或忧愁容易损伤肺气为病。反之,肺精气虚衰或肺气宣降失调,机体对外来刺激耐受能力下降,也易于产生悲忧的情绪变化。

《素问·阴阳应象大论》言:"忧伤肺,喜胜忧。"古代医家通过多年临床经验得出,情志相胜法在治疗情志疾病时能收到良好的效果。情志相胜理论源于五行相克理论,喜属火,忧属金,火克金,故喜胜忧。《素问·举痛论》云:"喜则气和志达,荣卫通利。"

四、在液为涕

涕,即鼻涕,为鼻的分泌液,有润泽鼻窍、防御外邪、利于呼吸的作用。

鼻涕由肺津所化,并有赖于肺气的宣发。《素问·宣明五气论》有"五脏化液……肺为涕"之说。肺津、肺气充足,则鼻涕润泽鼻窍而不外流。若寒邪袭肺,肺气失宣,肺津不化可见鼻流清涕;风热犯肺,热伤肺津,可见鼻流黄涕;风燥犯肺,伤及肺津,可见鼻干而痛。

五、在音为商,在呼为哭

根据五行学说,以五音、五声等以应五脏,从而辨其病变,尤其是情志方面的病变,可以从五音、五声的变化推断其相应脏腑的病证。

在五脏疾病的治疗上,也可以利用五音变化来进行,如音乐疗法。音乐疗法是一种新兴的、以心理学为理论基础,具有生理-心理效应的交叉性边缘学科,其通过音乐特有的旋律、节奏和频率等发挥促进患者身心健康的作用。目前已被广泛应用于临床医学领域,且效果较为理想。目前,音乐疗法在慢性阻塞性肺疾病(chronic obstructive pulmonary,COPD)、肺癌、哮喘、肺炎、肺结核等多种肺部疾病的康复治疗领域皆有应用。

六、肺藏魄

《素问·六节脏象论》云："肺者,气之本,魄之处也。"《灵枢·本神》云："并精而出入者谓之魄……肺藏气,气舍魄。"肺主气以养魄,故魄藏于肺。张介宾云："魄之为用,能动能作,痛痒由之而觉也。"魄,指精神活动中司感觉和支配动作的功能。宗气所辅助的呼吸、心跳、发声及肢体反应,均为人与生俱来的生理本能,属于魄的范畴,肺主气主声,参与宗气的生成,宗气助肺司呼吸,助心行气血,充养机体,宗气的功用实际是魄的功能体现。

张志聪注："魄乃阴精所生,肺为阴脏,故主藏魄。"故而肺气盛,则精足魄旺,魄神有所藏而安;如肺气虚,阴精不足,肺不藏魄,魄作为神的组成部分,其功能受到损伤会引起一系列机体方面的病变,则如《灵枢·天年》中"八十岁,肺气衰,魄离,故言善误"。

总而言之,肺藏魄是肺脏象理论的重要内涵,它既包括精神之魄,也包括形体之魄,肺藏魄,主本能活动,魄是低级本能,更是高级精神活动的基础;宗气是魄神的功能体现,人体呼吸、语言和肢体动作等本能反应均依赖于宗气;魄门可谓是形体之门,使人体上下内外相通连,保证气机运行正常,这也是魄的重要作用。

七、与秋气相通应

秋季,暑去而凉生,草木皆凋,属阳中之阴的少阴,人体之肺气清肃下降,同气相求,故与秋气相应。

肺气应秋而旺,清肃敛降。时至秋日,人体气血运行也随"秋收"之气而内敛,并逐渐向"冬藏"过渡。故养生家主张秋三月"早卧早起,与鸡俱兴"(《素问·四气调神大论》),使心志安宁,收敛神气。治疗肺病时,在秋季不宜过于发散而应顺其敛降之性。此外,秋季气候多清凉干燥,而肺为清虚之脏,喜润恶燥,故秋季易见肺燥之证,临床常见干咳无痰、口鼻干燥、皮肤干裂等症。

第四节 肺的经络与穴位

一、经络循行

《灵枢·经脉》有言："肺手太阴之脉，起于中焦，下络大肠，还循胃口，上膈属肺。从肺系，横出腋下，下循臑内，行少阴心主之前，下肘中，循臂内上骨下廉，入寸口，上鱼，循鱼际，出大指之端。其支者，从腕后直出次指内廉，出其端。"手太阴肺经起始于中焦胃部，向下络于大肠，回过来沿着胃上口，穿过膈肌，属于肺脏。从肺系气管、喉咙部横出腋下（中府、云门），下循上臂内侧，走手少阴、手厥阴经之前（天府、侠白），下向肘中（尺泽），沿前臂内侧桡骨边缘（孔最），进入寸口桡动脉搏动处（经渠、太渊），上向大鱼际部，沿边际（鱼际），出大指的末端（少商）。其支脉从腕后（列缺）走向示指内（桡）侧，出其末端，接手阳明大肠经。

《灵枢》中有诸多关于肺经的论述，《灵枢·邪客》也对肺经循行进行了介绍，只是叙述方向不同："手太阴之脉，出于大指之端，内屈，循白肉际，至本节之后太渊，留以澹，外屈，上于本节下，内屈，与阴诸络会于鱼际，数脉并注，其气滑利，伏行壅骨之下，外屈，出于寸口而行，上至于肘内廉，入于大筋之下，内屈，上行臑阴，入腋下，内屈，走肺。此顺行逆数之屈折也。"

手太阴肺经别："手太阴之正，别入渊腋少阴之前，入走肺，散之大肠，上出缺盆，循喉咙，复合阳明，此六合也。"其中，"手太阴之正"指肺经经脉，"别入渊腋"指从正经别出一支进入渊腋。经别是十二经脉循行之外的另一条道路，别道行走，故称别。与《灵枢·经脉》所说的"别"有相似之处，《灵枢·经脉》里所说的别是指从本经所属的络穴和络脉别走表里，作为互相联络的枢纽，与经别意义不同。经别的循行与经脉不同，主要表现在离合出入关系上。离、合、出、入是描述经别的行走方式。离、出是指经别从经脉分出来；合、入是指阳经经别循行体内后，再回归本经；而阴经经别循行体内后不再回到本经，而与其相表里的阳经相合。

此外，还有手太阴肺经别络："手太阴之别，名曰列缺，起于腕上分间，并

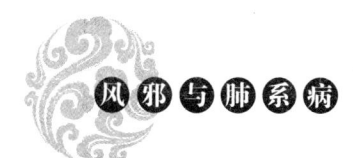

太阴之经,直入掌中,散入于鱼际。其病实则手锐掌热;虚则欠䪼,小便遗数。取之去腕一寸半,别走阳明也。"手太阴肺经筋:"手太阴之筋,起于大指之上,循指上行,结于鱼后,行寸口外侧,上循臂,结肘中,上臑内廉,入腋下,出缺盆,结肩前髃,上结缺盆,下结胸里,散贯贲,合贲下,抵季胁。其病当所过者支转筋,痛甚成息贲,胁急吐血。治在燔针劫刺,以知为数,以痛为输。名曰仲冬痹也。"

二、主要病候

肺经主要病候为咳嗽、气喘,少气不足以息,咯血,伤风,胸部胀满不适,咽喉肿痛,缺盆部位和手臂内侧前缘痛,肩背部寒冷、疼痛等。

手太阴肺经与肺系疾病关系密切。肺者,相傅之官,治节出焉。肺为五脏之一,代表天干为辛,五行属金,寅时本经旺盛。肺主皮毛。手太阴外合于河水,内属于肺,太阴多血少气,刺太阴出血恶气。正如《灵枢》所言:"是动则病肺胀满,膨膨而喘咳,缺盆中痛,甚则交两手而瞀,此为臂厥。是主肺所生病者,咳,上气喘渴,烦心,胸满,臑臂内前廉痛厥,掌中热。气盛有余,则肩背痛,风寒,汗出中风,小便数而欠。气虚则肩背痛寒,少气不足以息,溺色变。为此诸病,盛则泻之,虚则补之,热则疾之,寒则留之,陷下则灸之,不盛不虚,以经取之。盛者,寸口大三倍于人迎,虚者,则寸口反小于人迎也。"

三、主治概要

本经主治肺系疾病,如咳嗽、气喘、咽喉肿痛、咯血、胸痛等;经脉循行部位的其他病症,如肩背痛、肘臂挛痛、手腕痛等。肺经起于中焦。《外经微言》云:"起于中焦胃脘之上,胃属土,土能生金,是胃乃肺之母也。"中焦,《学古诊则》等认为,"中焦当胃之中脘"。根结理论也说明肺经与中脘有关。

四、手太阴腧穴

手太阴肺经是中医学中的重要经络之一,其起点为中焦,向下沿上肢内侧前缘,经过寸口,最后止于拇指内侧的少商穴。手太阴肺经共有11个穴位,其中9个穴位分布在上肢,2个穴位在胸部。这些穴位对于调节人体肺功能、治疗呼吸系统疾病及调节气血具有重要作用。

（一）中府穴

中府穴，别名膺中俞、府中俞、膺俞。中，中气，胸中；府，精气所聚之处也。肺为呼吸外界清气之府，本穴为肺之募，为自然界之清气在胸中储积之处，故名。又因其位于膺部，为气所过的俞穴，所以又称膺俞。中府穴具有肃降肺气、消痰止咳、清肺热、止咳嗽的作用，是治疗咳嗽、哮喘、胸闷、胸痛等呼吸系统疾病的重要穴位。

定位：在胸部，横平第一肋间隙，锁骨下窝外侧，前正中线旁开6寸。

主治：咳嗽、气喘、胸痛等胸肺病症；肩背痛。

操作：两手叉腰立正，锁骨外侧端下缘的三角窝中心是云门穴，由此窝正中垂直往下推1条肋骨（平第一肋间隙）处，或男性乳头外侧旁开两横指往上直推3条肋骨处即是。向外斜刺或平刺0.5~0.8寸，不可向内下深刺，以免伤及肺脏，引起气胸。艾炷灸3~5壮，或艾条灸5~10分钟。肺虚、肺寒、肺湿则多灸或久留针补之，肺实、肺热、肺燥则急泻之或用水针。

解剖：本穴下为皮肤、皮下组织、胸大肌、胸小肌、胸腔；浅层布有锁骨上中间神经、第一肋间神经外侧皮支、头静脉等；深层有胸肩峰动、静脉和胸内、外侧神经。

（二）云门穴

云，云雾；门，门户也。云出天气，天气通于肺。本穴位于胸膺部，应上焦肺气，为肺气出入之门户，故名云门。云门穴具有宣肺止咳、调理气血、缓解胸闷、改善呼吸的作用。经常按揉本穴有助于改善呼吸系统功能，缓解咳嗽、哮喘等症状。

定位：位于胸部，锁骨下窝凹陷中，肩胛骨喙突内缘，前正中线旁开6寸。

主治：咳嗽、气喘、胸痛等胸肺病症；肩背痛。

操作：取正坐位，用手叉腰，当锁骨外端下缘出现的三角形凹窝的中点处即是。向外斜刺或平刺0.5~0.8寸，不可向内下深刺，以免伤及肺脏，发生气胸。艾炷灸3~5壮，或艾条灸5~10分钟。

解剖：本穴下有胸大肌。皮下有头静脉通过，深部有胸肩峰动脉分支；布有胸前神经的分支、臂丛外侧束、锁骨上神经中后支。

（三）天府穴

天，天空，指上而言；府，聚集处。鼻通天气，聚处为府、为库。取此穴时，

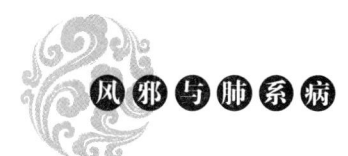

多嘱患者将手伸直，用鼻尖点臂上，所到处是穴。因鼻为肺窍，肺借鼻外通天气，肺为人身诸气之府，本穴专治肺气不宣、咳喘少气诸疾，故名天府。天府穴具有调理肺气、止咳化痰、调理气血的作用。按揉本穴有助于改善咳嗽、哮喘等症状，同时对于缓解过敏性鼻炎也有一定效果。

定位：位于臂内侧面，肱二头肌桡侧缘，腋前纹头下3寸处。取坐位，臂向前平举，俯头，鼻尖接触上臂内侧是穴。或取坐位，微屈肘，与肘横纹上6寸平高的肱二头肌外侧缘是穴。

主治：咳嗽、气喘、鼻衄等肺系病症；瘿气；上臂痛。

操作：直刺0.5~1寸。可灸，艾炷灸或温针灸3~5壮，艾条灸5~10分钟。

解剖：本穴下为皮肤、皮下组织、臂筋膜、肱肌；皮肤有臂外侧皮神经分布、皮下筋膜疏松，有头静脉和臂外侧神经经过。针由皮肤、皮下筋膜穿臂深筋膜，在肱二头肌外侧沟内头静脉外后方，深进肱肌。肱肌与肱二头肌之间有肌皮神经经过，并发肌支支配此二肌。

（四）侠白穴

侠，与"夹"通；白，肺色也。取穴时，两手下垂，夹胸肺之旁，于上臂内侧天府下1寸处是穴，故名侠白。侠白穴具有宣肺止咳、化痰散结、宽胸理气的作用。按揉本穴有助于缓解咳嗽、气喘等症状，同时对于改善肺炎也有一定效果。

定位：位于臂前区，腋前纹头下4寸，肱二头肌桡侧缘处。

主治：咳嗽、气喘等肺系疾病；心痛、干呕；上臂痛。

操作：坐位，肘横纹上5寸，肱二头肌腱的外侧缘是穴。直刺0.5~1寸。艾炷灸3~5壮，或艾条灸5~10分钟。

解剖：本穴位于肱二头肌外侧沟中；有头静脉及肱动、静脉分支；分布有臂外侧皮神经，当肌皮神经经过处。

（五）尺泽穴

前臂内侧称尺；泽，指沼泽，低洼水聚之处。尺泽穴是手太阴经之合穴，属水，位在肘窝，手太阴脉气至此，如水之归聚处，故名。尺泽穴具有清肺泻热的作用，按揉本穴止咳平喘，有助于舒筋通络，改善咳嗽、哮喘、肺炎等症状，同时对于治疗肘关节疼痛也有一定效果。

定位：在肘区，肘横纹上，肱二头肌腱桡侧缘凹陷中。

主治：咳嗽、气喘、咯血、咽喉肿痛等实热肺系疾病；肘臂挛痛；急性吐泻、中暑、小儿惊风等急症。

操作：取此穴位时应让患者采用正坐、仰掌并微屈肘的姿势，尺泽穴位于人体的手臂肘部，取穴时先将手臂上举，在手臂内侧中央处有粗腱，肌腱的外侧是穴。直刺0.5~0.8寸，或点刺出血。可灸，但不宜瘢痕灸，以免影响关节活动。针感酸麻胀向前臂桡侧及拇指放散。

解剖：本穴在肘关节，当肱二头肌腱之外方，肱桡肌起始部；有桡侧返动、静脉分支及头静脉；布有前臂外侧皮神经，直下为桡神经。

（六）孔最穴

"孔"，指孔隙；"最"，极之意。孔最，即通窍之极，为肺经气血深聚处，是理穴通窍最常用的穴位，故名。孔最穴具有肃降肺气、宣肺平喘、调理气血的作用。按揉本穴有助于改善咳嗽、气喘、肺炎等症状，同时对于缓解痔疮疼痛也有一定效果。

定位：在前臂前区，腕掌侧远端横纹上7寸处，尺泽与太渊连线上。

主治：鼻衄、咯血、咳嗽、气喘、咽喉肿痛等肺系疾病；肘臂挛痛。

操作：手臂向前，仰掌向上，用另一只手握住手臂中段处，拇指指甲下压即是本穴。直刺0.5~0.8寸。局部酸胀沉重，有针感向前臂放散。针刺时避开桡动、静脉，防止刺破血管，引起出血。可灸，艾炷灸或温针灸5~7壮，艾条灸10~20分钟。

解剖：穴下为皮肤、皮下组织、肱桡肌、桡侧腕屈肌、指浅层肌与旋前圆肌之间、拇长屈肌；浅层布有头静脉和前臂外侧皮神经的分支；深层有桡动、静脉，桡神经浅支等。

（七）列缺穴

列，与"裂"字义通，指分解、别行；缺，有容器破损缺口之意。本穴位于手腕桡骨突起的裂口处，故名。列缺穴具有宣肺解表、通经活络、调理气血的作用。按揉本穴有助于改善咳嗽、气喘、喉痛等症状，同时对于缓解偏头痛也有一定效果。

定位：在前臂，腕掌侧远端横纹上1.5寸，拇短伸肌腱与拇长展肌腱之间，拇长展肌腱沟的凹陷中。简便取穴法为两手虎口自然平直交叉，一手示指按在另一手桡骨茎突上，指尖下凹陷中是穴。

主治：咳嗽、气喘、咽喉肿痛等肺系疾病；偏正头痛、牙痛、颈项强痛、口眼歪斜等头面部病症；手腕痛。

操作：向肘部斜刺0.2～0.3寸，局部酸胀、沉重，或向肘、肩部放散。或向下斜刺0.3～0.5寸，或用恢刺法以治疗桡骨茎突狭窄性腱鞘炎等手腕部疾病。可灸，艾炷灸3～5壮，艾条灸5～10分钟，因此处皮肤较薄，不宜瘢痕灸。

解剖：在肱桡肌腱与拇长展肌腱之间，桡侧腕长伸肌腱内侧；有头静脉，桡动、静脉分支；布有前臂外侧皮神经和桡神经浅支的混合支。

（八）经渠穴

所行为经，渠乃沟渠，言其血气流注于此运行不绝。《黄帝内经明堂》云："水出流注入渠，徐行血气，从井出正流至此，徐引而行经，谓十二经脉也。渠谓沟渠，谓十二经脉血气流行于此穴。"经渠穴具有宣肺解表、舒缓胸闷、调理气血的作用。按揉本穴有助于改善咳嗽、气喘等症状，同时对于缓解支气管炎也有一定效果。

定位：腕横纹上1寸，桡骨茎突内侧与桡动脉之间。

主治：咳嗽、气喘、胸痛、咽喉肿痛等肺系疾病；手腕痛。

操作：在前臂掌面桡侧，桡骨茎突与桡动脉之间凹陷处，腕横纹上1寸。或手掌平放，掌心与拇指向上，距腕横纹1寸的桡动脉搏动处，即按脉时中指所按之处即是。避开桡动脉，直刺0.3～0.5寸。

解剖：当桡侧腕屈肌腱的外侧，有旋前方肌；当桡动、静脉外侧处；布有前臂外侧皮神经和桡神经浅支混合支。

（九）太渊穴

太，大也；渊，深也。盖六腑水谷精华，注入五脏经腧之起源处，故称"渊"；本穴为肺经原穴、八会穴之脉会，其脉气所会，博大而深，故名。唐代为避高祖李渊之讳，故又名为"太泉""大泉"。太渊穴具有宣肺平喘、补益肺气、调理脾胃的作用。按揉本穴有助于改善咳嗽、气喘、肺炎等症状，同时对于缓解腕管综合征也有一定效果。

定位：在腕前区，桡骨茎突与手舟骨之间，拇长展肌腱尺侧凹陷中。

主治：咳嗽、气喘等肺系疾病；无脉症；腕臂痛。

操作：仰掌，当掌后第一横纹上，用手摸有脉搏跳动处是穴。避开桡动脉，直刺0.2～0.3寸。艾炷灸1～3壮，或艾条灸3～5分钟。

解剖：桡侧腕屈肌腱的外侧，拇长展肌腱内侧；有桡动、静脉；布有前臂外侧皮神经和桡神经浅支混合支。

（十）鱼际穴

际，边际也，凡两合皆曰"际"。本穴在拇短展肌、指对掌肌之边缘，其处肌肉丰隆，形如鱼腹，又当赤白肉相合之处，故谓之鱼际。鱼际穴具有清肺泻热、止咳平喘的作用。按揉本穴有助于改善咳嗽、哮喘等症状，同时对于缓解小儿疳积也有一定效果。

定位：位于手外侧，第一掌骨桡侧中点赤白肉际处。

主治：咳嗽、咯血、咽干、咽喉肿痛、失音等肺系实热病证；掌中热；小儿疳积。

操作：侧掌，微握拳，腕关节稍向下屈，于第一掌骨中点之掌侧赤白肉际处取穴。直刺0.5~0.8寸。治疗小儿疳积可以用割治法。艾炷灸2~3壮，或艾条灸3~5分钟。

解剖：本穴下为皮肤、皮下组织、拇短展肌、拇对掌肌、拇短屈肌；浅层布有正中神经掌皮支及桡神经浅支等；深层有正中神经肌支和尺神经肌支。

（十一）少商穴

少，指小的意思；商，指五音之一，肺音为商；本穴为肺经井穴，所出为井，是说手太阴肺经脉气外发似浅小水流，故名。少商穴具有宣肺平喘、通窍开闭的作用。按揉本穴有助于改善咳嗽、气喘等症状，同时对于缓解小儿消化不良也有一定效果。

定位：在手指，拇指末节桡侧，指甲根角侧上方0.1寸。

主治：咽喉肿痛、鼻衄、高热等肺系实热病证；昏迷、癫狂等急症。

操作：侧掌，微握掌，拇指上翘，拇指爪甲桡侧缘和基底部各作一条线，相交处取穴。浅刺0.1寸，或点刺出血。

解剖：本穴下为皮肤、皮下组织、指甲根；有指掌侧固有动、静脉所形成的动、静脉网；布有前臂外侧皮神经和桡神经浅支混合支，以及正中神经指掌侧固有神经的末梢神经网。

为了帮助记忆手太阴肺经的11个穴位，有手太阴肺经穴分寸歌：太阴中府三肋间，上行云门一寸许，云在璇玑旁六寸，天府腋三动脉求，侠白肘上五寸主，尺泽肘中约纹是，孔最腕侧七寸拟，列缺腕上一寸半，经渠寸口陷中取，太渊掌后横纹头，鱼际节后散脉里，少商大指内侧端，鼻衄喉痹刺可已。

手太阴肺经穴,自胸部中府穴起,经臑臂内而至手大指端少商穴止,共计11穴。手太阴肺经的各个穴位都具有一定的调节呼吸系统和治疗相关疾病的作用。在日常生活中,可以通过按揉这些穴位来达到预防和治疗呼吸系统疾病的效果。但是需要注意,按揉时应该力度适中,以感觉酸胀为宜,每次按揉5~10分钟即可。同时也要注意选择舒适的位置和角度。

五、特定穴

(一) 五输穴

十二经脉在肘、膝关节以下各有称为井、荥、输、经、合的5个腧穴,合称五输穴。有关记载首见于《灵枢·九针十二原》,其曰:"所出为井,所溜为荥,所注为输,所行为经,所入为合。"这是按经气由小到大、由浅而深所做的排列。《灵枢·本输》详细记述了各经井、荥、输、经、合穴的名称和具体位置,但唯独缺手少阴心经的五输穴,这在《针灸甲乙经》中才补充完备。

古人把经气运行过程用自然界的水流由小到大、由浅入深的变化来形容,把五输穴按井、荥、输、经、合的顺序,从四肢末端向肘、膝关节方向依次排列。井穴多位于手足之端,喻作水的源头,是经气所出的部位,即"所出为井"。荥穴多位于掌指或跖趾关节之前,喻作水流尚微,是经气流行的部位,即"所溜为荥"。输穴多位于掌指或跖趾关节之后,喻作水流由小而大、由浅注深,是经气渐盛、由此注彼的部位,即"所注为输"。经穴多位于腕、踝关节以上,喻作水流变大,畅通无阻,是经气正盛、运行经过的部位,即"所行为经"。合穴位于肘、膝关节附近,喻作江河水流汇入湖海,是经气由此深入,进而会合于脏腑的部位,即"所入为合"。

手太阴肺经的井穴为少商,荥穴为鱼际,输穴为太渊,经穴为经渠,合穴为尺泽。《灵枢·本输》云:"肺出于少商,少商者,手大指端内侧也,为井木;溜于鱼际,鱼际者,手鱼也,为荥;注于太渊,太渊,鱼后一寸陷者中也,为腧;行于经渠,经渠,寸口中也,动而不居为经;入于尺泽,尺泽,肘中之动脉也,为合,手太阴经也。"

五输穴在临床上应用非常广泛,是远部选穴的主要穴位。《灵枢·顺气一日分为四时》云:"病在脏者,取之井;病变于色者,取之荥;病时间时甚者,取之输;病变于音者,取之经;经满而血者,病在胃及以饮食不节得病者,取之合。"其后,《难经·六十八难》又做了补充:"井主心下满,荥主身热,输主体重节痛,经主喘咳寒热,合主逆气而泄。"《灵枢》又有"合治内腑"之说。综合现代临床的应用情况,井穴多用于急救,荥穴主要用于治疗热证,输穴主要用于治疗关节疼痛,经穴治疗作用不典型,合穴则主要用于治疗脏腑病证。五输穴具有五行属性,根据《难经·六十九难》提出的"虚者补其母,实者泻其子"观点,将五输穴配属五行,然后按"生我者为母,我生者为子"的原则,虚证用母穴,实证用子穴,这一取穴法亦称为子母补泻取穴法。在具体运用时,分本经子母补泻和他经子母补泻两种方法。例如,肺经的实证应"泻其子",肺在五行中属"金",因"金生水","水"为"金"之子,故可选本经五输穴中属"水"的合穴,即尺泽;肺经的虚证应"补其母",肺属"金","土生金","土"为"金"之母,因此,应选本经属"土"的五输穴,即输穴太渊,这都属于本经子母补泻法。同样,在五行配属中肺属"金",肾属"水",肾经为肺经的"子经",根据"实则泻其子"的原则,应在其子经(肾经)上选取"金"之"子",即属"水"的五输穴,为肾经合穴阴谷。此外,天人相应是中医整体观念的重要内容,经脉的气血运行和流注也与季节、时辰的不同有密切关系。《难经·七十四难》云:"春刺井,夏刺荥,季夏刺输,秋刺经,冬刺合。"这实质上是根据手足三阴经的五输穴均以井木为始,与一年的季节顺序相应而提出的季节选穴。

(二)原穴与络穴

十二经脉在腕、踝关节附近各有一个腧穴,是脏腑原气留止的部位,称为原穴。原,即本原、原气之意,是人体生命活动的原动力。原穴与脏腑之原气有着密切的联系。《难经·六十六难》说:"三焦者,原气之别使也,主通行三气,经历于五脏六腑。"三焦为原气之别使,三焦之气源于肾间动气,输布全身,调和内外,通导上下,关系着脏腑气化功能,而原穴正是其所流注的部位。《难经·六十六难》又指出:"五脏六腑之有疾者,皆取其原也。"因此,临床上原穴主要用于治疗相关脏腑的疾病,也可协助诊断。

络脉由经脉分出之处各有一穴,称络穴。络,是联络的意思。络穴是络脉从本经别出的部位,络穴除可治疗其络脉的病证外,由于十二络脉具有加强表里两经联系的作用,因此,络穴又可治疗表里两经的病证,正如《针经指南》所云"络穴正在两经中间……若刺络穴,表里皆活"。络穴的作用主要是扩大了经脉的

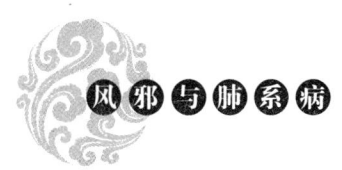

主治范围。

原穴和络穴既可单独应用，又可相互配合使用。临床上常把先病经脉的原穴和后病的相表里的经脉络穴相配合，称为原络配穴法或主客原络配穴法，是表里经配穴法的典型用法。如手太阴肺经的原穴为太渊穴、络穴为列缺穴，手阳明大肠经原穴为合谷穴、络穴为偏历穴，若肺经先病，先取本经原穴太渊，大肠经后病，再取该经络穴偏历。反之，大肠经先病，先取本经原穴合谷，肺经后病，后取该经络穴列缺。

（三）背俞穴与募穴

背俞穴是脏腑之气输注于背腰部的腧穴，首见于《灵枢·背腧》。背俞穴位于背腰部足太阳膀胱经的第一侧线上，大体依脏腑位置而上下排列。六脏六腑各有一相应的背俞穴，共12个，分别冠以脏腑之名，主要用于治疗相关脏腑的病变。肺的背俞穴名为肺俞，位于第三胸椎棘突下，后正中线旁开1.5寸，属膀胱经。本穴主治疾病包括咳嗽、气喘、吐血、骨蒸、潮热、盗汗、鼻塞等，配风门穴治咳嗽气喘，配合谷穴、迎香穴治鼻疾。

募穴是脏腑之气结聚于胸腹部的腧穴，始见于《素问·奇病论》。募，有聚集、汇合之意。六脏六腑各有一相应的募穴，共12个，部位都接近其相应的脏腑。募穴乃脏腑之气输注和汇聚之处，可用于治疗相关脏腑的病变。肺的募穴为中府穴，位于胸前壁外上方，前正中线旁开6寸（以取穴者自己拇指指间关节的宽度为1寸），平第一肋间隙处。有止咳平喘、清肺化痰的作用，临床上可用于配合治疗咳嗽、气喘、胸痛等肺部病症。

根据《难经·六十七难》"阴病行阳，阳病行阴。故令募在阴，俞在阳"及《素问·阴阳应象大论》"从阴引阳，从阳引阴"等论述，脏病（阴病）多与背俞穴（阳部）相关，腑病（阳病）多与募穴（阴部）联系。临床上脏病多选其背俞穴，腑病多选其募穴。当然，这仅是从阴阳理论角度来运用俞、募穴的一种方法，并不是绝对的，临床上常常把病变脏腑的俞、募穴配合运用，以发挥其协同作用。

（四）郄穴

郄穴是各经脉在四肢部经气深聚部位的腧穴。郄，与"隙"通，是空隙、间隙的意思，其名称和位置首载于《针灸甲乙经》。郄穴大多分布于四肢肘、膝关节以下。十二经脉，阴跷、阳跷脉和阴维、阳维脉各有一郄穴，合为十六郄穴。

郄穴是治疗本经和相应脏腑病证的重要穴位，尤其在治疗急症方面有独特的疗效。一般来说，阴经郄穴治疗血证，阳经郄穴治疗痛证。例如，在治疗肺病咯血时，可取手太阴肺经郄穴孔最穴。

六、常见肺系疾病的针灸治疗

（一）感冒

感冒，又称伤风、冒风，是风邪侵袭人体所致的常见外感疾病。主要由于体虚，抗病能力减弱，当气候剧变时，机体卫外功能不能适应，邪气乘虚由皮毛、口鼻而入，引起鼻塞、咳嗽、头痛、恶寒发热、全身不适等一系列肺卫症状。全年均可发病，尤以春季多见。现代医学的上呼吸道感染属于中医学的"感冒"范畴，流行性感冒属"时行感冒"范畴。

1. 辨证要点

主症：恶寒发热，头痛，鼻塞流涕，脉浮。

风寒证：恶寒重，发热轻或不发热，无汗，鼻塞，喷嚏，流清涕，咳嗽，咯痰清稀，肢体酸楚，苔薄白，脉浮紧。

风热证：微恶风寒，发热重，有汗，鼻塞，流浊涕，咳痰稠或黄，咽喉肿痛，口渴，苔薄黄，脉浮数。

暑湿证：身热不扬，汗出不畅，肢体酸重，头痛如裹，胸闷纳呆，口渴不欲饮，苔白腻，脉濡。

2. 针灸治疗

治法：祛风解表。取穴以手太阴经、手阳明经及督脉穴为主。

主穴：列缺、合谷、大椎、太阳、风池。

配穴：风寒加风门、肺俞；风热加曲池、尺泽、鱼际；暑湿加中脘、足三里；体虚加足三里；鼻塞流清涕加迎香；咽喉肿痛加少商；全身酸楚加身柱。

方义：感冒为外邪侵犯肺卫所致，太阴、阳明互为表里，故取手太阴、手阳明经穴列缺、合谷，以祛邪解表。督脉主一身之阳气，温灸大椎可通阳散寒，刺络出血可清泻热邪。风池为足少阳经与阳维脉的交会穴，"阳维为病苦寒热"，故风池既可疏散风邪，与太阳穴相配可清利头目。

操作：主穴用毫针泻法。风寒证，大椎行灸法；风热证，大椎行刺络拔罐。配穴中足三里用补法或平补平泻法，少商用点刺出血法，余穴用泻法。

（二）咳嗽

咳嗽是肺系疾病的主要症状。"咳"指有声无痰，"嗽"指有痰无声，临床上一般声、痰并见，故并称咳嗽。根据发病原因，可分为外感咳嗽和内伤咳嗽两大类。外感咳嗽是外感风寒、风热之邪，影响肺气出入，而致咳嗽。内伤咳嗽则为脏腑功能失调所致，如肺阴亏损，失于清润；或脾虚失运，聚湿生痰，上渍于肺，肺气不宣；或肝气郁结，气郁化火，火盛灼肺，阻碍清肃；肾虚而摄纳无权，肺气上逆，均可导致咳嗽。在现代医学中，咳嗽多见于上呼吸道感染、急慢性支气管炎、支气管扩张、肺炎、肺结核等病。

1. 辨证要点

（1）外感咳嗽

主症：咳嗽病程较短，起病急骤，或兼有表证。

外感风寒：咳嗽声重，咯痰稀薄、色白，鼻塞流涕，咽喉作痒，头痛，恶寒发热，形寒无汗，肢体酸楚，苔薄白，脉浮紧。

外感风热：咳嗽气粗，咯痰黏稠、色黄，咽痛，或声音嘶哑，身热头痛，汗出，微恶风，舌尖红，苔薄黄，脉浮数。

（2）内伤咳嗽

主症：咳嗽起病缓慢，病程较长，可兼脏腑功能失调症状。

痰湿阻肺：咳嗽痰多、色白，呈泡沫状，易于咯出，胸脘痞闷，腹胀纳差，舌淡苔白腻，脉濡滑。

肝火灼肺：气逆咳嗽，阵阵而作，痰少而黏，不易咯吐，引胁作痛，面赤咽干，目赤口苦，舌边尖红，苔薄黄少津，脉弦数。

肺阴亏虚：干咳，咳声短，以午后黄昏为剧，少痰，或痰中带血，潮热盗汗，形体消瘦，两颊红赤，神疲乏力，舌红少苔，脉细数。

2. 针灸治疗

（1）外感咳嗽

治法：疏风解表，宣肺止咳。取穴以手太阴经、手阳明经穴为主。

主穴：列缺、合谷、肺俞。

配穴：外感风寒加风门、太渊；外感风热加大椎、曲池；咽喉痛加少商放血；急性支气管炎加大椎、风门、足三里；肺炎加大椎、身柱、膻中；支气管扩张加尺泽、鱼际、孔最。

方义：列缺为肺经络穴，可散风祛邪，宣肺解表，使肺气通调，清肃有权。合谷与列缺原络相配，具有加强宣肺解表的作用。咳嗽病变在肺，取肺俞调理肺功能，宣肺化痰。

操作：毫针泻法，外感风热可疾刺，外感风寒留针或针灸并用，或针后在背部腧穴拔火罐。刺太渊注意避开桡动脉，风门、肺俞等背部穴不可深刺，以免伤及内脏。

（2）内伤咳嗽

治法：肃肺理气，止咳化痰。取穴以手、足太阴经穴为主。

主穴：肺俞、太渊、三阴交。

配穴：痰湿阻肺加丰隆、阴陵泉；肝火灼肺加行间；肺阴亏虚加膏肓；咯血加孔最；上呼吸道感染加尺泽、鱼际；慢性支气管炎加身柱、膏肓、足三里；肺结核加尺泽、膏肓、百劳等。

方义：内伤咳嗽，肺阴耗伤，取肺俞调理肺气。太渊为肺经原穴，本穴真气所注，可利肺化痰。三阴交疏肝健脾，化痰止咳。

操作：主穴用毫针平补平泻，或加用灸法。配穴按虚补实泻手法操作。

（三）**哮喘**

哮喘是指突然发作的以呼吸急促，喉间哮鸣，甚则张口抬肩，不能平卧为主的一种常见的反复发作性疾病。"哮"以呼吸急促，喉间有哮鸣音为特征；"喘"以呼吸困难，甚则张口抬肩为特征。临床上二者常同时出现，其病因病机也大致相同，故合并叙述。本病的基本病因为痰饮内伏，复因感受风邪等外邪或由久病咳嗽、情志、劳倦等引动肺经蕴伏之痰饮而发。

1. *辨证要点*

（1）实证

主症：病程短，或当哮喘发作期，哮喘声高气粗，呼吸深长，呼出为快，体质较强，脉象有力。

风寒外袭：咳嗽喘息，遇寒触发，咯痰稀薄，形寒无汗，头痛，口不渴，苔薄白，脉浮紧。

痰热阻肺：咳喘，痰黏，咯痰不爽，胸中烦闷，咳引胸胁作痛，或见身热口渴，纳呆，便秘，舌红苔黄腻，脉滑数。

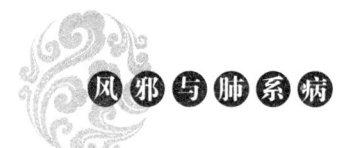

（2）虚证

主症：病程长，反复发作或当哮喘间歇期，哮喘声低气怯，气息短促，体质虚弱，脉弱无力。

肺气虚：喘促气短，动则加剧，喉中痰鸣，神疲，语言无力，痰液稀薄，动则汗出，舌淡苔薄白，脉细数。

肾气虚：气息短促，呼多吸少，不得接续，动则喘甚，汗出肢冷，畏寒，舌淡苔薄白，脉沉细。

2. 针灸治疗

（1）实证

治法：祛邪肃肺，化痰平喘。取穴以手太阴经穴及相应背俞穴为主。

主穴：列缺、尺泽、膻中、肺俞、定喘。

配穴：风寒外袭加风门；风热外袭加大椎、曲池；痰热阻肺加丰隆；喘甚加天突。

方义：手太阴经列缺穴可宣通肺气，驱邪外出。合穴尺泽，以肃肺化痰，降逆平喘。膻中乃气之会穴，可宽胸理气，舒展气机。取肺之背俞穴肺俞，以宣肺祛痰。定喘为平喘之效穴。

操作：毫针泻法。风寒外袭可合用灸法，定喘穴刺络拔罐。

（2）虚证

治法：补益肺肾，止哮平喘。取穴以相应背俞穴及手太阴经、足少阴经穴为主。

主穴：肺俞、膏肓、肾俞、定喘、太渊、太溪、足三里。

配穴：肺气虚加气海；肾气虚加关元。

方义：肺俞、膏肓针灸并用，可补益肺气。补肾俞以纳肾气。肺经原穴太渊配肾经原穴太溪，可充肺肾真元之气。足三里调和胃气，以资生化之源，使水谷精微上归于肺，肺气充则自能卫外。定喘为平喘之效穴。

操作：定喘用刺络拔罐，余穴用毫针补法。可酌用灸法或拔罐法。

第五节　现代医学中肺的解剖结构

一、肺的发育

肺和消化系统的胚胎均发自原肠，胚胎发育第三至五周时，咽囊前下方中线处出现一突起——肺芽，末端扩张，突起与咽囊相连处周围组织日后发育为喉部，肺芽继续发育成管状，即气管，气管前端分叉形成左、右支气管，支气管继续分叉，最后形成肺。第六个月时各级支气管均已形成。由于肺在胚胎发育上与消化系统有关，故有些呼吸系统的先天性畸形与消化系统畸形伴发，如食管闭锁的一些类型中食管与气管相连。

二、气管的组织结构

气管管壁分黏膜、黏膜下层和外膜三层。

（一）黏膜

黏膜由上皮和固有层组成。上皮由纤毛细胞、杯状细胞、基细胞、刷细胞和弥散的神经内分泌细胞等组成。固有层结缔组织中的弹性纤维较多，使管壁具有一定弹性。固有层内也常见淋巴组织，它与消化管管壁内的淋巴组织一样，也有免疫性防御功能。浆细胞分泌的免疫球蛋白（immunoglobulin，Ig）A 与上皮细胞产生的分泌片结合形成分泌型 IgA，释放入管腔内，可抑制细菌繁殖和病毒复制，减弱内毒素的有害作用。

1. 纤毛细胞

纤毛细胞呈柱状，游离面有纤毛，每个细胞约有 300 根，核卵圆形，位于细胞中部。纤毛向咽侧呈快速摆动，将黏液及附于其上的尘粒、细菌等异物推向咽部被咳出，故纤毛细胞有净化吸入空气的重要作用。

2. 杯状细胞

杯状细胞结构与肠道上皮的杯状细胞相似，顶部胞质内含大量黏原颗粒，细胞分泌的黏蛋白是一种大分子糖蛋白，它与管壁内腺体的分泌物在上皮表面共同构成一道黏液性屏障，黏附吸入空气中的异物，溶解吸入的二氧化硫、一氧化碳等有害气体,随黏液咳出。

3. 基细胞

基细胞呈锥形,位于上皮深部,是一种未分化的细胞,有增殖和分化能力,可分化形成前述两种细胞。

4. 刷细胞

刷细胞呈柱状,游离面有许多排列整齐的微绒毛,形如刷状。刷细胞的功能尚不清楚,可能有一定吸收作用。细胞顶部可见基粒,因此认为它可能是一种未成熟的纤毛细胞。有的刷细胞基部可见与传入纤维构成的突触,故它还可能有感受刺激的功能。

5. 神经内分泌细胞

气管及其以下分支的导气部管壁上皮内还有弥散的神经内分泌细胞,细胞呈锥形,散在于上皮深部,胞质内有许多致密核心颗粒,故又称小颗粒细胞。免疫细胞化学研究证明,细胞内含有多种胺类或肽类物质,如5-羟色胺、铃蟾肽、降钙素、脑啡肽等,分泌物可能通过旁分泌作用,或经血液循环,参与调节呼吸道血管平滑肌的收缩和腺体的分泌。

(二)黏膜下层

黏膜下层为疏松的结缔组织层。黏膜下层中紧附于基膜处有一毛细血管网,还有弹力纤维纵行成束沿黏膜皱襞分布,并与黏膜及纤维软骨层中的软骨和环形弹力纤维相连接。在细支气管中,弹力纤维向外与肺泡的弹力纤维相连。

气管和支气管的黏膜下层含有大量黏液腺,中等大小的支气管黏液腺数目最多。大支气管中黏液腺位于黏膜与软骨之间,也常在软骨的缺口处伸向外层。黏液腺也可位于肌肉外侧,甚至通过纤维层存在于支气管周围结缔组织中。腺体常呈香肠状,其导管横行并开口于管腔,排出其分泌物于黏膜表面。腺体的大小及数目变化很大,最大者可达1 mm,慢性气管炎时,腺泡增多,腺体增大。黏液腺分泌的黏液主要含酸性和中性多糖,此外,还有白蛋白和球蛋白。其酸碱度呈中性,含钾、钠离子的浓度介于血清与细胞内含量之间。黏液中还发现有一些特殊抗体、溶酶体和转移因子的存在,说明黏液腺可能有非特异性免疫功能。

(三)外膜

外膜为疏松结缔组织,较厚,主要由"C"形透明软骨环构成管壁支架,软骨环之间以弹性纤维组成的膜状韧带连接,使气管保持通畅并有一定弹性。软骨环的缺口朝向气管后壁，缺口处有弹性纤维组成的韧带和平滑肌束。咳嗽反射时平滑肌收缩，使气管腔缩小，有助于清除痰液。

在较小的支气管中，软骨由不规则的软骨片所代替，支气管树越伸向边缘部分，支气管中的软骨片越小，到达细支气管时，壁内即不再有软骨存在。无软骨包绕的细支气管外膜平滑肌渐呈纵向排列如螺旋状，当平滑肌收缩时，支气管变窄、变短。与支气管壁相比，细支气管壁的平滑肌纤维最多。细支气管既无软骨，也无黏膜腺，仅由一层纤毛上皮构成，偶见杯状细胞。终末细支气管由上皮覆盖，呼吸性细支气管则有肺泡开口于其上，仅部分由上皮覆盖。

三、支气管树

主支气管入肺门后反复分支呈树枝状，称支气管树，由上到下依次分为叶支气管、段支气管、小支气管、细支气管、终末细支气管、呼吸性细支气管、肺泡管、肺泡囊、肺泡等。

（一）气管

气管位于食管前方，上接环状软骨，经颈部正中，下行入胸腔，在胸骨角平面，平对第四胸椎椎体下缘水平分为左、右主支气管。气管全长 10~13 cm，可分为颈、胸二部，横径比前后径大 25%。气管下端分叉处称气管杈，其内面有一向上凸的纵嵴，呈半月形，称气管隆嵴，是支气管镜检查的定位标志。

气管由 15~20 个 "C" 形软骨环及连接各环之间的结缔组织和平滑肌构成。气管内面衬以黏膜，气管后壁缺少软骨，由弹性纤维及平滑肌构成的膜壁封闭。甲状腺峡多位于第二至四气管软骨环前方，气管切开术通常在第三至五气管软骨环处进行。

气管的位置和长度可因躯体的位置和活动而受到影响。头低位时，气管上端的环状软骨在胸骨柄上方仅 1 cm 处，而当头极度后仰时，则可达胸骨柄以上 7 cm 处。在极度后仰和俯屈间，气管长度有 50% 的变化。吞咽动作时上部气管有约 3 cm 的活动范围，下段分叉部分可活动约 1 cm。气管下端分叉部在仰卧呼气位时，位于第五胸椎的上端，其间仅隔一食管。俯卧时分叉部则向腹侧移动约 2 cm。吸气时分叉部向下移动约 1 个椎骨，并向腹侧离开脊柱约 2 cm。深吸气时分叉角度变小。

（二）主支气管

气管在分叉处分为左、右主支气管。气管分叉的角度取决于胸腔形态、膈肌的高度及躯体姿势位置。成人分叉角为 55°~65°，小儿分叉角为 70°~80°。角度大小具有重要临床意义。角度过大可能反映气管分叉下淋巴结增大，角度过小则可能由一侧支气管受压移位所致。主支气管壁的构造与气管类似，由支气管软骨、平滑肌纤维和结缔组织构成。

1. 右主支气管

右主支气管长 1.9~2.6 cm，外径 1.2~1.5 cm，较左主支气管粗、短而陡直，与气管中线的延长线形成 22°~25° 的角，约于第五胸椎椎体水平经右肺门入右肺。由于右主支气管的形态特点，异物坠入右主支气管的机会较多，吸入性病变也以右侧发病率高，尤以右肺下叶居多。

2. 左主支气管

左主支气管长 4.5~5.2 cm，外径 0.9~1.4 cm，较右主支气管细而长，更趋于水平位，与气管中线的延长线形成 35°~36° 的角。约于第五胸椎椎体水平经左肺门进入左肺。

（三）叶支气管和段支气管

右主支气管分为上、中、下叶支气管，左主支气管分为上、下叶支气管。

1. 右上叶支气管

右上叶支气管是右主支气管的第一个分支，起自右主支气管外后壁，在肺动脉右支上方进入上叶，发出 3 个肺段支气管。

（1）尖段支气管　斜向外上方至右肺尖，由于通气较差，此段为肺结核的好发部位之一。

（2）后段支气管　行向后外上方至右肺上叶后下部，为肺脓肿的易发部位。

（3）前段支气管　行向前外下方至右肺上叶前下部。

2. 右中叶支气管

右主支气管分出上叶支气管后即称为中间支气管，由中间支气管的前壁向前下外方分出中叶支气管，进入右肺中叶，再分为外段支气管和内段支气管。

（1）外段支气管　行向外侧，分布于中叶的外侧部。

（2）内段支气管　行向前下方，分布于中叶的内侧部。右中叶支气管短而细，其起点周围有前、内、外三组淋巴结，肿大时可从前、内、外三面压迫中叶支气管。

3. 右下叶支气管

右下叶支气管为右主支气管的延续，行向后外下方，首先发出上段支气管，主干继续向外下方行进，总称为肺基底段支气管，由此再分出上段支气管、内侧底段支气管、前底段支气管、外侧底段支气管和后底段支气管等5个分支，分别分布于右肺下叶的上部、内侧部、前下外侧部、后外侧部和后下部。右下叶支气管有时还分出亚上段支气管。

（1）上段支气管 由右下叶支气管的后壁发出，为右下叶支气管发出分支中的最大分支，先作水平位，继而向后上方弯曲行进，分布于右肺下叶的上部，吸入的异物容易坠入此段。右肺下叶基底段支气管常发出变异的亚上段支气管，出现率为38%~48%，分布于上段与外基底段和后基底段之间的区域。

（2）内侧底段支气管 也称心段支气管，起始于肺基底段支气管的内前壁，行向下内方，分布于右肺下叶内侧部肺门以下的部位。

（3）前底段支气管 大多数直接起自基底段支气管的前外侧壁，行向前下方，分布于前面的下外侧部。

（4）外侧底段支气管 为基底段支气管的两大终末分支之一，行向外下方，分布于肋面的后外侧部和邻近的膈面。

（5）后底段支气管 为基底段支气管的另一终末分支，大多数与外侧底段支气管共干，行向后下方，分布于肋面的后下部和相邻的膈面。

上述的5个肺基底段支气管在临床上非常重要，尤其是前底段支气管、外侧底段支气管、后底段支气管，常为异物坠入的部位，也是炎症和支气管扩张的好发部位。

4. 左上叶支气管

左上叶支气管起自左主支气管的前外侧壁，向前外侧方向行进，与左主支气管间构成约110°的角，长1.0~1.5 cm，进入左肺后分成上支和下支。

（1）上支 上支立即分为尖后段支气管和前段支气管。尖后段支气管上支分出后再上行约1 cm，再分为尖支和后支。尖支又称为尖段支气管，分布于肺尖部。后支又称为后段支气管，分布于左肺上叶的后上部。前段支气管行向前上方，至左肺上叶的前下部。

（2）下支 起自左上叶支气管的前下方，向前下外侧方向行进，分布于左肺上叶的前下部，相当于右肺中叶范围。下支分布于左肺舌部，故又称舌支气管，其又分为舌上段和舌下段支气管。舌上段支气管分布于左肺舌叶根部的肋面和前纵隔及斜裂面的中部。舌下段支气管分布于左肺舌叶的下部。

5. 左下叶支气管

左下叶支气管为左主支气管的延续，向后外侧分出上段支气管后即称为左肺基底支气管，长约1.5 cm，向后、下、外侧行进，再分成前、内、外后3个基底段支气管。

（1）上段支气管 自左下叶支气管后壁发出，向后外方行进，长0.5~1.0 cm，分布于左肺下叶的尖部，分布范围不一，占左肺下叶的1/3~2/3。

（2）前内侧底段支气管 为内侧底段支气管与前底段支气管的共干，长1~2 cm，后分为内侧与前底段支气管，其分布区域与右侧同名支气管相对应。

（3）外侧底段支气管 起自左基底干的末端，行向下外方，然后分为数支分布于膈面的中下部和邻近的膈面。

（4）后底段支气管 起自左基底干的末端，向后下外侧行进，分布于左下叶肋面后部、膈面后部和后纵隔面下部。大多数后底段支气管与外侧底段支气管共干。

（四）小支气管和细支气管

小气道包括部分小支气管和细支气管等。小气道具有气流阻力小和极易阻塞等特点。在平静吸气时，空气进入狭窄的鼻咽，产生涡流，到气管、大支气管的分叉处，涡流更为明显，气流阻力显著上升。在肺脏周围部分，支气管分为数目众多的小气道，管径的总横断面积陡然增加，吸入空气到此分散，形成层流，气流阻力迅即下降，故小气道的阻力只占总气道阻力的极小部分，使吸入的空气能均匀地分布到所有的肺泡内。小气道为膜性气道，管壁无软骨支持。故当小气道发炎、有痰液阻塞时，或在最大呼气气道外压力大于气道内压力时，小气道极易闭合。阻塞性肺疾病的病变多先从小气道开始。

（五）终末细支气管

终末细支气管内径约0.5 mm。上皮为单层柱状上皮，部分细胞有纤毛，杯状细胞、软骨片、腺体完全消失，平滑肌形成完整的环形平滑肌层，黏膜皱襞明显。细支气管和终末细支气管的平滑肌收缩或舒张，能调节进出肺小叶的气体流量。若平滑肌痉挛性收缩，使管腔变细，气流量减少，可引起呼吸困难。

电镜下，细支气管和终末细支气管的黏膜上皮内有2种细胞，一种为纤毛细胞，另一种为无纤毛细胞，后者为克拉拉细胞。克拉拉细胞呈高柱状，游离面呈圆顶状突向管腔，顶部胞质内含有许多致密的分泌颗粒。克拉拉细胞的功能目前还未十分明确，因其分泌物内含有蛋白酶、黏多糖酶和水解酶，故推测可能与分解黏液，保持呼吸道通畅有关；也有人认为克拉拉细胞可对吸入的毒物或某些药物进行转化和解毒；上皮损伤时，克拉拉细胞还可分裂分化为纤毛细胞。

四、肺的组织结构

肺是呼吸系统中进行气体交换的器官，位于纵隔的两侧，是有弹性的海绵状器官，形似圆锥，上端称肺尖，下端称肺底，内侧面称纵隔面，外侧面称胸肋面。肺表面有胸膜脏层，光滑、湿润而有光泽。右肺因膈下有肝，较左肺宽而短。左肺因心脏而偏左，较右肺窄而长。肺内侧的纵隔面上有一凹陷，称为肺门，是支气管、血管、淋巴管和神经出入肺之处。这些结构被结缔组织包成一束，称为肺根。左、右肺根内，自前向后依次为肺静脉、肺动脉和支气管。自上而下，左肺根内为肺动脉、支气管和肺静脉，右肺根内为支气管、肺动脉和肺静脉。左肺借斜裂分为上、下两叶。右肺借斜裂和水平裂分为上、中、下三叶。

肺组织分实质和间质两部分。间质为结缔组织及血管、淋巴管和神经等。实质即肺内支气管的各级分支及其终端的大量肺泡，主支气管经肺门进入肺内，顺序分支为叶支气管、段支气管、小支气管、细支气管、终末细支气管、呼吸性细支气管、肺泡管、肺泡囊和肺泡。其中，从叶支气管至终末细支气管为肺的导气部，呼吸性细支气管以下的分支为肺的呼吸部。每一细支气管连同其分支和肺泡组成一个肺小叶。肺小叶是肺的结构单位。

（一）肺的导气部

从叶支气管至终末细支气管为肺的导气部，随着支气管不断分支，管径渐小，管壁渐薄，结构渐趋简单。从叶支气管至小支气管，杯状细胞渐少，腺体渐少，软骨渐少，平滑肌相对增多，逐渐形成肌束环绕管壁。至细支气管，上皮逐渐变为单层纤毛柱状上皮，杯状细胞减少或消失，腺体和软骨也很少或消失，环形平滑肌更明显。终末细支气管的上皮为单层柱状上皮，无杯状细胞、腺体和软骨，平滑肌已形成完整的环形。

（二）肺的呼吸部

呼吸部在终末细支气管以下，包括呼吸性细支气管、肺泡管、肺泡囊和肺泡，由于各段均有能进行气体交换的肺泡，所以称为呼吸部。

1. 呼吸性细支气管

呼吸性细支气管为导气部过渡到呼吸部的管道。管壁不完整，可见散在的肺泡开口。黏膜上皮由单层柱状上皮逐渐移行为单层立方上皮，无杯状细胞，有克拉拉细胞和少许纤毛细胞，上皮下有散在的平滑肌及弹性纤维；在肺泡开口处上皮进一步变薄，移行为单层扁平上皮。

2. 肺泡管

肺泡管是呼吸性细支气管的分支，管壁上有更多的肺泡开口，故其自身的管壁组织很少，只存在于相邻肺泡开口之间，上皮为单层立方或单层扁平上皮，上皮下有平滑肌，环绕在肺泡开口周围，在切片上呈明显的结节状膨大。

3. 肺泡囊

肺泡囊与肺泡管相连，实为数个肺泡的共同通道，结构与肺泡管相似，但在肺泡开口处无平滑肌，故无结节状膨大。

4. 肺泡

肺泡呈半球形小囊状，直径 200～250 μm，开口于肺泡囊、肺泡管及呼吸性细支气管，为气体交换的场所。成人有 3 亿～4 亿个肺泡，深吸气时总面积可达 100 m^2。肺泡壁很薄，衬有单层肺泡上皮。相邻肺泡之间的薄层结缔组织称肺泡隔。

（1）肺泡上皮　因肺泡壁很薄，在光镜下难以识别上皮结构。电镜下，肺泡上皮由单层上皮细胞构成，上皮细胞分为Ⅰ型肺泡细胞和Ⅱ型肺泡细胞两种。

Ⅰ型肺泡细胞数量较少，但因胞体薄而大，故覆盖了肺泡约 97% 的表面积，是气体交换的部位。细胞有核部分略厚，凸向肺泡腔面；其余部分扁平，厚约 0.2 μm。电镜下，胞质内细胞器不发达，有吞饮小泡。相邻细胞之间有连接复合体，可防止组织液漏入肺泡腔。Ⅰ型肺泡细胞无增殖能力，损伤后由Ⅱ型肺泡细胞增殖分化补充。

Ⅱ型肺泡细胞呈圆形或立方形，核圆，胞质染色较淡，呈泡沫状。电镜下，细胞游离面有短小的微绒毛，胞质内有丰富的线粒体、溶酶体、粗面内质网和高尔基复合体，以及许多分泌颗粒。分泌颗粒外包薄膜，内含磷脂，呈同心圆或平行排列的板状结构，故称板层小体。板层小体内容物被释放在肺泡内表面，形成一层薄膜，称肺泡表面活性物质，有降低肺泡表面张力及稳定肺泡形态等作用。呼气时肺泡表面活性物质密度增高，使肺泡表面张力减小，防止肺泡萎陷；吸气时表面活性物质密度降低，使肺泡表面张力增大，防止肺泡过度膨胀。某些疾病引起肺泡表面活性物质分泌减少或被破坏变性，均可导致肺泡萎陷而发生呼吸困难。表面活性物质也存在于小气道内，可保持小气道在呼气末处于开放状态。

（2）肺泡隔　肺泡隔是相邻肺泡之间的薄层结缔组织，内含丰富的弹性纤维和毛细血管网，以及成纤维细胞、肺巨噬细胞、浆细胞、肥大细胞等。弹性纤维有助于肺泡扩张之后的回缩，某些老年人可因弹性纤维退化变性，肺泡不能回缩而经常处于过度扩张状态，久之易形成肺气肿。肺泡隔内的毛细血管紧贴肺泡上皮，二者的基膜大部分融合，有些部位两层基膜间有薄层结缔组织。肺泡表面液体层、I型肺泡细胞与基膜、毛细血管基膜与内皮等结构是气体交换的必经之路，称呼吸膜或气－血屏障，膜的总厚度仅为 $0.2\sim0.5\ \mu m$，有利于气体分子迅速通过。

肺巨噬细胞属于单核巨噬细胞系统。其主要分布于肺间质，尤以肺泡隔内为多，也可进入肺泡腔。细胞体积较大，具有活跃的吞噬、免疫和分泌功能，可吞噬肺泡腔或肺间质内的灰尘和异物，对肺的净化起重要作用。吞噬灰尘或异物后的巨噬细胞称尘细胞，光镜下可见其胞质内有被吞噬的棕黑色颗粒。尘细胞一部分经呼吸道随黏液排出，另一部分则沉积在肺间质内或进入淋巴管。

（3）肺泡孔　肺泡孔是相邻肺泡之间相连通的小孔，可平衡肺泡间气体压力。一旦有终末细支气管阻塞时，可经肺泡孔建立侧支通气，防止肺泡萎缩塌陷。但在肺感染时，肺泡孔也是炎症蔓延的渠道。

（4）气－血屏障　气－血屏障是肺泡内气体与血液内的气体分子进行交换的结构，包括肺泡表面液体层、I型肺泡细胞与基膜、薄层结缔组织、毛细血管基膜与内皮。气－血屏障很薄，有利于气体迅速交换。间质性肺炎时，肺泡隔结缔组织水肿，炎症细胞浸润，可致肺气体交换功能障碍。

(三) 肺间质

肺间质的组成与一般疏松结缔组织相同，但其弹性纤维较发达，巨噬细胞较多。巨噬细胞由单核细胞分化而来，肺泡隔内较多，有的游走入肺泡腔内，称肺泡巨噬细胞。巨噬细胞能吞噬进入肺内的尘粒、细菌等异物，肺巨噬细胞还可吞噬衰老的红细胞。当心力衰竭肺淤血时，大量红细胞穿过毛细血管进入肺泡隔被巨噬细胞吞噬，巨噬细胞胞质内含许多血红蛋白的分解产物（含铁血黄素颗粒），此种肺巨噬细胞又称心力衰竭细胞。吞噬异物的巨噬细胞，有的被咳出，有的通过淋巴管进入肺淋巴结内。

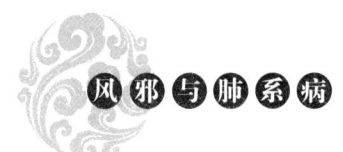

五、肺的血液供应

肺循环的特征为低压、低阻、高容量。肺动脉压仅为主动脉压的1/6左右，肺动脉收缩压与右心室收缩压相仿而略低，正常时在 12~25 mmHg，舒张压在 4~13 mmHg，平均压为 10~18 mmHg。肺动脉压亦受胸腔内压力改变的影响。肺动脉收缩压高于 30 mmHg，平均压高于 20 mmHg，均可视为肺动脉高压。在严重的肺动脉高压时，肺动脉的平均压可能高于正常的 5~6 倍，此点与周围动脉高压时（即高血压病或症状性高血压）不同，后者的平均压甚少高于正常的 2 倍。肺动脉压减低见于肺动脉口狭窄。肺动脉发自右心室、携带乏氧血（静脉血），在肺泡周围形成毛细血管网，肺毛细血管床壁极薄（约 0.1 μm 厚度），其表面积极大，几乎达 70 m^2，为体表面积的 40 倍，毛细血管中的血液气体可通过弥散作用与肺泡内气体进行交换，排出 CO_2，吸收 O_2，使乏氧血转变为富氧血（动脉血），经肺静脉注入左心房。正常情况下，肺毛细血管开放仅半数左右，当运动或其他原因增加代谢需要时，其余毛细血管也可适量开放。肺毛细血管平均压正常在 5~10 mmHg，此为心导管顶端嵌入肺小动脉末梢部、堵塞了肺小动脉时测得的压力。与左心房压力相仿，肺毛细血管压力超过 12 mmHg 即可认为增高，见于左心衰竭、二尖瓣狭窄、左心室舒张充盈受阻的情况，如缩窄性心包炎、心内膜纤维弹性组织增生症、限制型心肌病等。此外，长时间的高血压或左心室排血受阻引起左心室压力显著增高时，也可引起肺毛细血管压上升。正常时肺毛细血管压远低于血浆胶体渗透压，故正常情况下有效滤过压为负值，肺泡中的液体可被吸入血管内，在淡水淹溺时，误吸的淡水可迅速经肺吸入，引起溶血反应。据此，一些药物可用气雾剂的方式经肺吸入，不但直接作用于气道和肺泡表面，且易被肺吸入组织内。肺部的血流量几乎等于流经全身所有脏器和组织的血量，其值约为 5.4 L/min，流量超过供应肺泡组织代谢所需之血量，来自肺动脉的血流司气体交换作用，并营养呼吸性细支气管和肺泡。来自支气管动脉的血流供应呼吸性细支气管以上肺组织的营养。左支气管动脉来自胸主动脉，右支气管动脉来自肋间动脉，均自肺门入肺，分布于支气管壁、血管壁、肺泡隔及胸膜脏层等，部分支气管动脉的血流入肺静脉。

六、肺的淋巴管

肺实质内的淋巴管，沿支气管树走行，彼此相互吻合，最后回流到肺门淋巴结。脏胸膜的淋巴管彼此连接，汇成较大的淋巴管，也流入肺门淋巴结。肺内淋巴组织丰富，肺淋巴管分浅、深两组。浅淋巴管位于脏层胸膜的深面，收纳肺周围部的淋巴液，由丛汇集的淋巴管行向肺门淋巴结。深淋巴结起于肺小叶间结缔组织和小支气管壁的毛细淋巴管网，收纳肺深部淋巴液。深淋巴管围绕支气管和肺血管构成深淋巴管丛，在向肺门循行途中汇集成一些大的淋巴管入肺门淋巴结。

右肺上 1/3 区的淋巴液直接引流到气管旁和上部支气管肺的淋巴结；中部 1/3 区的淋巴液直接引入气管旁及分叉部位等淋巴结，以及支气管肺淋巴结的中央淋巴结内；下部 1/3 区的淋巴液则引流到下支气管肺和分叉部位及后纵隔的淋巴结。故右肺所有的淋巴液都将进入右侧淋巴导管。左肺上 1/3 区的淋巴液可经前纵隔淋巴结的前血管淋巴结或直接进入左气管旁淋巴结；中 1/3 区的淋巴液主要经支气管肺的分叉及中央两分组的淋巴结或者直接进入左气管旁淋巴结组；下 1/3 区的淋巴液则引流到支气管肺的分叉及以下两组淋巴结，以及后纵隔的淋巴结链。故左肺上部及部分中部的淋巴液经过气管旁淋巴结进入胸导管；左肺其他部分的淋巴液流入右淋巴导管。因此，从纵隔淋巴结的位置，可以预测到肺感染或肿瘤原发灶的所在处。

七、肺的神经

支气管及肺受内脏运动神经和感觉神经两类神经支配。内脏运动神经包括交感神经和副交感神经（迷走神经），主要调节气管、支气管与血管等的平滑肌舒缩及腺体的分泌。内脏感觉神经的末梢分布于气管及支气管的黏膜上皮、血管外膜及脏层胸膜，接受这些部位的感觉性冲动。

肺的交感神经和副交感神经与肺门处的血管、气管、支气管分支错综交织形成网状肺丛。肺丛自肺门进入肺组织后，沿支气管和血管的走向，在肺实质内延伸并演变为支气管丛。支气管丛继续与小支气管和肺血管伴行，随支气管分支的逐级变细，神经纤维亦相应减少。最后，末梢神经消失于细支气管平滑肌、肺泡管、肺泡囊和毛细血管壁。

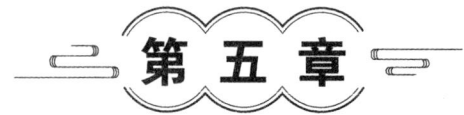

第五章

肺系病的病机

第一节 肺实与肺虚

肺实与肺虚是根据致病原因的不同进行分类的。若邪正剧烈相争，病理活动剧烈、亢盛有余，多表现出偏实的病机；邪气太盛或病情迁延，正气受损，肺的气血阴阳不足，脏腑功能活动减弱、衰退、降低，又反映出偏虚的病机变化。

一、肺实的病机

（一）肺失宣发

肺主气，向上向外升宣、发散以宣通肺窍，宣布卫气，调畅气机。感受外邪，病邪犯肺，最易导致肺失宣发，而影响卫气透发、精微输布、津液代谢调节等功能。

1. 肺卫失宣

肺主宣发，将卫气和津液布敷体表以"温分肉，充皮肤，肥腠理"，抗御外邪。六淫之邪由口、鼻、皮毛侵犯人体，凝闭肺卫，肺气宣发之机受阻，卫表调节功能失职，则引起肺卫失宣的病机。由于病邪性质和个体因素的差异，肺卫失宣后其病机发展趋势各有侧重，主要有卫气郁遏、腠理失调、经气不利等几个方面。

（1）卫气郁遏　风、寒、暑、湿、燥、火等六淫邪气侵犯肌表，均可引起卫气郁遏。这是因为，六淫袭表，卫气奋起抗邪，在驱邪外出的同时，自身亦受到邪气的困顿而不畅，反被邪气所遏。卫气被遏，卫阳失于温煦则恶寒；卫阳抗邪，阳浮肌表，不得外泄，郁于体表而发热；邪气伤卫，与卫阳抗争同时进行，则恶寒与发热并见。其中，寒邪袭表，其收引、凝滞之性不仅可直接遏郁卫气，还可通过收缩皮毛、汗孔，闭塞腠理而阻碍卫气运行，故寒邪是引起卫气郁遏的主要病因，恶寒发热之症尤为显著。

（2）腠理失调　腠理是皮肤、肌肉、脏腑之纹理，是渗泄体液、流通气血的门户，受肺卫之气的调节。邪气犯肺，肺卫失宣，易引起腠理开阖失调，寒邪易使腠理闭塞。寒为阴邪而主收引、凝滞，能使皮毛收缩，汗孔关闭，腠理阖而不开，肺卫之气不能宣发津液外泄，可致无汗、恶寒之症。《素问·举痛论》说"寒则腠理闭，气不行"，清楚地揭示了寒气闭塞卫气、腠理失宣的病机。风、暑、热邪可致腠理开泄。风为阳邪，其性开泄，由外侵袭，易伤卫气。卫阳不能充皮肤、肥腠理，开阖失司，玄府失密，故见汗出恶风之症。正如《伤寒溯源集·中风正治》所说："中风，风伤卫也……风邪袭于毛孔，卫气不能司其开阖之常，玄府不闭，故汗自出。"暑、热亦为阳邪，暑热犯肺，里热炽盛，郁蒸升散，可使腠理疏松，津液外泄，汗出不止，即《素问·举痛论》所述"炅则腠理开，荣卫通，汗大泄，故气泄"之意。由此可见，风邪开泄，暑、热升散，虽然病机有别，但均能使玄府失其开阖，而致肌腠失调。

（3）经气不利　六淫袭表，肺卫失宣，卫表不固，经络空虚，邪气乘虚而入，阻碍经气运行，导致经气不利，表现以疼痛为主的症状。风性善行而数变，风邪外袭，阻滞经络，闭塞经气，闭阻的部位游移不定，善动不居，故引起头身、关节、肌肉游走性疼痛。并因经气不利、经脉失养，诱发经脉挛急而生风，则出现口眼歪斜、肌肤麻木、肢体强直、手足痉挛等动风的症状。寒为阴邪，主收引、凝滞。寒邪侵袭经络，经气凝滞，经脉收引，引起剧烈疼痛，表现为头项强痛、身疼腰痛、周身骨节疼痛、手足拘急等症。正如《素问·举痛论》所说："寒气入经而稽迟，泣而不行。客于脉外则血少，客于脉中则气不通，故卒然而痛。"不通而痛，是寒邪滞塞经气的主要病机。湿性属阴，侵袭经络，最易阻碍气机。又因其性黏滞、重着，常使经气胶着，缠绵难解。所致疼痛以重着、酸痛为特征，可见头重如裹、身重困倦、肢体肌肉关节酸痛、重着不移诸症。

2. 津液代谢失司

肺主宣发，将脾所转输的津液上输于头面诸窍，外达于全身皮毛肌腠，正所谓"肺主气，行荣卫，布津液，诸邪伤之，皆足以闭塞气道，故荣卫不行，津

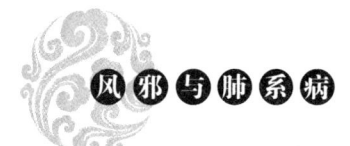

不布，气停津聚，变成涎沫，而吐出之"。肺失宣发，则会导致正津不化，停聚成痰，出现津少失濡或水气泛溢的病理变化。

（1）津少失濡　肺主宣发，是指肺气有推动卫气、津液及水谷精微输布全身，以温润肌腠皮毛的作用。《灵枢·决气》曰："上焦开发，宣五谷味，熏肤、充身、泽毛，如雾露之溉，是谓气。"所谓上焦开发，就是指肺的宣发、输布、濡润作用。燥热之邪犯肺，一方面，肺卫失宣，气不布津，可致津少失濡，另一方面，燥性干涩，易吸收水分，邪热炎炽，易耗伤津液，均可导致津少失濡，脏腑、官窍、肌肉、皮毛失养，引起口、咽、鼻、唇、舌、皮肤干燥，毛发焦枯，干咳少痰，二便短少等症状。

（2）水气泛溢　肺为水之上源，肺气有通调水道的作用。风、寒、湿、热等邪气外袭，肺卫失宣，气津不布，内不得入于脏腑，外不得越于皮肤，下不能通行水道，水气泛溢，停留皮里，全身水肿，皮肤绷急，骨节疼痛，发为风水。

总之，六淫邪气从口、鼻、皮毛而入，痰浊水湿病理产物从内而生，均会郁遏肺气，导致肺宣发失职。肺失宣发，肺气不能上通，呼气不出，浊气存内，呼吸失畅，胸中满闷。积存之浊气不能下降，逆而向上，最终导致呼吸不利，引起咳逆气喘等症状。

（二）肺失肃降

肺为"华盖"，居高位，肺气肃降，吸收清气，下布精微，水精四布，五经并行，排泄废物，洁净肺系，诸脏自安。若肺受邪气干扰，清肃之令不行，肺气失降，可引起肺气上逆、水液通调失职、上窍闭塞等病机变化。

1. 肺气上逆

肺主肃降，散宗气至脐下，以资先天元气。一身之气，禀命于肺，肺气清肃，则一身之气莫不服从而顺行。肺为娇脏，喜清肃，不容异物，一旦受到外邪侵袭或水湿、痰饮、瘀血等病理产物停留，均可影响肺气向下通降的功能。肺气不降，升降反作，逆而向上，表现为咳逆气喘等一系列气逆上冲的症状。

2. 肃降失职，由脏及腑

肺与大肠相表里，肺气肃降可使胃气无上逆之变，同时保证大肠之气下行，发挥正常的传导功能，使胃肠气机畅行无阻。若邪气袭肺，肺气闭塞，清肃之令不行，肺气不能下降大肠，传导失职，糟粕停留肠间，大肠积滞不通，则引起大便秘结、艰涩难排，进而肠中气滞，出现腹痛腹满、浊气上逆等症。叶天士治便秘用开降肺气法，亦源于此。《临证指南医案·便闭》云："若湿热伤气，阻遏经腑者，则理肺气以开降之。"以上所述均源于肺失肃降的病机。若邪热壅肺，肺失肃降，可在症见高热气粗、咳喘痰黄稠的同时，兼见腹部胀满、疼痛拒按、大便秘结等大肠燥热互结之症。

肺失肃降对大便的影响存在双向反应。如上所述，肃降不行，肺气不能下降大肠，传导阻滞，可致大便秘结。若邪气犯肺，毒热逼迫，可使肺气肃降太过，邪毒与水湿夹肺气直迫大肠，使之传导紊乱，引起泄泻便溏之症。如小儿麻疹所见泄泻，即是肺热移于大肠所成。《医宗金鉴·痘疹心法要诀》云："麻疹泻泄，乃毒热移入肠胃，使传化失常也……有腹痛欲解，或赤或白，或赤白相兼者。"麻疹毒热壅肺，不得外透，热势内迫，虽向上冲逆，亦不能外透，势必夹杂痰热毒邪，向下直泻，逼迫肺气下降而成泄泻。

二、肺虚的病机

肺虚是指肺功能虚衰所表现的病机变化。当肺受到各种致病因素的作用时，如因其他脏腑疾病的传变、致病因素过强、病程日久而致正气受损，都会导致肺的生理功能受到损害，引起肺虚的病机变化。

（一）肺气虚

肺气是脏气的一种，是由肺吸入的清气、脾胃化生的水谷精气与肾中精气运行至肺脏而形成的，有温养肺脏的功能。肺气即肺脏的功能活动，是肺脏在生命活动中的具体功能及其运动方式。肺气虚，又称肺气不足，多由寒温不适，久咳伤气，悲伤不已，劳逸不当所致。症见咳嗽气短，甚则喘促或呼吸困难，痰多清稀，疲倦，懒言，声低，怕冷，自汗，面色㿠白，舌质淡嫩，脉虚或弱。

1. 肺气虚损，呼吸功能减弱

肺主气，司呼吸，吐故纳新，进行气体交换。各种原因损伤肺气，脏腑功能活动减弱，呼吸运动乏力，可引起一系列肺气虚弱的表现。肺气虚，则鼻塞不利。肺气通于鼻，肺和则鼻能知香臭。肺气虚无力向上宣通鼻窍，可致鼻塞不通、嗅觉不灵。若肺气虚，不能推动肺叶收缩、舒张，宣发无能，肃降无权，则出现咳喘无力，声低气怯，动则尤甚等症。如《中藏经·论肺脏虚实寒热生死逆顺脉证之法》云："虚则力乏喘促，右胁胀，语言气短者是也。"若肺气虚，呼吸无力，每次吸入之气减少，为满足全身供气的需要，呼吸频率被迫加快，患者感到

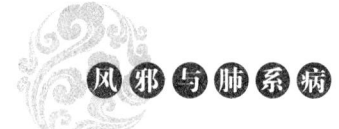

呼吸困难,名曰短气。正如《明医指掌·喘证》所云:"若肺气太虚,气不能布息,呼吸不相接续,出多入少,名曰短气。"若肺气虚,呼吸功能衰弱,每次出入气息减少,表现为气息微弱、发音困难,则为少气。《诸病源候论·五脏六腑诸病·肺病候》云:"肺气不足,则少气不能报息,耳聋,嗌干,是为肺气之虚也。"《杂病源流犀烛·少气》云:"肺藏气,肺不足则息微少气……肺虚则气无由藏,又不克充气之府。曰少者,犹言所剩无多,虚虚怯怯,非如短气之不相接续也。"以上所述充分说明,肺气虚弱可引起多种呼吸功能减弱的症状。

2. 卫外不固

肺主皮毛,肺气虚,不能宣发卫气,卫阳不能布敷肌表,顾护无力,肌腠疏松,津液外泄,表现为自汗、恶风等症。如《景岳全书·杂证谟·汗证》云:"自汗者属阳虚,腠理不固,卫气之所司也。人以卫气固其表,卫气不固,则表虚自汗,而津液为之发泄也。"这里的阳虚,不是指阳气失于温煦,而是指肺气虚不能宣发卫气。《不居集·肺虚咳嗽》云:"肺虚者,肺家元气自虚也。惟其自虚,则腠理不密,故外则无风而畏风,外则无寒而怯寒。"这进一步阐明了肺虚卫外不固可引起各种病变的机制。

3. 津液不行

肺为水之上源,受邪气侵袭或病理产物停留,邪实肺闭,肺失宣肃,不能通调水道而致津液不行;若肺气虚弱,不行宣肃之职,无力推动津液运行,水道不通,津液停滞,亦可化生痰饮,常见咳嗽、呕吐痰涎、痰色白清稀量多等症。正如《医门法律·痰饮门》所云:"肺主气,行营卫,布津液,水邪入之,则塞其气道,气凝则液聚,变成涎沫。"气凝虽可由寒凝引起,但亦包括因气虚无力推动所致者。若肺气虚,气不化津,津不上承,则为口燥渴,欲饮水。此乃"肺之治节不行,宗气不布,故短气;气不布则津亦不化,故膈燥而渴"。

4. 上不制下

膀胱有贮尿、排尿的功能,除与肾的蒸腾气化有关外,还受到肺气的制约。若肺气虚弱,不能主司肃降,影响膀胱气化,失去对膀胱的制约,膀胱处于易开难合的状态,则形成小便遗失或失禁等症。《中藏经·论脏腑虚实寒热生死逆顺脉证之法》曰:"咳而遗溺者,上虚不能制下也。"华佗最早提出上不制下的病机,从咳而引起遗尿,可知上虚系指肺气虚。《脾胃论·分经随病制方》云:"小便遗失者,肺气虚也。"李东垣对此病机进行了进一步肯定。《医学入门·脏腑》

补充云"肺之气，虚则呼吸少气，不足以息，小便频数或遗"，为治疗遗尿病用补肺法的创立奠定了理论基础。

肺与大肠相表里，肺气肃降，可使津液下渗大肠。同时亦协助大肠传导功能，保证大便顺利排泄，润泽通畅。如果肺气不足，失于肃降，津液不能下渗，肺气失于推动，大肠传导失职，肠的蠕动减慢，可致大便虚秘，无力排泄。

5. 宗气衰少

肺主宗气而运行周身，肺气不足，不能化生宗气，易致宗气衰少。宗气有行息道、主呼吸和贯心脉、行气血的作用，宗气衰少，其病机有三。其一，发音困难。张景岳云："声由气发，气不足则语言轻怯，不能出声。"肺气不足，宗气衰少，不能振奋气流上冲咽喉，发声无力，则见声低气怯、少气懒言、呼吸气弱、咳喘声低等症。如《灵枢·海论》曰："气海不足，则气少不足以言。"胸中为气海，胸中所藏为宗气，气海不足，即言宗气虚衰，气少难以维持发音、说话。《类经·疾病类·失守失强者死》云："气虚之甚，故声不接续，肺脏失宗也。"此述充分阐明肺气虚而宗气衰少引起声低懒言的病机。其二，气不行血。肺朝百脉，主治节，有贯心脉助心行血的作用。肺气虚，宗气衰，不能推动血行，有两个方面的病机，一是肺气虚，无力上升，宗气不能运血上荣于面，可见面色淡白、唇舌色淡诸症；二是宗气虚少，不能助心行血，气虚血瘀，血痹心脉，血阻肺气，可见心悸怔忡、胸闷憋痛、面色紫暗、唇甲青紫等症。其三，大气下陷。大气系指胸中之气，大气即宗气。正如喻嘉言所说："或谓大气即宗气之别名，宗者，尊也、主也。"张锡纯进一步指出："肺之所以能呼吸者，实赖胸中大气……而此气，且能撑持全身，振作精神，以及心思脑力、官骸动作，莫不赖乎此气。"肺气旺盛，宗气充足，胸中大气升降自如，则呼吸正常，脏腑功能协调。肺气虚弱，宗气衰少，胸中大气不转，大气不升，反而下陷，可致短气、呼出困难、气息微弱、全身倦怠乏力、精神不振、思维迟钝等症，严重时可见呼吸顿停。大气下陷，多表现出肺气虚弱而不升，甚至下脱的病机趋势。

6. 肺气欲脱

肺气不足进一步发展，肺气大衰，呼吸功能极度低下，脏腑精气濒临欲绝，气不能内守，元气涣散，向外脱失，会出现呼吸功能严重衰败的危重病机。肺气大虚，宣降失司，不能行使呼吸之职，可见气息微弱不续，甚或时有中断、语声低怯不清。气不养神则见神情淡漠，甚则昏迷。肺气大虚，卫外不固则大汗不止。

肺气大虚，不能推动血脉，则见面色苍白、四肢不温、脉微欲绝，呈现肺气欲脱、生命垂危的危重病象。

（二）肺血虚

古代医家多强调肺脏主气、司呼吸的功能及肺为水之上源、"通调水道，下输膀胱"之输布津液的作用，而鲜有提及肺血者，但《景岳全书》载"五脏皆有气血，而其纲领，则肺出气也"。肺脏除了多气，亦为血脏，《本草述钩元·芳草部》中将肺、心、脾三者化生血的过程精辟地概括为"肺合于心而气化，为血脉之所由始；肺合于脾而血化，为经脉之所由通"。可见，在血的生成过程中，肺发挥着与脾胃、心同样重要的作用。历代医家均认为"肺主气""肺者，气之本""诸气者皆属于肺""肺为气之主"。而气、血关系密切，"气为血之帅，血为气之母"，血无气无以行，气无血无以用，正如张聿青所云"人身气血周流贯通，本无一息之停。气中有血，血以丽气也，血中有气，气以统血也"。可见，肺脏主气的功能与肺藏血是相辅相成、相互为用的，肺血是肺气功能活动的物质基础，肺脏多气，必然多血，以涵肺气，故肺应为多血之脏。此外，血的运行依赖于气的推动，故《医学真传·气血》说"人之一身，皆气血之所循行。气非血不和，血非气不运"。而肺主气，故全身血液的运行又依赖于肺气的推动和调控。肺气充盛，则可推动调控血液运行至全身，正如《类经》所载"经脉流通，必由于气，气主于肺，故为百脉之朝会"。明代方广《丹溪心法附余·咳嗽》云："肺主气，运行血液周流一身。"可见肺对血液的运行起着重要的调控作用。《素问·经脉别论》云："食气入胃，浊气归心，淫精于脉，脉气流经，经气归于肺，肺朝百脉，输精于皮毛，毛脉合精，行气于腑，腑精神明，留于四脏，气归于权衡，权衡以平，气口成寸，以决死生。"全身的血液都通过百脉流经于肺，经肺的呼吸，进行体内外清浊之气的交换，然后再通过肺气的宣发肃降作用，将富有清气的血液通过百脉输送到全身，也说明了肺与血液关系密切。

肺血虚是指因肺血不足或肺血的濡养功能减退，导致肺脏及其所系组织器官失于滋润濡养所产生的一系列病机变化。肺血不足会出现全身或局部失于滋润濡养，以及功能活动逐渐衰退等虚弱证候，正如张景岳所云："人有此形，惟赖此血，故血衰则形萎，血败则形坏，而百骸表里之属，凡血亏之处，则必随所在而各见其偏废之症。"肺血不足，肺脏本身失于滋润濡养，肺之宣发肃降功能失常，临床则会出现咳嗽声嘶、气短喘促、痰中带血等症状，如《太平圣惠方》中记载妇女由于产后血虚，肺气无所依附，肺气上逆而出现咳喘、气促等。明代王肯堂《证治准绳》云："因产所下过多，营血暴竭，卫气无主，独聚肺中，故令喘也。"可见，古代医家已经认识到肺血可以滋养肺脏、涵养肺气，若各种原因导致肺血不足，肺气无所依附而逆于上，则肺气宣发肃降失常而见咳、喘等病变。

肺血虚有常伴有肺的阴津亏耗、常与肺气虚并存、易引发肺气不降和易与他脏血虚并存的特点。

1. 肺血虚常伴有肺的阴津亏耗

血本属阴，津血同源，血虚多与阴津亏乏并见。肺为娇脏，喜润恶燥，肺血与肺阴津常相互影响，相兼发病。肺血虚往往导致肺中阴津亏乏，不能润下，于是诸症丛生。正如《血证论》中所言："失血家，十有九咳。所以然者，肺为华盖，肺中常有津液，则肺叶腴润，覆垂向下，将气敛抑，使其气下行。气下则津液随之而降，是以水津四布，水道通调，肝气不逆，肾气不浮，自无咳嗽之病矣。血者火化之阴汁，津者气化之水液，二者本相济相养。水不济火则血伤，血不养气则水竭。水竭则津不润，肺血伤则火来克金。金被火克，不能行其制节，于是在下之气始得逆上。"唐容川不仅认为肺中阴津是维持肺脏生理功能的重要物质，而且指出了血与津之间相互依存的关系，进而提出肺血虚证的病机特点之一，即多伴有肺之阴津亏耗而出现。《血证论·阴阳水火气血论》曰："血与水本不相离，故汗出过多则伤血，下后亡津液则伤血。"故对于津液亏乏而导致的血虚证可采用滋补肺阴法。

2. 肺血虚常与肺气虚并存

肺主气，司呼吸，肺为气之本，肺生血。气、血关系密切，正如《灵枢·营卫生会》所言："血之与气，异名同类焉。"血为气之母，血能生气，血不断地为气的生成和功能活动提供物质基础，故血足则气旺；血亦能载气，气存于血中，赖血之运载而达全身。《不居集》载："气即无形之血，血即有形之气……人之一身气血，不能相离，气中有血，血中有气，气血相依，循环不息。"《张氏医通》论述"气禀阳质，血禀阴质，而阴中有阳，阳中有阴，不能截然两分"，可见气、血关系密切。若肺血亏虚，无以生气，则可引起肺气亏虚而出现神疲少气，咳喘无力，动则喘甚，声音低怯等而形成肺气血两虚证。《温病条辨》有"血虚者，补其气而血自生""善治血者，不求之有形之血，而求之无形之气"。

3. 肺血虚易引发肺气不降

血为阴，气为阳，血能载气，阴能敛阳。肺血亏虚可直接影响肺气。《太平圣惠方》曰："夫产后虚喘者，由脏腑不足气血虚伤……血冲于肺，气与血并，故令虚喘也。"这说明前贤早就认识到肺血亏虚，气无所主，独聚肺中，肺气不降，肺气上逆，而发咳喘这一病理过程。

4. 肺血虚易与他脏血虚并存

肺病及脾，肺脾血虚，脾土肺金，二者为母子之脏，脾土能生肺金。肺与脾在经络上也是息息相关的，如《灵枢·经脉》曰"肺手太阴之脉，起于中焦，下络大肠，还循胃口，上膈属肺"。脾与胃为表里，手太阴肺经起于中焦脾胃，还循胃口，说明肺、脾二脏由正经相连。肺主气，直接参与血的生成，脾为后天之本，气血生化之源，所以江涛认为：肺、脾同为气血生化之源，后天之本，二者相互为用；气、血、津液的生成及运行均依赖于肺、脾。肺、脾二脏生理上关系密切，病理上必然相互影响，若肺血亏虚，子盗母气，肺病及脾，则脾血不足，脾血不足，运化功能失常，生血乏源，肺失滋润濡养，脾病及肺，在病机上形成恶性循环，最终导致肺脾血虚证的形成。

肺病及心，心肺血虚，肺脏生血、行血。"心生血""心主身之血脉"，故心、肺二脏在一身血液的生成和运行中共同发挥着重要的作用。同时，肺主气，藏津液，津血同源，"津液调和，变化而赤为血"；若肺津不足，血液生化乏源，不仅可导致肺血亏虚，亦可波及心，引起心血亏虚，最终导致心肺血虚的发生。而肺阴津不足，金不生水，肾精亏虚，精不化血又能导致肺肾血虚的出现。

（三）肺阳虚

《内经》虽未正式提出肺阳虚的名称，但从论及肺虚、肺寒的概念中已包含着肺阳虚的病机。《金匮要略·肺痿肺痈咳嗽上气病脉证治》云："肺痿吐涎沫而不咳者，其人不渴，必遗尿，小便数。所以然者，以上虚不能制下故也。此为肺中冷，必眩，多涎唾，甘草干姜汤以温之。"仲景虽未提出肺阳虚的名称，却对肺阳虚的病机有了初步阐述。《症因脉治·内伤肿胀》云："肺虚水肿……如面色惨白，二便清利，气怯神离，肺之真阳虚也。"《日华子诸家本草》中有"人参治疗肺阳气不足"的论述，提出了"肺阳气"一词。明清时期，医家对肺阳虚的论述逐渐增多，认识也逐渐深入。近现代，"肺阳"这一概念引起众多医家的承认与重视。现代名医蒲辅周明确提出，五脏皆有阳虚阴虚之别，肺阳虚，则易感冒，因卫气虚，抵抗力弱。通过对文献的梳理可知，"肺阳"是客观存在的，并且发挥着重要的生理功能。

肺阳是肺气中具有温煦、宣发、推动、兴奋等作用的部分，肺阳具有温煦人体、防御外邪、司肺气之宣发、推动和调节全身水液的输布和排泄等多重作用。

肺阳温煦人体，《素问·生气通天论》云"阳气者，若天与日"，《素问·疟论》云"阳虚则寒"，从病理角度也反证了阳之温煦功能。五脏之阳的温煦作用主要体现在两个方面，一是对内温煦本脏及邻近组织器官，二是对外温煦本脏所属组织器官。例如，脾阳在内温暖脾胃，在外温煦肌肉；肾阳在内温暖肾肝，在外温及骨髓。

肺阳能防御外邪，人身之气按部位划分为营气、卫气、宗气，其中卫气具有卫护人体，避免外邪入侵的作用。卫气由水谷精微所化，赖肺阳的宣发作用输布全身，起到护卫人体的作用。另外，皮毛位于体表，是人体抗御外邪的屏障。皮毛的润泽、汗孔的开阖、体温的调节，全赖肺阳所输布的卫气与津液的温养。肺阳虚弱，化气乏权，不能宣发卫气津液于皮毛，可使皮毛憔悴枯槁，卫外功能减弱，肌表不固，易感冒，可见畏寒、自汗等症。

肺主呼吸，通过肺气之宣发与肃降，体内之浊气由肺呼出，自然之清气由肺吸入，完成人体的气体交换。肺阳是肺气中具有宣发作用的部分，肺阳充足则肺宣发功能正常，人体能正常呼出体内浊气。《素问·经脉别论》言："饮入于胃，游溢精气，上输于脾，脾气散精，上归于肺，通调水道，下输膀胱。水精四布，五经并行。"人体津液的吸收、输布和排泄主要依靠肺、脾、肾三脏的功能活动来完成。其中肺主通调水道，是指肺有运行调节水液、滋润濡养全身的作用。此种功能和肺阳是分不开的。

肺阳虚即肺阳气虚，是指因肺阳气不足导致肺的卫外、主气功能减退，从而表现为功能衰退及一系列温煦失职症状的证候。肺阳虚既有咳喘无力、气短喘促、乏力、神疲、息微、自汗易感之气虚症状，又有口不渴、四肢不温、畏寒、面色㿠白、痰白量多或质稀如泡沫状等阳虚不温的表现，以及唇舌淡暗，甚或发绀，舌多淡胖，苔白滑润，脉沉细无力。肺阳虚的病因主要有外邪久恋肺脏，特别是寒湿之邪犯肺，损伤阳气，所谓"形寒饮冷则伤肺"是也；亦可因久咳久喘，耗伤肺气，由肺气虚渐致肺阳虚；亦有过劳耗气，日久伤阳或由他脏阳虚波及肺者。肺阳虚的病机变化可分为肺寒失温、肺寒津停、肺寒血凝和肺寒失制等四个方面。

1. 肺寒失温

肺阳有温煦肺系的作用。肺阳虚衰，失却温煦之职，寒凝气缩，肺叶收敛，闭而不张，气机受阻，宣降失职，则发为咳嗽、气喘、胸闷；肺阳亏虚，振奋、推动功能减弱，呼吸表浅，无力吸清排浊，呼吸气息微弱，频率加快，声息降低，则为气短少气、声音低怯。《诸病源候论·虚劳诸病上·虚劳少气候》云："虚劳伤于肺，故少气。肺主气，气为阳，此为阳气不足故也。"其直接阐明肺的阳气虚衰可致少气。肺阳虚衰，阳不制阴，阴寒内盛，不能宣发卫阳以温煦肌表，肥厚腠理，肌肤失温、失养，则为畏寒喜暖、肩背怕冷、手足寒冷、皮毛焦枯。卫阳虚衰，肌表不固，不能抗御外邪，则为自汗、反复感冒。《备急千金要方·肺脏方·肺劳》云："肺劳，风虚冷……上气，胸满，喘息气绝。"《济生方·肺大肠虚实论治》云："方其虚也，虚则生寒，寒则声嘶，语言用力，颤掉缓弱，少气不足，咽中干无津液，虚寒乏气，恐怖不乐，咳嗽及喘，鼻有清涕，皮毛焦枯，诊其脉沉缓者，是肺虚之候也。"文中虚冷、虚寒，均指肺阳虚失于温煦。《蒲辅周医疗经验·辨证求本》更明确指出："肺阳虚，则易感冒，因卫气虚，抵抗力弱。"

2. 肺寒津停

肺主通调水道，肺阳能振奋、激发肺的宣发肃降功能，阳和布敷，气化津行，水津四布，五经并行。肺阳虚，阴寒内盛，寒主凝滞，津液得热则行、遇寒则凝，易致津液停肺，化生水湿痰饮。肺阳虚衰，阳失蒸腾，气不化津，津不上承，则见口燥咽干、渴不欲饮、皮肤焦枯等症。肺阳虚，津液不化，停为寒饮，则见咳嗽气喘，吐痰清稀、量多色白、呈泡沫状，口吐涎沫，甚或咳逆倚息不得卧等症。若阻碍肺阳向外宣达，胸中阳气不暖后背，则见背恶寒如掌大之症。正如《医门法律·痰饮门·痰饮留伏论》所云："言胸中留饮，阻抑上焦心肺之阳，而为阴噎，则其深入于背者，有冷无热，并阻督脉上升之阳，而背寒如掌大，无非阳火内郁之象也。"另外，喻嘉言说"手太阴肺，足以通调水道于下，海不扬波矣"，他阐述了肺之阳气有蒸化布散津液、防止水气泛溢而成水肿的作用。如果上焦肺阳亏虚，由脾上输的津液无以蒸化，肺不行清肃之令，津液不能下输膀胱，泛溢肌肤则成水肿。《景岳全书·杂证谟·肿胀》云："凡水肿等证，乃脾、肺、肾三脏相干之病。盖水为至阴，故其本在肾；水化于气，故其标在肺……今肺虚，则气不化精而化水……阴中无阳，则气不能化，所以水道不通，溢而为肿。"《症因脉治·肿胀总论》亦云："肺虚身肿之因，劳役过度，肺气久虚，清肃之令不行，下降之权失职，卫气壅遏，营气不从，则肿症作矣。"这里的肺气虚实际已包含肺阳亏虚、气化无能的病机。随即秦昌遇更明确指出："如面色惨白，二便清利，气怯神离，肺之真阳虚也。"

3. 肺寒血凝

肺朝百脉，主治节，肺阳的温养、推动作用有利于助心行血，保证气血正常运行。肺阳虚衰，阴寒内盛，阳失推动，百脉收引，血流缓慢，瘀滞难行，寒凝血瘀，渐致肺血瘀阻。肺内血瘀，阻滞肺气，则为胸部满闷、喘息气短、咳逆倚息不得卧等表现；肺血瘀阻，不能布散于头面、四肢、皮肤，则为面色晦暗、唇甲青紫、毛发焦枯、舌暗有瘀斑瘀点、舌下脉络迂曲、脉沉涩等症。

4. 肺寒失制

膀胱的排尿与肾阳的蒸腾气化有密切关系，但亦受到肺中阳气的制约。肺中阳气旺盛，肃降水液下行膀胱，尿液得以正常排泄。肺阳虚衰，肺中虚冷，肺叶萎缩，无力收摄，水之上源失制，无力制约膀胱，所谓上虚不能制下，水液直趋膀胱，而致小便清长、频数，甚至遗尿。早在《素问·气厥论》中就有："心移寒于肺，则肺消，肺消者饮一溲二，死不治。"此乃消渴病之上消证，因肺阳虚，上不制下而引起小便量多。此外，肺痿常致遗尿。《金匮要略·肺痿肺痈咳嗽上气病脉证治》中"肺痿，吐涎沫而不咳者，其人不渴，必遗尿，小便数，所以然者，以上虚不能制下故也，此为肺中冷"的论述是对肺寒上不制下而致尿多、遗尿的有力论证。肺阳虚进一步发展，可兼肺心阳虚、肺脾阳虚、肺肾阳虚等证。

（四）肺阴虚

肺阴虚是指肺之阴津亏损，失于滋润，可引起一系列病机变化。《内经》《伤寒杂病论》《诸病源候论》都综合论述了肺阴虚的病机，尤多涉及肾、肝、胃等脏腑。宋代之前，医家对肺的阳热亢盛、燥热伤津等肺实热的病机讨论较多，极少提到肺阴虚。钱乙《小儿药证直诀》根据"小儿肺虚，气粗喘促"的病证确定了阿胶散（又名补肺汤）这一后世诸多医家公认的治疗"肺阴虚损"的方剂，可惜未能正式提出肺阴虚的病机。其后，著名补阴派大师朱丹溪提出"阳常有余，阴常不足"的观点，加上张景岳的"真阴论"思想，都是强调肾阴亏损，上犯于肺阴，未直接论及肺阴的损伤。《理虚元鉴·阴虚之症统于肺》云"就阴虚成劳之统于肺者而言，均有数种……凡此种种，悉宰于肺治。所以然者，阴虚劳症，虽有五劳、七伤之异名，而要之以肺为极则"，从而提出"阴虚之症统于肺"的著名论点，这是对肺阴虚病机的最早论述。在此之后，清代温病学派兴起，医家对肺阴虚病机的认识更加深入。纵观古代文献，大多将肺阴虚与其他脏腑阴虚的病机相提并论，如肺肾阴虚、肺胃阴虚等，单独提肺阴虚的甚少。肺阴虚的病因包括：外感六淫，特别是温热燥邪；痨虫侵袭；饮食不节，素嗜烟酒、辛热燥辣食物；五脏失和，内火燔灼；先天不足，老年体弱；久病重病，失治误治；房劳太过，肾水枯竭；等等。肺阴虚的病机可分为阴虚失养、阴虚失制、阴虚火炎等几个方面。

1. 阴虚失养

肺阴是滋养肺脏、维持肺的生理功能活动的重要物质基础。肺阴亏虚，失于滋养，可引起肺的多种功能失调。宣发肃降功能缺乏肺阴的滋润，则清肃之令不行，肺气上逆，发为咳喘气逆。肺中津液缺乏，不能转化为痰，故见干咳无痰或痰少而黏不易咯出、咳声清高、咳嗽剧烈等症。如《理虚元鉴·干咳嗽论》云："干咳者，有声无痰，病因精血不足，水不济火，火气上炎，真阴燔灼，肺脏涩而咳也。"《杂病源流犀烛·咳嗽哮喘源流》云："十曰干嗽，肺中无津液也，其脉细涩……轻则连咳数十声，方有痰出，重则虽多咳亦无痰，故为干咳嗽，极难治。"以上论述均阐明肺阴失滋、津少不足是引起干咳的重要病机。若肺阴不足，津液不能敷布全身，形体、肌肉、皮毛失养，可致形体消瘦、口鼻咽喉干燥、面色憔悴、皮毛焦枯等症。如《医碥·杂症·伤燥》曰："若或亡血亡津，肾虚火盛，致此多端，则又属于人事矣。在外则皮肤皴揭枯涩，在上则鼻咽焦干，在下则二便涸涩，在手足则痿弱无力，在脉则涩滞虚衰。治以甘寒润剂，清肺以滋水源，庶几血充液满，泽及百骸。"此处虽言伤燥，但从其治法"治以甘寒润剂，清肺以滋水源"中可悟出肺阴亏虚全身失滋的病机。肺为娇脏，肺叶娇嫩，肺阴亏虚不能滋养肺叶，则肺叶干枯发为肺痿，常见张口短气、咳吐浊唾涎沫等症。正如《金匮要略·肺痿肺痈咳嗽上气病脉证治》所云："热在上焦者，因咳为肺痿，肺痿从何得之？师曰：或从汗出，或从呕吐，或从消渴小便利数，或从便难，又被快药下利，重亡津液，故得之。"这说明阴液亏损是肺痿的主要原因。肺叶枯萎，清肃不行，水津不布，化为涎沫，故虽肺阴缺乏而反见呕吐涎沫。《医门法律·肺痈肺痿门》云："肺痿者，其积渐已非一日，其寒热不止一端，总由胃中津液不输于肺，肺失所养，转枯转燥，然后成之……只此上供之津液，坐耗歧途。于是肺火日炽，肺热日深，肺中小管日窒，咳声以渐不扬，胸中脂膜日干，咳痰难于上出，行动数武，气即喘鸣，冲击连声，痰始一应。"此述进一步阐明了肺燥津伤失于滋润而致肺痿的病机。

2. 阴虚失制

肺主通调水道，为水之上源。肺气肃降，津液下输前后二阴，则二便通畅。《血证论·咳嗽》有"肺叶䐃润，覆垂向下，将气敛抑，使气下行，气下津液随之而降，是以水津四布"之说，即言肺主治节，与二便排泄有密切关系。肺与大肠相表里，若肺阴受损，津液枯少，不能下输大肠，无水行舟，传导失司，可致肠枯便秘，数日一行，排便困难。如《石室秘录·腑治法》云："大便闭结者，人以为大肠燥甚，谁知是肺燥乎？肺燥则清肃之气，不能下行于大肠。"肺燥必伤阴，肺阴不足，清肃不行，津液不能下滋大肠，则便秘难行。《血证论·阴阳水火气血论》进一步指出："设水阴不足，津液枯竭，上则痿咳，无水以济之也，下则闭结，制节不达于下也。"以上所述均指出肺阴不足、大肠失滋是导致便秘的重要病机之一。若热伤肺阴或胃中津液不能上输于肺，肺中津液匮乏，化源不足，小便生成减少，膀胱气化失司，则为小便短涩不畅，甚或癃闭。如《血证论·脏腑病机论》云："肺中常有津液养其金，故金清火伏。若津液伤……水源不清，而小便涩；遗热大肠，而大便难。"其阐述了肺阴亏损、上源缺水、下源断流的病机。若热甚伤阴，肺中津液枯竭而失润，清肃之令不行，水液不能正常向下输布，泛溢肌肤可成水肿，同时，因津液不能下输膀胱而兼见小便短少之症，此乃通常所说的阴虚水肿证，主要源于肝肾阴虚，波及肺阴。阴精亏损，精不化气，阳用失司，虚热自生，水液泛溢。诚如《杂病源流犀烛·肿胀源流》所说："有肾水不足，虚火烁金，小便不生而患肿者。"肾阴虚，阴不制阳，虚火上炎，损伤肺阴，肺阴虚，肺失肃降，水津不能下输而尿少或水津泛溢于肌肤而成水肿。

3. 阴虚火炎

《寿世保元·劳瘵》云"夫阴虚火动，劳瘵之疾，盖由相火肺金而成也。伤其精则阴虚火动，耗其血则火亢而金亢"，指出肺阴不足、阴不制阳、阳气亢盛为肺脏虚火内扰的病机。肺中阴虚火炎，炼液为痰，痰火交阻，清肃失司，肺火冲逆，可致咳逆不已、痰黏色黄、咳吐不利等症。如《血证论·咳血》曰："盖肺金火甚，则煎熬水液为痰，水液伤，则肺叶不能䐃润下垂，其在下之肝肾，气又熏之，肺叶焦举，不胜制节，故气逆为咳，气愈逆，痰愈滞，所以久咳不止也。"若肺阴亏虚，肺火日盛，热迫血行，损伤肺络，可致咳逆胸痛、痰中带血

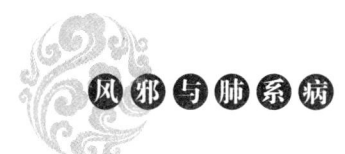

或咳出鲜红色血液。诚如《景岳全书·杂证谟·血证》云："凡病血者，虽有五脏之辨，然无不由于水亏，水亏则火盛，火盛则刑金，金病则肺燥，肺燥则络伤而嗽血，液涸而成痰。"《血证论·咳血》云："肺为娇脏，无论外感内伤，但一伤其津液，则阴虚火动，肺中被刑，金失清肃下降之令，其气上逆，嗽痰咳血。"肺虚火炎，虚火伤络，热迫血行，随咳而出，便为咳血。此外，肺阴不足、虚火内生可引起全身性虚热证，表现为全身低热、五心烦热、午后潮热、颧红盗汗等热象。

第二节　肺与其他脏腑的关系

一、肺与肝

（一）五行关系

在中医五行中，肝属木，肺属金，根据五行相克规律，金克木，肺金克制肝木。肺与肝的关系，主要体现在阴阳平衡制约和气机升降调节方面。肺之阴阳与肝之阴阳存在互助、制约作用。肝以升发为畅，肺以肃降为顺。肺与肝密切配合，一升一降，对全身气机的调畅起着重要作用。在生理情况下，肝木要在肺金的制约作用下才能发挥正常的生理功能。在病理上，若肝木或肺金任何一脏功能失调，相克异常，则导致病理状态，并影响疾病的传变，如肺金太过或肝木不足则导致金乘木，木旺或金虚则导致木侮金。

（二）经络关系

《本草述钩元·鳞部》曰："皮表者，肺之合也，当入太阴肺厥阴肝，以太阴为注经之始，厥阴为环经之终。"十二经脉相互沟通，紧密相连，起于手太阴肺经，终于足厥阴肝经，复注于肺经，循环往复，肝与肺在经络上首尾相连，如环无端，实现生理相通。《灵枢·经脉》云"肝足厥阴之脉……复从肝别贯膈，上注肺"，指出肝足厥阴之脉通过支络上注于肺，加强了肝与肺的联系。

（三）将相和谋

《素问·灵兰秘典论》曰："肺者，相傅之官，治节出焉。""肝者，将军之官，谋虑出焉。"肺为相傅，王冰注"位高非君，故官为相傅。主行荣卫，故治节由之"。肝为将军，如《素问·奇病论》说"肝者，中之将也"，《灵枢·五癃津液别》说"肝为之将"。肝与肺一将一相，将相和则国泰民安，人体安康。因此，肝将肺相合谋是维持人体正常生命活动的一个重要条件。

（四）升降协调

肝主少阳春温、升发之气，肺主太阴秋燥、肃降之气。在人体，肝主疏泄，其气升发条达；肺主肃降，其气清肃下降。肝自左而升，肺主右降。《素问·刺禁论》曰："肝生于左，肺藏于右。"《素问·阴阳应象大论》曰："左右者，阴阳之道路也。"《素问·五运行大论》曰："上者右行，下者左行，左右周天，余而复会也。"王冰注曰"上，天也；下，地也；周天，调天周地，五行之位也"，指出在自然界中，地在下，自左而升；天在上，自右而降，以成周天之循环。肝肺升降有序，协调制约，则宣发肃降有权，身体气血流通，阴阳平和，百邪不侵。反之升降失常，肝升太过，碍肺下行，则肺气上逆，搅扰清肃，诸症丛生。

（五）病理关系

1. 气机升降失常

肝气郁结，气郁化火，肝火灼肺，肺失清肃，可见胁痛、易怒、咳逆、咯血等肝火犯肺的证候。反之，肺失清肃，燥热下行，影响及肝，肝失条达，疏泄不利，则在咳嗽的同时，出现胸胁引痛胀满、头痛头晕、面红目赤等肺燥伤肝的证候。

2. 气郁津停

《素问·咳论》记载："肝咳之状，咳则两胁下痛。"肝主情志，若外受刺激，心情抑郁，情志不畅，久之则肝失疏泄，转枢不利，气血不畅，津停痰阻，上干于肺。

二、肺与心

（一）五行关系

在中医五行中，心属火，肺属金，火克金，因而心与肺之间的关系为心克肺。克我者为所不胜，我克者为所胜，心克肺，心为肺之所不胜，肺为心之所胜。《冯氏锦囊秘录》言："心火太盛，必克肺金。"当肺偏弱、心偏强时，心则克肺。《素问·五运行大论》言："气有余，则制己所胜而侮所不胜；其不及，则己所不胜侮而乘之，己所胜轻而侮之。"当心偏弱、肺偏强时，心弱则肺反侮心。

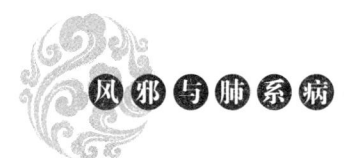

（二）经络关系

《灵枢·经脉》言："心手少阴之脉……其直者，复从心系，却上肺，下出腋下，下循臑内后廉，行太阴心主之后。""肺手太阴之脉……从肺系横出腋下，下循臑内，行少阴心主之前。"由此可见，心经与肺经都分布于胸胁及上臂内侧，从胸前走行于臂内，在手臂内侧一前一后伴随而行，且心经又经过肺中，因而心经与肺经的关系是位置相邻、经络相连、阴阳相应。

（三）位置关系

《难经·三十二难》曰："五脏俱等，而心肺独在膈上者。"明代张景岳《类经·脏象类》曰："肺与心皆居膈上，位高近君，犹之宰辅，故称相傅之官。"清代陈念祖在《医学实在易·脏腑易知·内景说》中曰："肺之下为心，为五脏六腑之君主，心有系络，上系于肺，肺受清气。"在人体中，肺与心同居膈上，肺为华盖，覆盖于心之上，而心在肺下且位于左右两肺之间。因此，从心、肺的解剖位置可以看出，心为"君主"，肺如同"相傅"，对心有护卫之意。

（四）气血关系

按五脏相关理论，肺与心之间可以有多种关系，如心肺之阳气互助，指肺气与心气互相促进，有利于血液循环和呼吸运动。心肺之阴互养，包括心血滋养肺阴，肺阴滋养心血。另外，心血载气，肺气运血。心主血，肺主气；心主行血，肺主呼吸，心肺之间最主要的联系是气血之间的联系，气血之间相互依存，相互为用，肺气助心行血，心血布散肺气。在血液生成过程中，肺起到了不可取代的作用，在《灵枢·营卫生会》中有云"中焦亦并胃中，出上焦之后……上注于肺脉，乃化而为血，以奉生身，莫贵于此，故独得行于经隧"。然而，心主血脉功能的正常发挥，也离不开肺气的资助调节。原因在于肺主气，《素问·五脏生成》云"诸气者皆属于肺"，且肺司呼吸，肺所吸入的自然界之清气与脾胃运化的水谷之精气相合而成宗气，积于胸中，而后宗气可向下贯注心脉以助心行血。清代张璐在《张氏医通·诸血门》中云"气不得血则散而无统"。因而，肺所吸入的清气与排出的污浊之气必须依赖于血液的运行，血液将清气运至周身，而将浊气运至肺以排出体外。

（五）共同主表

《素问·阴阳应象大论》指出"肺生皮毛"，《素问·刺禁论》指出"心部于表"，《素问·经脉别论》说"食气入胃，浊气归心，淫精于脉，脉气流经，经气归于肺,肺朝百脉,输精于皮毛",《灵枢·决气》亦说"上焦开发,宣五谷味,熏肤、充身、泽毛,若雾露之溉,是谓气",皆指出荣护皮表的气血津液源自上焦心肺,说明心肺共同主表。心血荣养皮表有赖于肺主宣发肃降和朝百脉的功能,荣护皮表之气必须依附于心血方能布达于表。心肺相关主要体现在营卫不可分割,心主血属营,肺主气属卫,营行脉中,卫行脉外,营主内守而属阴,卫主护外而属阳,二者相辅相成,以荣养皮毛,护卫皮表,抗御外邪入侵,维持腠理正常开阖,恒定体温。

(六)病理关系

1. 气血运行不畅

当出现气滞或气虚时,气行不畅,无力推动血行,血行迟缓,瘀血内生,引起气滞血瘀或气虚血瘀等证;血行不畅或血液亏虚,瘀血内生,无以载气运行,亦会引起气行不畅,影响气血的正常运行。只有肺主气和心主血的功能正常,才能使气血运行正常。

2. 心火灼肺

《素问·气厥论》曰:"心移热于肺,传为膈消。"而历代医家也普遍认识到"心火炽盛,灼伤肺金"。如明代汪绮石《理虚元鉴》曰:"心肾不交,心火炎而乘金,天突急而作痒,咯不出,咽不下,喉中如有破絮黏塞之状,此劳嗽已成之症。"明代董宿《奇效良方》曰:"人参平肺散,治心火干肺,传为肺痿,咳嗽喘呕,痰涎壅盛,胸膈痞满,咽嗌不利。"以上所述皆体现了心火可以灼伤肺金,发为咳嗽等症。

三、肺与脾

(一)五行关系

肺属金,脾属土,土生金,脾为肺之母,肺为脾之子。肺与脾的关系主要体现在气和水方面。肺吸入自然之清气,脾吸收水谷之精气,脾气对肺气有资生作用,肺气对脾气也有促进作用,脾肺之气相互资生,不单是土生金。津液输布需要靠肺的宣发肃降、通调水道作用,亦要靠脾的运化、输布。在生理上,《医碥》曰"饮食入胃,脾为运行其精英之气,虽曰周布诸脏,实先上输于肺,肺先受益,是为脾土生肺金,肺受脾之益,则气愈旺,化水下降,泽及百体",详细论述了脾肺之间母子相生、肺受脾之益的关系。土生金,脾所化生的水谷精气上传至肺,

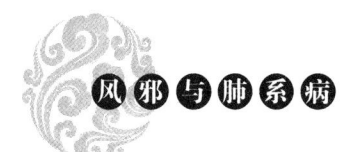

肺功能运行得以顺畅。在病理上，清代李㶇《身经通考》云："若脾气虚冷，不能相生，则肺不足而易感风邪，故患肺恶寒者，多由脾虚得之。若脾气盛实，则又痞满中焦，而大肠与肺，表里不能相通，夫中焦膈热，肺与大肠不通，其热气必上蒸于肺，故患肺热者，多由脾实得之。"

（二）经络关系

《灵枢·经脉》云："肺手太阴之脉，起于中焦，下络大肠，还循胃口，上膈属肺。"《灵枢·痈疽》云："中焦出气如露，上注溪谷，而渗孙脉，津液和调，变化而赤为血，血和则孙脉先满溢，乃注于络脉，络脉皆盈，乃注于经脉。"谷气入于中焦，手太阴肺经起于中焦，将谷气运至全身，在此过程中变化为血，故中焦脾胃为手太阴肺经的循行灌注气血，可见肺与脾关系密切。

（三）功能联系

肺、脾二脏共主宗气的运行及生成。肺主气，司呼吸，肺纳摄自然界之清气，清气与脾胃水谷之气共成宗气，故曰肺脾共同促进气的生成。积聚于胸中的宗气由水谷之精气与水谷之悍气共同构成，此二者皆为肺脾共同之所生。水谷之气乃饮食入于脾胃，经脾胃运化所成，此气运行周身，化作人体之用，推动机体新陈代谢。

肺的宣发肃降及脾的运化共同促进人体内水液的代谢。《素问·经脉别论》云："饮入于胃，游溢精气，上输于脾，脾气散精，上归于肺，通调水道，下输膀胱。水精四布，五经并行。合于四时五脏阴阳，揆度以为常也。"水液进入胃肠后，经胃肠的腐熟作用，将精微物质上输入于脾，脾将此物传递至肺，肺通过其宣发肃降之功，将多余之物输送至膀胱，经膀胱气化传至全身各个部位。

（四）共为后天之本

生命活动的维持依赖于天地精气的不断供养，需要与自然环境不断进行物质和能量的交换。《素问·六节脏象论》曰"天食人以五气，地食人以五味，五气入鼻，藏于心肺，上使五色修明，音声能彰。五味入口，藏于肠胃，味有所藏，以养五气。气和而生，津液相成，神乃自生"，指出了呼吸、饮食是"生气通天"的基本途径。气血生化之源在脾也在肺，人体之气由先天元气和后天宗气构成。后天宗气由肺所吸入的自然界清气和脾胃化生的水谷精气结合所生，其生成依赖于肺、脾二者的功能。

（五）病理关系

1. 生气不足

脾气虚弱，运化失常，水谷精微不得入肺以益气，导致肺气虚弱，出现食少、便溏、腹胀、少气懒言、咳喘痰多，甚则浮肿等脾虚肺弱的表现。反之，久病咳喘，肺失宣降，影响脾脏，脾因之而不能输布水谷精微，中焦失养，则肺气亦虚，而出现咳喘痰多、体倦消瘦、纳呆腹胀等肺虚脾弱的表现。所以，肺气久虚，在一般情况下，常用补脾的方法，脾气健运，肺气便随之逐渐恢复。故有"扶脾即所以保肺"之说。

2. 水液代谢失调

脾失健运，水不化津，湿浊内生，聚为痰饮，贮存于肺，使肺失宣降，而出现咳嗽、喘息、痰鸣等症。水液代谢，其标在肺，其本在脾。痰之动主于脾，痰之成贮于肺，故治法应健脾燥湿，肃肺化痰。反之，肺气虚弱，失于宣降，不能通调水道以行水，导致水液代谢不利，水湿停聚，中阳受困，而出现水肿、倦怠、腹胀、便溏等症。

（六）培土生金

培土生金法是根据中医五行相生关系而确定的一种治疗方法，指用甘温补脾益气的方药来补益肺气，促进脾肺功能，又称补脾益肺法、补益脾肺法。脾居中焦，有运化水谷和水湿等职；肺居上焦，有主气、通调水道等功，二者在五行中为母子相生关系，尤其在水湿代谢中相互协调，关系密切。若素体脾虚，或湿困脾胃，脾虚失运，一则痰湿内生，上渍于肺，二则母脏虚，累及子脏，均可使肺金受害，而出现咳嗽痰多等症，应合了"脾为生痰之源，肺为贮痰之器"的说法。故治疗上重点培土治脾，通过补脾健脾之法达到补肺气或脾肺同补的目的，代表方有六君子汤、参苓白术散、益气汤等，必要时可加用补肺益气化痰的方药。

四、肺与肾

（一）五行关系

肺属金，肾属水，在五行生克关系中，金、水为母子关系，金生水，按照五行相生规律，肺金能够资生肾水，而肾水作为五脏阴阳之本，对肺金也有滋养作用，故有"金水相生"的理论。肺和肾金水相生、阴阳互补，肺肾之阴阳可互相补充。肾为元阴元阳之宅，肾之阴阳对肺之阴阳均有资生补充作用。肺的阴阳对

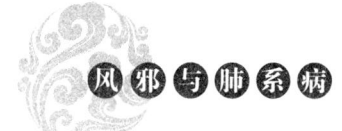

肾也有一定作用。另外，肾阴对肺阳、肺阳对肾阴都有制约作用。肺肾之气共同作用，完成人体津液的正常输布排泄和正常呼吸运动。肾阴、肾阳是一身阴阳的根本，五脏六腑之阴，非肾阴不能滋养，肾水充足则能滋养肺金和其他脏腑，使肺气行清肃之令，肺宣发肃降功能正常。

（二）经络关系

肾直行之脉向上通过肝和横膈进入肺中，沿着喉咙挟于舌根两侧。肺部支脉从肺出，联络心脏，流注胸中，与手厥阴心包经相接。《灵枢·经脉》曰："肾足少阴之脉，其直者，从肾上贯肝膈，入肺中。"《素问·病能论》曰："少阴脉贯肾络肺。"皆言肾经连肺。

（三）金水相生

金水相生理论的内涵体现在肺肾生理上相互资生，肺肾经络相连、共主呼吸、精气互化、共主水液代谢等方面；在病理上与疾病的病程相干，子母相连，互相影响。金水相生法的具体应用体现在肺病治肾、肾病治肺、肺肾同调，适用于治疗多种证型的肺肾虚损疾病。

（四）病理关系

1. 呼吸异常

肾的精气不足，摄纳无权，气浮于上，或肺气虚损，久病伤及肾气，导致下气虚衰，气失摄纳，呼吸之气不能归根，均可出现咳嗽喘促，呼多吸少，动则尤甚，腰膝酸软，或汗出肢冷等肾不纳气之候。肺主出气，肾主纳气，出气太多，则呼为之长，纳气不足，则吸为之短，呼吸不调，则喘促自作。

2. 水液代谢失调

肺失宣肃，通调水道失职，必累及肾，而肾不主水，水邪泛滥，又可影响肺，肺肾相互影响，导致水液代谢失调，发为水肿。如风邪袭表犯肺，肺气不得宣降，不能通调水道，下输膀胱，以致风遏水阻，风水相搏，流溢于肌肤，形成风水，可见发热恶寒，小便不利而浮肿等，风水不愈，亦可由肺及肾，继则出现全身水肿、腰痛、小便不利等症状。若肾阳虚衰，气化失司，关门不利，则可导致水湿停聚，则水泛为肿，甚则水寒射肺，使肺失宣降之性，不能行水，不仅使水肿加剧，而且还表现出气短咳嗽、喘息不得卧等水寒射肺之象。

3. 阴液亏损

肺肾阴液，金水相生。肺阴受伤，久必下及肾阴，导致肾阴亏损，反之，肾阴亏虚，阴虚火旺，上灼肺阴，使肺失清润。二者相互影响，最终导致肺肾阴虚，出现干咳、音哑、潮热盗汗、两颧发赤、腰膝酸软等肺肾阴虚火旺的表现。在治疗上，无论是由肺及肾，还是由肾及肺，都需要肺肾同治，称为金水相生法，有金能生水，水能润金之妙。

五、肺与大肠

（一）经络关系

肺与大肠在经脉上相互络属而成表里相合关系。晋代王叔和《脉经·肺大肠部》记载："肺象金，与大肠合为腑（大肠为传导之腑也）。其经手太阴（手太阴，肺脉也）。与手阳明为表里（手阳明，大肠脉也）。"手太阴肺经属肺络大肠，以肺为根本，其运行通路联通于大肠并与手阳明大肠经相关联。手阳明大肠经属大肠络肺，以大肠为根本，其运行通路联通于肺并与手太阴肺经相关联。

（二）位置关系

在解剖位置上，肺与大肠位居人体的上、下极，"肺极高，大肠极下"。肺为华盖，乃五脏六腑之"天"，其位最高。肺与大肠一者居天，一者居地，二者位置上下相对。二者虽相距甚远，却具有密切的联系。肺与大肠一上一下，通过气、阴阳、五行的作用，进行精、气、血、津液之间的交互联系，达到物质与物质、物质与能量、能量与能量的交换。

（三）同属阳明

肺与大肠同属阳明燥气。《素问·天元纪大论》说："阳明之上，燥气主之。"燥是阳明之本气，又为秋令主气，肺与大肠应秋，故燥为肺与大肠之本气，肺之燥气与大肠燥气二者同气相求，相互感应。阳明燥金之气皆从胃腑始出，而行于手太阴、阳明之经，为肺与大肠之气。"肺为清金，大肠为燥金"，肺性燥而明，保持肺之清空，大肠性燥而热，以传化而成形。

（四）病理关系

1. 肺失清肃，传导受阻

肺热壅盛，灼伤津液，腑气不通而大便秘结，称为实热便秘。肺气虚弱，肃降无权，大肠传导无力，而大便艰涩，名为气虚便秘。若肺失肃降，津液不能下达，肠道失润，传导不利而大便不通，又为津枯便秘。在治疗上可辅以宣肺、补肺、润肺之品，常有助于便秘的解除。

2. 传导失常，肺失宣降

大肠传导功能失常可导致肺气失于宣降。如大肠实热，腑气壅滞不通，可以导致肺失宣肃，而出现胸闷、咳喘、呼吸不利等。在治疗上，只要通其腑气，使大便通畅，则不治肺而喘自平。

六、肺与奇恒之腑

（一）肺与脑

脑与肺的联系首先表现在脑主元神与肺藏魄的关系上。脑藏元神，元神能主意志，意志可御精神、收魂魄，对魄进行统御作用。而魄藏于肺，具有开达治理调节之功，可助肺主治节、宣发肃降、通调水道以布水津，通行营卫而外润皮毛。故脑藏元神，元神统魄，而魄助肺发挥功能活动是脑与肺的联系纽带。

1. 生理关系

脑神足则肺魄得收，表现为嗅觉灵敏、皮肤感觉正常、皮毛润泽，肺生理功能正常。

肺主气、主治节、宣发肃降功能正常，则真气充足，运行正常，得以上充于脑发挥养脑、温脑之用而不致郁结。

2. 病理关系

若髓海不充或脑神被扰，都可致肺相应的功能异常。前者如老年人髓海不足可致肺主气功能低下，嗅觉不灵，皮肤不敏，痛觉减退并见皮痒等其他异样感觉，以及营卫运行障碍的"夜不寐"而"昼不精"，治当健脑益气，通利营卫。后者如痰热上闭脑窍时，除高热神昏外，常有呼吸障碍等肺主气、司呼吸功能障碍，治当清肺开窍。

若肺失宣发，治节功能失常，则其气运行受阻，不能顺利上达于脑，或虽达于脑但运行不利而郁闭，均不能发挥应有的作用而表现出脑气郁闭的症状，见头晕、头痛、烦躁或昏昏欲睡等。例如，寒邪犯肺，肺气郁闭，则在发热、咳喘、痰多、鼻塞等肺系症状基础上，兼见头痛、头晕、乏力欲睡等症，治当宣肺散寒。

（二）肺与脉

肺主治节，百脉朝于肺，脉为血之府，是容纳和运输血液的通道。肺通过朝百脉功能对气血的运行、精微的输布起重要作用。

第六章

风药的理论与应用

肺易感受风邪，可予风药解之。中医所谓"风药"是指在中医理论指导下，功能上具有祛除、疏散外风或平息、搜剔内风，临床上主要用来治疗风病的一类药物。风药质轻味辛，具有发散解表、祛邪开郁、通阳化湿、调畅气机、通络开窍、活血化瘀等多重功效，在肺系疾病的治疗中起着重要的作用。

第一节 风药的特性

王振春等在《从象思维的视角认识风药及其性能》一文中，从象思维的角度探讨了风药的特性。文中提出，金元时期，易水学派宗师张元素在《医学启源》中首创"药类法象"理论，取法天地五运之象，谓"药有气味厚薄、升降浮沉、补泻主治之法，各各不同"，而把常用药物归纳为"风升生""热浮长""湿化成""燥降收""寒沉藏"五类。其中"风升生"一类为味之薄者，阴中之阳，收载有防风、羌活、升麻、柴胡、葛根、威灵仙、细辛、独活、白芷、牛蒡子、桔梗、藁本、川芎、蔓荆子、秦艽、天麻、麻黄、荆芥、薄荷、前胡等20味治风药物，以春气之升发，风性之轻扬概括其生长、升发、条达、舒畅等特性，给风药的概念赋予了新的内涵。风药以"风"冠名，法象于风木，具有类似风木的特性，其风性轻扬开泄、善行数变、风能胜湿，以及木之生长、升发、条达、舒畅等特性在风药特性与功用中均有体现，可概括为"升、散、透、窜、燥、动"等方面。

一、升

升，即升浮上行、升举、升提。"味之薄者，诸风药是也，此助春夏之升浮者也"（《内外伤辨惑论》），即指风药升发、激发，和柔而不肃杀，以应春升之气，激发人体气机，升发清阳之气。风药多为花、叶、皮、枝等味薄质轻的药物，法象于风木属性，"风升生"，兼具风的轻扬、上升和木的升发特征，表现出升浮上行的特性。借助于风药之升，能升发清阳之气，也能引药上行，所谓"高巅之上，惟风可到"。

二、散

散，即向外发散、布散、宣散。散乃风药治疗作用的根本，是风药发挥作用的重要特性。风药多辛味，辛则能散、能行，其气四达，有向上下内外、向四周宣布发散，行散气血津液之功。同时，风药质轻薄，禀风之开泄、木之舒展升发之性，其向外发散、布散之性能较为突出，故能宣散祛邪、发散郁火、散津润燥。

三、透

透，即透达、穿透、开泄。风性轻扬开泄，具有较强的透达力。风药皆"轻清成象""开腠理，致津液，通气也"，法象于风之属性，风药轻清发散穿透，善于开泄启闭、透达通窍，表现为既能开启体表阻塞之腠理汗孔，也能开通体内五脏六腑郁闭之玄府，并能透达全身之络脉、窍道，发挥开玄启闭、通络散结、透络开窍等作用。

四、窜

窜，即走窜、行走、走而不守。风性主动善行，木性条达舒畅，风药禀之，兼具风木走窜之性，以其味辛而善行主动，以其轻浮而走窜不守，通行上下内外、脏腑经络，流动不居。借助于风药之通行走窜，以畅达气血津液输布，疏通脏腑气机升降出入运行，发挥调畅气机、活血化瘀、疏肝解郁、通阳化气等作用。

五、燥

燥，即燥湿、胜湿、化湿、化痰。李东垣在《兰室秘藏》中指出："圣人立治之法，既湿气大胜，以所胜治之，助甲风木（胆气）上升是也。故《经》云'风胜湿'。"风药多性温而燥，味辛而散，其气芳香，禀风气胜湿之性，能行能散，能化水湿痰饮，亦具醒脾助运之力，祛痰湿于流散之地，疏水饮郁阻之气，使津液畅达而解停滞之水，善于燥湿化痰、畅气胜湿，所谓"诸风药，皆是风能胜湿也"（《脾胃论》）。

六、动

动，即鼓动、活动、流动、运动、变动不居之意。风木者，为春天之气，其性升发主动，风药禀之而具灵动之性。风药之动一方面能鼓动脏器充满活力，促进脏腑功能，动而生阳，以助阳生阴长，另一方面能振奋人体气化，领气流动，使阳气畅达，气机通调，气动则气血津液畅行不郁。同时，风药之辛散灵动，引导气血流通，既可促进养血滋阴等补药的吸收、发挥药效，又可佐制补药滋腻、留邪之弊。所以，风药可助阳生阴，可疏导气机，可启闭开塞，可顺气散郁，可行气化燥、化湿、化瘀等，此皆是风药灵动之性的体现。

第二节　风药的作用机制

吴曦等在《风药理论探赜》一文中，从同气相求、顺势利导、生克承制、顺承逆转四个方面，探讨了风药的作用机制。

一、同气相求

病邪、病证与药性相从，得气相感，药至病所。药病相类，多和而易入；药病相反，多拒而不入。风无所不及，无所不融，可入脏腑、经络、皮、脉、筋、骨、肉、诸窍、四肢百骸、气、血、津液、精，而入肝、肺、膀胱经及督脉者尤多，风邪所伤无非形、神、质与体、用。风气通于肝，肝藏血，主升，肝、胆、筋、目之疾为风邪所伤本位之疾。天气通于肺，风属气，肺主气主降，风与肺气相通，则肺、大肠、皮毛、鼻之疾为风邪所伤形质之疾。风为阳邪，易袭阳位，膀胱经、督脉循行于背部统诸阳、护表里之阳，风邪最易伤之。风邪所致之疾，即具有"风"特征的病证,包括肝疾、肺疾、目疾、鼻疾、筋病、气病、血病、升疾、降疾、动病、静疾、鸣疾、喑疾、肤病、膜病等,如伤风、偏头风、行痹、鹤膝风、中风、眩晕、震颤、耳鸣、肠鸣、肤疹、麻木、小儿惊风等病证。据"同气相求"之理,风顺体可入,风邪入而伤之,可酌风药以蠲之。前面诸病证均可用风药,取其祛除风邪、通关达窍、升降气机、调理气血、引经报使、宣导诸药等功用。

二、顺势利导

病势、病位与药性相类,得气相感,导邪从孔窍而出。如病位在上、在表、在阳位、在孔窍等之病,风药顺势利导,就近驱之,导邪外出,即《孙子兵法》"势者,因利而制权也",因势利导,顺势而行。如头面诸窍之疾,盖"以巅顶之上,惟风药可到也",风药引之疏之;肤与膜在表之疾,盖"在内之膜,如在外之肤",肤膜同治,风药宣之驱之;初病在膜,久病及络,幕(膜)络一体,膜络同病,膜络同治,风药搜之逐之;病在阳位,如在经在气、在上在表、在腑在外之疾,风药散之导之;窍疾、玄府之疾、管道之疾,包括上窍、下窍、分泌腺等开阖失职、藏泄无度、清浊不分,以及相关分泌物或病理产物,风能通关达窍,有肃杀、洁净之功,风药通之涤之。

三、生克承制

风木与水、火、金、土存在相生相制关系。一是风木与心火、肾水的相生相助关系。风木生心火,风药入心,通心窍、通心络、通利血脉;郁火发之,风药散火。水生风木,病水用风药,风药助肾化气利水;风生水起,风药助肾升精通督,充脑益智。二是风木与肺金、脾土的相制相助关系。风属于气,天气通于肺,风与肺气相通,助金行肃杀、洁净作用,亦助敷布水谷精微,有宣肺、肃肺、理肺之功。风木克土,木能固土,土壅木疏,风能胜湿,风药助脾(胃)升清、升阳、举陷、托举、除湿、消食、化食、降浊、止血、止泻、止带、通便等,以及与现代医学理论相关的升压、降脂、降糖、消斑等。

四、顺承逆转

风气通于肝,肝藏血,主疏泄,喜条达而恶抑郁,有刚劲柔和之质。胆主决断，为中正、中清之腑，号曰将军，能喜怒刚柔。肝与胆相表里，足厥阴、少阳也。厥阴为阖，少阳为枢，风行其令，运转枢机，有顺承逆转、双向调节之功。风可调节人体之升降出入、开阖藏泄、刚柔动静、清浊浮沉、喜怒勇怯、阴阳水火、表里内外、上下左右、卫气营血、三焦六经等，助其各司其职、各守其位，枢机通利，升降出入有序，人体通和交泰。大抵透热转气、逆流挽舟、提壶揭盖、蓄鱼置介、入络搜邪、通表达里、宣上通下、分清泌浊、流通气血、宣通气液、形神相随、神魂相依、刚柔相摩、阴阳顺接、负阴抱阳、精卵交合、郁火发之、辛以润之等法，多予风药。

第三节　风药的功效

龚杰等在《风药在内科疑难杂症中的应用》一文中，从升发清阳、调畅气机、风药胜湿、活血行瘀、引经报使、配伍增效等六个方面，归纳了风药的功效。此外，刘钟阳、洪泓等还提出风药具有发散火郁、发散气郁、发散湿郁的功效。

一、升发清阳

风性轻扬，有升发、向上的特点，风药具风之象，味薄质轻而性浮，故可升发清阳，如《医方考》云"升麻、柴胡者，升清阳之气于地道也"。胆者，少阳春升之气也，一身之清气得益于胆之升也，如吴鞠通《医医病书》所言"盖胆为少阳，主升阳气之先，输转一身之阳气"。胆乃肝之腑，胆与肝均有风之轻扬、木之升发之性，风药性浮，同气相求，以风药助少阳春升之力，助升清阳。如肾气丸中取桂枝升发胆腑之气，进而升发元阳之气。脾主升清，乃气机升降之枢纽，风药轻清升散，走而上行，可升发脾气；胆禀少阳春升之气，调畅一身气机，又可助升脾阳。脾阳得升，亦能助升清阳，如补中益气汤中伍升麻、柴胡之辈，以升举下陷之清阳。

二、调畅气机

风者气也，灵动可行，风药味辛能行，具有升、散、通、动之性，即升发清阳、宣散通阳、流动不居之意，故风药能畅通周身阳气，助推气之布散流行，调畅气机。东方生风，风生木也，风气通于肝，肝主疏泄，喜条达而恶抑郁，胆主决断，主少阳春升之气。风药禀风之性，行而不守，风药入肝，疏肝之气，助肝胆之用，善调阳气之升降出入，故能调畅气机。风药多宣通之性，升发清阳，胜困脾之湿，脾阳得助，脾运以升为健，乃气机升降之枢纽，脾运正常，脾气得升，又反助于气机之升降。风药调畅气机，气机得畅，气行则诸滞可除，诸郁皆散。李东垣认为，风药较单纯理气药不仅能疏郁遏之肝气，亦能借风药宣透之力将郁结之热透出肌表，使邪有出路。

三、风药胜湿

《医宗必读》曰："地上淖泽，风之即干。"物理学上通过增加空气流通速度而加快液体的蒸发，古人运用取类比象的思维方法提出风能胜湿的理论，"湿伤肉，风胜湿"。在五行生克理论中，风属木，湿属土，木克土，故风胜湿，风药感风之气，亦能胜湿。风药味辛，辛者燥也，能散，能行。风药燥也，燥本身就有燥湿之效，且燥者气味芳香，具有醒脾之效，脾运有序，水液运化正常，故湿邪无以生；风药能行、能散，宣通阳气，疏导气机，保障气化功能正常，气化则湿亦化，故湿邪可除。

四、活血行瘀

风者善行，风药具风之象，有升、散、动之性，如川芎可以直接推动血行而达到活血行瘀之效。《血证论》曰："运血者，即是气。"气为血之帅，气行则血行，风药升发清阳，调畅气机，助肝胆疏泄，助脾阳运化，使气血流通不滞，则瘀血无以生。叶天士《临证指南医案》首次提出"久病入络"之说，并指出虫类药"飞者升，走者降，灵动迅速，追拔沉混气血之邪"，虫类药性善走窜通达，若久病入络，可予质轻味薄之虫类风药僵蚕、全蝎、蜈蚣等搜风通络，行久积之瘀血。

五、引经报使

风者阳气也，风为阳邪，其性开泄，易袭阳位，具有升发、向上、向外的特点，常伤及人体头面、肌表等部位。风药具风之象，亦有向上、向表之势，如《兰室秘藏》中所言"凡头痛皆以风药治之者，总其大体而言之也，高巅之上，惟风可到"。故临床治疗头痛时以风药（如川芎、柴胡、葛根、细辛、吴茱萸、苍术）引药上行。故临床选用风药治疗头痛除其助使药力直达病所外，又以其"散、透、通"等特点散邪外出、透郁开泄、通化阳气，脑腑之清阳得助，九窍通利，故头痛可除。后世医家在此基础上扩展了风药引经的作用，除头痛外，其他口、鼻、耳、目等头面部疾病亦可用风药引经，如面部疾病用白芷，鼻部疾病用荆芥穗，耳鸣、耳聋用细辛，眼部疾病用蝉蜕等，均有良效。

六、配伍增效

风为百病之长，轻扬开泄，宣发腠理，通泄玄府，故为六淫之首，为他邪侵犯人体提供条件，风药感风之气，可协助他药增强药效。与补益脾胃之药相伍，调脾胃之气机，助脾胃之运化，下陷之清阳得升，困脾之湿得化，故脾胃诸症可除，但补益之药味厚，恐碍已伤脾胃之气机，以风药助之，使之补而不滞。与理气之药相伍，风气通于肝，有调畅气机之用，疏而达之，增强疏肝作用，伍风药升散透邪，可使郁积之热透出肌表。与利水渗湿之药相伍，除健脾胃以运化水湿之外，亦可反制渗湿制品"复益其阴而重竭其阳"之弊端。与活血药相伍，畅达阳气，疏通血脉，气行则血行，推而动之，强活血化瘀之效。

七、发散火郁

李东垣以《内经》"火郁发之"为论，以"风药"发散"火郁"，治疗火邪郁闭之证。在临证上，其以"升阳散火汤"治疗诸热，认为此证病机为"多因血虚而得之，或胃虚过食冷物，抑遏阳气于脾土"，治则为"火郁则发之"，方中用药，以升麻、柴胡、羌活、独活、防风、葛根等诸风药为主，配以人参、白芍、生甘草和炙甘草。是以"风药"发"火郁"之具体应用。又如，《脾胃论·君臣佐使法》治疗大热脉数，"以柴胡、苍术、黄芪、甘草，更加升麻"，以"风药"发散火郁；治疗大热脉弦而数者，以"风药升阳以发火郁，则脉数峻退矣"。再如《东垣试效方》"火郁汤"治热，药用升麻、柴胡、葛根、白芍、防风、甘草六味，亦是以风药为主。

八、发散气郁

气机壅塞一处，施以有序升浮引导，也可以谓之"散"。肝气郁滞是最常见的气郁证，张元素云"肝欲散，急食辛以散之"。但气郁不仅发生在脏腑，还可能存在于经络之内，如李东垣在通气防风汤方证中用风药散手太阳气郁，所以风药不仅能疏肝解郁，还能散经络之气郁，行经络之气机，同前文"调畅气机"之功效。

九、发散湿郁

风药胜湿，李东垣云："诸风药，皆是风能胜湿也。"湿是脾胃虚弱的病理产物，脾胃虚弱，水液运化失司，湿从内生。李东垣除湿，最忌过用淡渗利湿之法，认为淡渗利湿实为"降"，与其治疗大法"升浮"相矛盾，所以他惯用升阳祛湿，标本兼治。

第四节　张伟教授运用风药的经验

张伟，教授，山东中医药大学附属医院肺病科主任，山东中医药大学呼吸疾病研究所所长，中医肺病学泰山学者岗位特聘专家，享受国务院特殊津贴专家，国家卫生健康突出贡献中青年专家，第六批全国老中医药专家学术经验继承工作指导老师，国家中西医结合临床重点学科及重点专科肺病科学术带头人，中国中医药十大杰出青年，山东省智库高端人才，山东省名中医药专家，山东省有突出贡献的中青年专家，山东优秀科技工作者并记二等功，山东省卫生系统杰出学科带头人。

张伟教授认为，肺乃华盖，主气，司呼吸，合一身皮毛，开窍于鼻。风邪侵袭最易犯肺，导致肺失宣肃，引发咳喘等症状。属"风"药物质轻薄，性升浮，因此具主升之功；其味辛，辛能行，故风药主行。因此，风药之功，或取其味辛，横向主行；或取其质轻薄，性升浮，纵向主升；或二者兼而取之，横纵皆用而主散。机体外感风邪时，可应用风药发散祛邪、开郁畅气、燥湿化痰、辛温通阳、升阳助补、通络开窍、活血化瘀。张伟教授同时指出，"风为百病之长"，是多种外邪的先导，寒、热、燥、湿等邪常依附风邪而为病，常见外感风寒、风热，或兼夹湿邪。因此，在运用风药治疗风邪的同时，应注意统筹治疗寒、热、燥、湿等邪气。在内伤杂病的治疗中,张伟教授根据李东垣提出的"内伤脾胃,百病由生"的内伤致病说,认为在临床中应重视脾胃清阳,广泛运用风药以发挥其升发、散火、升阳、燥湿等独特功效。

一、过敏性鼻炎

过敏性鼻炎以鼻塞、流涕、喷嚏为主要表现。中医学认为肺主皮毛,开窍于鼻。外邪入侵,肺失宣降,可见鼻窍不利,风药味薄气轻、药性升浮,具有发散祛邪的作用,能将各种入侵的邪气从表而解。张伟教授总结前人经验,遣方用药重用蝉蜕、薄荷、防风、荆芥、葛根等,宣散透邪,辛散通窍。

二、过敏性哮喘

过敏性哮喘为机体受到抗原刺激后产生的特异性免疫应答而引起组织损伤和(或)生理功能紊乱的一种临床常见病,属于Ⅰ型变态反应性疾病。过敏性哮喘具有起病急、发病快、传变迅速、易反复发作、与变应原接触即可触发的特点,与风为阳邪、风性主动、风善行数变的性质和特点相似。《素问·玉机真脏论》曰:"是故风者,百病之长也。今风寒客于人……弗治,病入舍于肺……发咳上气。"过敏性哮喘的发生与风邪侵袭紧密相关,风邪致病导致过敏性哮喘的原因为外风在其所主之时令侵袭五脏,导致五脏风,五脏风没有得到及时的诊治则发展为"五脏伏风",复感风寒之邪,外风引发内在之伏风,内外之邪相合,则致肺脏失于宣降,风盛而挛,轻者引发过敏性咳嗽,出现干咳、咽痒、无痰。同时,如果五脏伏风久而不愈,会导致气、痰、瘀三者彼此胶结,日久风摇钟鸣,可致哮喘。此外,情志、饮食、运动等皆为内风形成的根源。心风、肝风可由情志失常导致,饮食失于节制引起脾风,运动过量而引发肾风。当情志、饮食不当、禀赋不足、运动失于调节等原因引起内脏风时,轻者可引起气道痉挛,导致过敏性咳嗽,严重者使得津液输布失常,津液停聚为痰,致气道痉挛,最终可发为哮鸣。张伟教授认为,风邪犯肺会导致津液损伤,所以症状以干咳为主;治疗当以疏风宣肺止咳为基本治疗法则,治疗以如意解表方加减,宣利肺气,疏风止咳。

三、慢性支气管炎及慢性阻塞性肺疾病

《金匮要略·肺痿肺痈咳嗽上气病脉证治》云:"风中于卫,呼气不入;热过

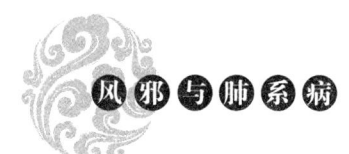

于营,吸而不出。风伤皮毛,热伤血脉。"张伟教授提出风热犯肺可致血热而呼吸不利的病机。张伟教授认为在慢性支气管炎、慢性阻塞性肺疾病(COPD)急性起病过程中,外感风热之邪,抑或外感风寒之邪后寒郁化热,热邪煎灼肺部之血络,致血热,终迫血妄行。针对这种现象,张伟教授对慢性支气管炎及COPD中肺热的情况,指出当温热之邪侵入营分时,应运用透热转气法给邪气以出路,使其透出营分。如何透热转气?用风药疏解之为重要方法。风药疏解、开发腠理,汗出而气机畅通,邪热亦得以从营分透解而出。

四、间质性肺疾病

肺为气之主,亦为多血之脏。五脏相关,肺与他脏之间关系密切,张伟教授总结其三十余年临床经验,发现肺纤维化病变的整个发展过程离不开"气血失调""津液失于输布""五脏功能失宜""正气不足"。此外,他还提出从"毒"论治肺纤维化的观点。毒损肺络进而导致肺纤维化,为其提供了病理学基础。此外,毒邪在很大程度上加快了病情进展,立足这一理论,张伟教授创立了痰、虚、瘀、毒为肺纤维化基本病机之学说。该理论认为,肺纤维化本质为虚,在标表现为痰阻、血瘀、毒滞,且痰、瘀、毒痹阻肺络存在于肺纤维化发生、发展的整个过程之中。肺纤维化起病隐匿,病程迁延难愈,符合"久病入络"的特点。络主血脉,还有疏布津液、气血的作用。因络脉分支广泛且络体结构极其微小,而络中之气血乃双向流动,在经脉循行之外,因而络脉易郁易滞。风药质轻味辛,具有发散解表、祛邪开郁、通阳化湿、调畅气机、通络开窍、活血化瘀等多重功效,一方面能够针对虚、瘀、痰、毒等多种病因予以相应治疗,另一方面还可直接作用于血分,有效促进机体气化,从而推动血液运行,起到活血化瘀、祛瘀通络的作用。

五、内科杂病

李东垣提出"内伤脾胃,百病由生"的内伤致病说,在治疗内科杂病的过程中,张伟教授重视脾胃阳气,注意益气健脾、顾护中气;同时,以健脾为基础,在方中注意运用风药,发挥其发散解表、祛邪开郁、通阳化湿的功效。风药质轻味辛,可上浮而升发脾胃之阳,故气机不畅、升降失宜而导致脘腹胀闷不舒,纳呆痞满溏泻下利者,在方中加用风药以调畅气机,升举脾胃之清阳;使清阳得以升，而浊阴得以降，阳升阴降则泄痢可止而痞胀自除，葛根、防风之类为必用之品。凡组方之要，贵在灵动，尤其滋补之剂，最忌呆滞。假若方中一味运用补药，则运化乏力，效力难达。张伟教授在运用膏方行补益之用时，善于在众补益药中加以风药，使全方灵动，补益之效倍增。故而运化有力，非风药莫属。

第七章

祛除风邪的代表方药

第一节 常用治风中药

一、祛散外风药

（一）祛散风寒

1. 麻黄

（1）古籍记载 《本草经解》："气温，味苦，无毒，主中风伤寒头痛，温疟发表出汗，去邪热气，止咳逆上气，除寒热，破癥坚积聚（去节水煮去沫用）。"麻黄具有发汗解表、宣肺平喘、利水消肿的功效，本品辛散苦泄，温通宣畅，主入肺经，可外开皮毛之郁闭，以使肺气宣畅，内降上逆之气，以复肺司肃降之常，故善平喘，为治疗肺气壅遏的要药，并常以杏仁等止咳平喘药为辅助。

《药品化义》："麻黄，枝条繁细，细主性锐；形体中空，空通腠理；性味辛温，辛能发散，温可去寒。故发汗解表，莫过于此，属足太阳膀胱经药。治伤寒初起，皮毛腠理寒邪壅遏，荣卫不得宣行，恶寒拘急，身热躁盛，及头脑巅顶、颈项脊中、腰背遍体无不疼痛，开通腠理，为发表散邪之主药。但元气虚弱，及劳力感寒，或表虚者，断不可用，倘误用之，自汗不止，筋惕肉瞤，为亡阳证，难以救治。至若春分前后，玄府易开，如患足太阳经症，彼时寒变为温病，量为减用。入六神通解散通解表里之邪，则荣卫和畅。若夏至前后，阳气浮于外，肤腠开泄，人皆气虚，如患足太阳经症，寒又变热病，不可太发汗，使真气先泄，故少用四五分入双解散，微解肌表，大清其里。此二者乃刘河间玄机之法，卓越千古。若四时暴感风寒，闭塞肺气，为咳嗽声哑，或鼻塞胸满，或喘急痰多，用入三拗汤以发散肺邪，奏功甚捷。若小儿疹子，当解散热邪，以此同杏仁发表清肺，大有神效。"

（2）临床应用　本品味辛、微苦，性温，归肺、膀胱经，用于外感风寒，恶寒发热，头、身疼痛，鼻塞，无汗，脉浮紧等表实证。本品能宣肺气，开腠理，散风寒，以发汗解表。常与桂枝相须为用，增强发汗解表之力，如麻黄汤；用于风寒外束、肺气壅遏所致的喘咳证，能开宣肺气，散风寒而平喘。与杏仁、甘草配伍，即三拗汤，可增强平喘功效；若兼内有寒饮，可配伍细辛、干姜、半夏等，以温化寒饮而平喘止咳，如小青龙汤；若属热邪壅肺而致咳喘者，可与石膏、杏仁、甘草等药配伍以清肺平喘，即麻杏石甘汤；用于水肿而兼有表证，本品发汗利水，有助于消散水肿，常与生姜、白术等同用，如越婢加术汤。

（3）现代药理研究　现代药理研究显示麻黄有以下作用。①平喘作用：麻黄碱对支气管平滑肌痉挛有较持久的解痉作用，尤其对支气管平滑肌处于痉挛状态时作用更显著。麻黄挥发油所含 2,3,5,6-四甲基吡嗪，1-α-萜品烯醇，萜品烯醇-4 都有平喘作用。②加速糖皮质激素的廓清：麻黄碱能使哮喘患者对地塞米松的代谢廓清加速，尿中排泄增加，这对用麻黄碱同时又需要地塞米松或其他皮质激素长期治疗的患者应引起警惕。③舒张支气管平滑肌：甲基麻黄碱亦舒张支气管平滑肌，作用强度与麻黄碱相近。④抑制炎症介质的释放：麻黄的提取物和醇提取物有抑制与Ⅰ型超敏反应有关的嗜碱性粒细胞和肥大细胞释放组胺等化学介质的作用。⑤抗Ⅰ型超敏反应作用：实验研究证实，麻黄及其方剂对Ⅰ型超敏反应作用有抑制作用。⑥抗炎作用：麻黄及其方剂的药理学研究显示其有抗炎作用。⑦镇咳、祛痰作用：麻黄水提取物有一定的镇咳效果，其镇咳强度约为可待因的 1/20，复方效果更佳。镇咳的有效成分之一为萜品烯醇。麻黄挥发油尚有一定的祛痰作用，能促进气管排泌酚红。

2. 桂枝

（1）古籍记载　《医学启源》："《主治秘诀》云……去伤风头痛一也，开腠理二也，解表三也，去皮肤风湿四也。"《本草备要》："辛甘而温，气薄升浮……温经通脉，发汗解肌……调和营卫，使邪从汗出。"《本草经解》："桂枝气温，味辛，无毒，主上气咳逆，结气喉痹吐吸，利关节，补中益气，久服通神，轻身不老。桂枝气温，禀天春和之木气，入足厥阴肝经。味辛无毒，得地西方润泽之金味，入手太阴肺经。气味俱升，阳也。肺为金脏，形寒饮冷则伤肺。肺伤则气不下降，而病上气咳逆矣。桂枝性温温肺，肺温则气下降，而咳逆止矣。结气喉痹吐吸者，痹者闭也。气结于喉，闭而不通，但吐而不能吸也。桂枝辛温散结行气，则结者散而闭者通，不吐而能吸也。辛则能润，则筋脉和而关节利矣。中者脾也，辛温则畅达肝气，而脾经受益。所以补中益气者，肺主气，肺温则真气流通而受益也。"

（2）临床应用　桂枝，味辛，性温，归心、肺、膀胱经，功效为发汗解肌、温经通阳、平冲降逆，用治风寒感冒、风湿痹痛、痛经、脘腹冷痛、闭经、痰饮咳喘、胸痹心悸、奔豚等症。桂枝具有良好的温通阳气、振奋气化作用。不仅能鼓动心阳、振奋脾阳，而且能激发肾阳，温通全身阳气，畅达周身气血，在诸风药中以通阳畅气、助阳化气为突出特点，发散居次要地位，故张元素《医学启源》将桂枝归于"热浮长"一类。桂枝发汗解肌、调和营卫、化气行水、化瘀、止痛、调畅肝气等作用，均可认为是以通阳这一核心功效为基础，经配伍而展开的效用。

（3）现代药理研究　现代药理研究证实，桂枝具有解热、扩张皮肤血管、促进血液循环、解表、发汗、镇痛、抗真菌、抗肿瘤等作用，且不良反应小。桂枝中所含肉桂酸具有抗菌、升高白细胞、抗突变、诱导人肺癌细胞恶性表型逆转和抗侵袭等药理作用。桂皮醛有明显的镇静、镇痛作用，并能兴奋唾液及胃液分泌而健胃，兴奋汗腺而解热，舒张支气管平滑肌而平喘，同时改善外周循环。

3. 荆芥

（1）古籍记载　《本草汇言》："荆芥轻扬，得春气而善走散，春气升，风性亦升，故能上行头目，风木通肝，故能达肝气，行血分而去血分之风……大抵辛香可以散风，苦温可以清血，为血中风药也。"《药品化义》："属阳中有阴，体轻，色青，气雄，味辛兼苦，性凉，能升能降，力凉血疏风，性气厚而味轻，入肝经。荆芥，味辛能疏风，兼苦能凉血，若生用解散风邪，清利头目，发散壅滞，疗头风眩晕，目痛，齿痛，咽痛，口疮，颐肿，疮疡痛痒，痘疮不起，皆取疏散之意也。若炒黑用，须炒极黑存性，治肠红下血，女经崩漏，产后血晕，取其凉血及血遇黑则止之义也。因肝喜疏散，以此入血分，善搜肝中结滞之气。丹溪用治产后，良有深意。"

（2）临床应用　荆芥有发汗解表作用，且有祛风功效，主要治疗感冒风寒、发热恶寒、无汗、头痛、身痛等症，常与防风相须为用。但也可配辛凉解表药或清热解毒药，如薄荷、菊花、桑叶、金银花等，治疗感冒风热、发热恶寒、目赤咽痛等症。荆芥有辛散作用，能助麻疹透发，常与薄荷、蝉蜕、牛蒡子等配合应用。荆芥又常用于疮疡初起有表证者，可与防风、金银花、连翘、赤芍等同用，既退寒热，又消痈肿。荆芥炒炭应用，有入血分而止血的作用，可用于便血、崩漏等症，在临床上常与其他止血药同用。

（3）现代药理研究　现代药理研究证明，荆芥具有以下作用。①抗炎作用：荆芥挥发油对多种急性及慢性炎症动物模型均有较好的抑制作用，抗炎作用机制主要与影响花生四烯酸代谢途径、Toll样受体介导的信号通路转导及氧化应激反应相关。②抗流感病毒作用：荆芥挥发油对流感病毒具有抑制或直接杀灭作用，该作用与抑制TLR7/IFN表达相关。③抗过敏作用：荆芥挥发油能显著降低P物质诱导的人永生化表皮细胞和真皮成纤维细胞单核细胞趋化蛋白1的分泌，且表现出一定量效关系，提示其可能是荆芥挥发油抗皮肤过敏作用的靶点。④抗肿瘤作用：荆芥挥发油具有诱导肿瘤细胞凋亡的作用，对人肺癌A549细胞株的增殖有抑制作用。⑤祛痰作用：荆芥挥发油小鼠灌胃给药能提高气道酚红的排泌量，表现出祛痰作用。

4. 防风

（1）古籍记载　《神农本草经》："治大风头眩痛，恶风，风邪，目盲无所见，风行周身，骨节疼痹，烦满。"《日华子本草》："治三十六般风，男子一切劳劣，补中益神，风赤眼，止泪及瘫缓，通利五脏关脉，五劳七伤，羸损盗汗，心烦体重，能安神定志，匀气脉。"《本草汇言》："防风。张元素：散风寒湿痹之药也。莫士行稿：故主诸风周身不遂，骨节酸疼，四肢挛急，痿躄痫痉等证。又伤寒初病太阳经，头痛发热，身疼无汗，或伤风咳嗽，鼻塞咽干，或痘疮将出，根点未透，用防风辛温轻散，润泽不燥，能发邪从毛窍出，故外科痈疡肿毒、疮痍风癞诸证，亦必需也。"《药品化义》："属阳，体轻微润，色黄，气和，味甘微辛，性微温，能升能降，力疏肝，性气与味俱薄，入肺、脾、肝、膀胱四经。防风，气味俱薄，善升浮走表，卑贱之品，随所引而至，为风药之使。若多用主散，治在表阳分风邪，清头目滞气，疗脊痛项强，解肌表风热，以其辛甘发散之力也。

若少用主利窍，治周身骨节疼痛，四肢挛急，经络郁热，及中风半身不遂，血脉壅滞，以其透利关节之功也。又取其风能胜湿，如头重目眩，骨痛腰酸，腿膝发肿，及脾湿泄泻，湿热生疮，一切风湿证，为风药中之燥剂也。同白芷入活命饮，治诸毒热痈，亦能散邪逐毒。用蜜煮防风，同黄芪去痘疮发痒。用酒洗防风，合白芍又发痘疮不起，因善疏肝气之故。"

（2）临床应用　防风能防治的病症有风寒感冒、风热毒邪、上焦肺风、风湿痹痛、头风眩痛、肝风抽搐、病风内痉、中风偏瘫、风邪口歪、风疹风斑、风疹瘙痒、肠风下血、风火赤眼、妇人子风、大风麻风、破伤风等。一切外风、内风都能治疗。临床常用于治疗感冒：治风寒表证，头痛身痛、恶风寒者，常配荆芥、羌活、独活等，如荆防败毒散；治外感风湿，头痛如裹、身重肢痛者，每与羌活、藁本、川芎等同用，如羌活胜湿汤；治风热表证，发热恶风、咽痛口渴者，常配薄荷、蝉蜕、连翘等；感冒风邪者，与黄芪、白术同用，如玉屏风散。还可用于治疗风湿性关节炎、类风湿关节炎、肩关节周围炎等关节酸痛，中医谓之风湿风寒痹痛证。治疗癫痫抽搐，中医谓之肝风。治疗慢性腹泻，如慢性溃疡性结肠炎，中医谓之脾虚肠风泄泻。

（3）现代药理研究　现代药理研究证实，防风含有色原酮、多糖、挥发油、香豆素等化学成分，在解热、镇痛、抗炎、抗菌、抗肿瘤、抗惊厥等方面显示出积极的作用，并在感冒、头痛、消化系统疾病、呼吸系统疾病、皮肤病等临床治疗方面有明显疗效。

5. 白芷

（1）古籍记载　《本草汇言》："白芷。江鲁陶稿：上行头目，下抵肠胃，中达肢体，遍通肌肤以至毛窍，而利泄邪气。如头风头痛，目眩目昏；如四肢麻痛，脚弱痿痹；如疮溃糜烂，排脓长肉；如两目作胀，痛痒赤涩；如女人血闭，阴肿漏带；如小儿痘疮，行浆作痒，白芷皆能治之。"《药品化义》："属阳，体重，色白，气香，味辛，性温，能升能降，力走肌疏散，性气与味俱厚，入肺、胃、大肠三经。白芷色白气香，味辛性温，俱属于阳，属足阳明胃经药，升头面，通九窍，走肌肉，为疏风要品。用治春分后热病，助六神通解散，奏功甚捷。疗风寒头痛，头风侵目，头风胁满，头眩目痒，肺热鼻塞，胃热齿痛，皮肤燥痒，皆利窍散邪之力也。因能走肌达表，佐活命饮治诸痈肿，宣通毒气。若痘疮无脓作痒，以此排脓。虚寒不起，以此升发。但香燥耗血，辛散损气，不宜久用。"

（2）临床应用　白芷味辛，性温，无毒，入胃、大肠、肺经。辛可散风，温燥除湿，芳香上达，故可通窍，能散胃、大肠、肺三经风湿之邪，而以胃经为主。胃经之脉，上行头面，所以本品善于治疗外感风邪所致头昏头痛、眉棱骨痛、牙痛、鼻渊鼻塞流涕，正如李东垣所言"白芷疗风通用，其气芳香，能通九窍，表汗不可缺也"。白芷治疗的痛证，其最大特点是阳明经和阳明腑的疼痛病证。

因白芷能散风湿，可治皮肤风湿瘙痒，用于治疗皮肤病。《备急千金要方》以白芷根叶煮汁外洗，可治皮肤瘙痒隐疹。《医宗金鉴》的消风玉容散以白芷与硫黄研末，醋调外涂，治疗白癜风；《蒲辅周医案》以白芷配蝉蜕、防风治疗周身风疹块、剧烈瘙痒；《朱仁康临床经验集》以白芷配伍硫黄、胆矾、五倍子等制成软膏，治疗牛皮癣。白芷能活血消肿排脓，可治疗痈疽、疮疡等外科疾病。《卫生简易方》以醋调白芷末敷局部，治疗肿毒热痛。《经验方》以白芷与大黄等份为末，米饮服，治疗痈疽赤肿。此外，白芷气味芳香燥烈，燥可胜湿，温燥寒湿，可化湿醒浊、辟秽解毒，用于治疗妇女寒湿腹痛、赤白带下。

（3）现代药理研究　现代药理研究表明，白芷的活性成分包括香豆素、挥发油、多糖、淀粉等。有关研究显示，白芷香豆素的提取液对金黄色葡萄球菌、大肠埃希菌等菌种具有良好的抑菌效果，能使菌圈直径明显缩小。白芷挥发油具有抑制黑色素、抗氧化、镇痛、抗过敏、抗惊厥、抗痉挛等药理作用，不良反应小，但其相关研究尚处于基础阶段，其作用机制、作用部位、发挥效能过程和临床应用等都有待更深入的研究。

6. 细辛

（1）古籍记载　《神农本草经》："治咳逆，头痛脑动，百节拘挛，风湿痹痛，死肌。明目利九窍，轻身长年。"《名医别录》："无毒。主温中下气，破痰，利水道，开胸中，除喉痹，齆鼻、风痫、癫疾，下乳结，汗不出，血不行，安五脏，益肝胆，通精气。"《本草正义》："细辛，味辛气温，禀阳升之性，辟除风寒湿邪，而芳香最烈，其气直升，故善开结气，宣泄郁滞，而能上达巅顶，通利耳目……旁达百骸，无微不至，内之宣络脉而疏通百节，外之行孔窍而直透肌肤。"《药品化义》："属阳，体干，色苍，气香，味辛，性温，能升，力开窍，性气与味俱厚，入肺、心、肾三经。细辛味辛性温，若寒邪入里而在阴经者，以此从内托出。佐九味羌活汤，发散寒邪快捷。因其气味辛香，故能上升。入芎辛汤，疗目痛后羞明畏日，瘾涩难开。合通窍汤，散肺气而通鼻窍。佐清胃汤，祛胃热而

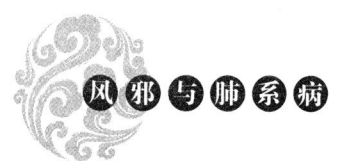

止牙疼。此热药入寒剂，盖反以佐取之之义也。但辛热助火，多用则气闭不通，每剂止三四分耳。"

（2）临床应用　细辛可用于感冒风寒、发热恶寒、头痛身痛、鼻塞等症。细辛主要能散寒止痛，常与羌活、荆芥、川芎等同用，治疗外感风寒头痛较剧的病症；对于外感风寒、阴寒里盛的病症亦可应用，需与麻黄、附子等同用。细辛止痛力强，对于头痛、齿痛、风湿痹痛都有较显著疗效。头痛可与羌活、白芷等同用；齿痛可与白芷、石膏等同用；对于风湿痹痛，以属寒湿者为宜，可与羌活、川乌、草乌等配合应用。细辛能温肺以化痰饮，可用于治疗痰多咳嗽，主要用于肺寒咳嗽、痰多质稀色白的病症，常与干姜、半夏等配伍应用。此外，细辛又能通鼻窍，疗口疮。用于鼻渊，常配合白芷等应用；用于口舌生疮，可单用一味细辛，研末敷于脐部。

（3）现代药理研究　现代药理研究发现，细辛含有挥发油成分，油中含丁香油酚甲醚、优藏茴香酮、黄樟醚、油精、细辛酮、细辛醚及松油二环烯、本质素类等。药理研究表明，细辛具有解热、镇痛、抗炎、免疫抑制、调节血压、抗衰老等作用。细辛中的挥发油对革兰氏阳性菌、金黄色葡萄球菌、痢疾杆菌、伤寒杆菌及真菌具有抑制作用。细辛还有抗过敏、呼吸抑制等作用。

（4）毒性　细辛的剂量，中医传统有"不过钱"之说，即最多用 3 g。《本草纲目》记载："若单用末，不可过一钱。多则气闷塞不通而死。"细辛"不过钱"之说，是指研末吞服，李时珍已经记载了细辛末剂量过大会引起死亡的例子。细辛入煎剂后，毒性较直接研末服用小，因其毒性与所含的黄樟醚等挥发油有关，经久煎煮后，黄樟醚等挥发油逐渐挥发而减少，毒性减小。但细辛剂量稍大，即有不良反应，恶心、呕吐是明显的，长期服用或有肝肾毒性。对于原来已经患有慢性肝肾疾病的患者，不宜长期或大剂量使用，即使常规剂量也宜谨慎。

7. 紫苏叶

（1）古籍记载　《本草正义》："紫苏，芳香气烈，茎干中空，故能彻上彻下，外开皮毛，泄肺气而通腠理；上则通鼻塞，清头目，为风寒外感灵药；中则开胸膈，醒脾胃，宣化痰饮，解郁结而利气滞。"《长沙药解》："苏叶辛散之性，善破凝寒而下冲逆，扩胸腹而消胀满，故能治胸中瘀结之证而通经达脉，发泻风寒，双解中外之药也。"《药品化义》："属纯阳，体轻，色紫，气香，味辛，性温而锐，能升能降，力发表，性气与味俱薄，入肺与膀胱大小肠四经。苏叶，叶属阳,为发生之物,辛温能散,气薄能通,味薄发泄,专解肌发表,疗伤风伤寒及疟疾初起,外感霍乱,湿热脚气,凡属表症,放邪气出路之要药也。丹溪治春分后温热病,头疼身热,脊强目痛,鼻干口渴,每以此同葛根、白芷入六神通解散,助其威风,发汗解肌,其病如扫。取其辛香以治抑郁之气停滞胸膈,入心气饮开心胸郁热,神妙。如寒滞腹痛,火滞痢疾,湿滞泄泻,少佐二三分,从内略为疏解,最为妥当。参苏饮治虚人感冒风寒,方中一补一散,古人良有深意。如不遵其义,减去人参,或服之不应,或邪气未散而正气先虚,须知用药得法,全在君臣佐使之间。此独制鱼虾螃蟹之毒,如过伤其味者解之。"

（2）临床应用　紫苏叶,味辛,性温,归肺、脾经,具有解表散寒、行气和胃的功效,用于治疗风寒感冒、咳嗽呕恶、妊娠呕吐、鱼蟹中毒。紫苏叶能散表寒,发汗力较强,用于风寒表证,见恶寒、发热、无汗等症,常与生姜同用;如表证兼有气滞,又可与香附、陈皮等同用。紫苏叶用于脾胃气滞、胸闷、呕恶,无论有无表证,均可应用,都是取其行气宽中的作用,临床常与藿香配伍应用。此外,本品又能行气安胎,常与砂仁、陈皮同用,治疗妊娠恶阻、胎动不安。紫苏辛温,能解鱼蟹毒,中鱼蟹毒后可用单味紫苏煎服,或配合生姜同用。

（3）现代药理研究　现代药理研究表明,紫苏含有多种化学成分,主要含挥发油类、黄酮及其苷类、萜类、类脂等成分。紫苏叶有下列作用。①解热:紫苏叶煎剂及浸剂 2 g/kg 给予经口服伤寒混合菌苗发热的家兔,有微弱的解热作用。②抑菌:紫苏叶在试管内能抑制葡萄球菌生长。此外,紫苏还有升血糖、促进肠蠕动、镇静等药理作用。

（4）药食两用　紫苏从古至今皆是药食两用之品,在国家卫生健康委员会公布的既是食品又是药品的中药名单中,就有紫苏和紫苏籽。《本草纲目》称其"嫩时采叶,和蔬茹之,或盐及梅卤作菹食甚香,夏月做熟汤饮之",可见紫苏在古人的饮食中是很常见的。现在将紫苏作为平日食品的辅料,更是常见,常佐鱼蟹食用。

8. 羌活

（1）古籍记载　《雷公炮制药性解》:"羌活气清属阳,善行气分,舒而不敛,升而能沉,雄而善散,可发表邪,故入手太阳小肠,足太阳膀胱,以理游风。"《本草汇言》:"(羌活)功能条达肢体,通畅血脉,攻彻邪气,发散风寒、风湿。故疡证以之能排脓托毒,发溃生肌;目证以之治羞明隐涩,肿痛难开;风证以之治痿痉癫痫，麻痹厥逆。盖其体轻而不重，气清而不浊，味辛而能散，性行而不止，故上行于头，下行于足，遍达肢体，以清气分之邪之神药也。"《药品化义》："属阳中有微阴，体轻而虚，色紫，气香而雄，味辛苦，（云甘，非。）性微温，能升能降，力发散，性气重而味轻，入膀胱、小肠、肝、肾四经。羌活气雄味辛，发汗解表，属足太阳膀胱经药。自头至肿，大无不通，小无不入，透利关节最捷，若多用主散邪，凡风寒湿气，恶寒发热，头疼体痛，以此发泄腠理，为拨乱反正之主。若少用能利窍，凡周身骨节疼痛风热，及中风瘫痪，手足不遂，以此疏通气道，为活血舒经之佐。痘家用之，善能运毒，走表追脓。又消诸毒热痈，解百节疼痛。独活气香而浊，善行血分之邪。羌活气雄而清，善行气分之邪。"

（2）临床应用　羌活辛苦温燥、芳香体轻，其辛散可以祛风，苦燥可以化湿，芳香可以悦脾，祛风胜湿、通络止痛之功颇佳，善祛肌腠风湿之邪，解肢体酸痛之苦，随证配伍，对全身上下左右、表里内外、新久风湿、久痹顽痛、麻木痹痛及各种伤痛，无论有无表证都可应用。因其上气之力尤胜，直上巅顶，横行支臂，尽其搜风通痹之职，对恢复肢体偏瘫，尤其是上肢的功能有重要作用，是治疗头、项、脊背、上肢疼痛及关节风湿痹痛之要药，也是风寒湿痹通用之品。其辛温通达之力可流利气血，开玄府窍道，祛血中之风，行滞达郁，并入足太阳膀胱经透颅络脑，引诸药直达病所，而善治头面五官之疾，如目疾、鼻渊、耳鸣、脑胀及脱发等。其轻清芳香之性又可条达肝气，升举脾胃清阳之气，阳升湿化，木畅土舒则脾土健旺，痰化湿除，可广泛用于湿困中焦、气滞肝脾等脾胃内伤之疾，以及泄泻、带下、脱肛等清阳下陷之病。此外，羌活辛温雄烈之气能鼓舞肾阳，宣提督脉阳气，兴阳道，利精关；辛散走窜之势能发越阳气，畅通经络气血，疏子宫之痹阻瘀滞，理带脉之湿伤虚损，暖子脏，安胎孕。

（3）现代药理研究　现代药理研究显示，羌活具有以下作用。①镇痛作用：羌活水提物、乙酸乙酯提取部分及正丁醇提取部分都有明显镇痛作用，其中紫花前胡苷为羌活镇痛作用的有效单体化合物。②抗炎作用：羌活水提醇沉液能抑制大鼠蛋清性足肿胀、小鼠二甲苯所致耳肿胀、纸片所致小鼠炎性增生和小鼠腹腔毛细血管通透性增加。③抗心肌缺血作用：羌活挥发油能对抗垂体后叶素所致的大鼠急性心肌缺血，该作用可能与扩张冠状动脉、增加冠状动脉血流量有关。

9. 藁本

（1）古籍记载　《本草汇言》："藁本，升阳而发散风湿，上通巅顶。张元素：下达肠胃之药也。祝多士稿：其气辛香雄烈，能清上焦之邪。《别录》：辟雾露之气。故治风头痛。元素：寒气犯脑，以连齿痛。又能利下焦之湿，消阴障之气。《本经》：故兼治妇人阴中作痛，腹中急疾，疝瘕淋带，及老人风客于胃。濒湖：久利不止。大抵辛温升散，祛风寒湿气于巨阳之经为专功，若利下寒湿之证，必兼下行之药为善。"《本草详节》："藁本，温能通，苦能泄，大辛则善散，气厚则上升。故上行治风，理太阳头痛；下行治湿，治妇人诸症，虽风湿俱治，尤长于风耳。"《本草经解》："藁本气温，秉天春升之木气，入足厥阴肝经；味辛无毒，得地西方之金味，入手太阴肺经。气味俱升，阳也。"《本草备要》："辛温雄壮，为太阳经风药（膀胱）。寒郁本经、头痛连脑者必用之。（凡巅顶痛，宜藁本、防风，酒炒升、柴。）治督脉为病，脊强而厥。（督脉并太阳经贯脊。）又能下行去湿，治妇人疝瘕，阴寒肿痛，腹中急痛，（皆太阳寒湿。）胃风泄泻，（……）粉刺酒齄。"

（2）临床应用　藁本具有祛风解表、散寒止痛的作用，为治疗巅顶痛之要药。常用于治疗外感风寒表证，寒湿或风寒所致头痛或巅顶痛、脘腹诸痛；也可用于痹证、疥癣、风痒等证。因其能胜湿、止痛，对外感风寒挟湿之恶寒、发热、头项强痛、肢体酸痛有效，常与羌活、桂枝等药同用。本品独入膀胱经，为太阳经风药，故能循经上行，直达巅顶而止痛，常用于治疗因外感风寒所致的头痛、巅顶剧痛连及齿颊，以及偏头痛等症。常与白芷、川芎、细辛等药同用，以增强散寒止痛作用。藁本辛温，有祛风散寒胜湿之功效，用于风寒袭络、经挛不仁之风寒湿痹、肢节冷痛。本品走膀胱经，循督脉，下连肾经，故能治风寒入侵腰脊部而致的腰脊冷痛。常与祛风胜湿之羌活、独活、威灵仙等药相须为用，疗效更好。

（3）现代药理研究　现代药理研究证实，藁本的挥发油主要含有萜类、香豆素类、苯酞类、烯丙基苯类等物质。藁本挥发油有解热、抗炎、镇静、镇痛作用，并有轻度的降压作用，对流感病毒亦有抑制作用，并对肠和子宫平滑肌有抑制作用。藁本内脂有平喘作用，水煎剂对革兰氏毛癣菌及皮肤癣菌等皮肤真菌有较强的抑制作用。藁本中性油能对抗苯丙胺引起的小鼠运动兴奋，抑制自发活动，加强戊巴比妥钠催眠作用。藁本乙醇提取物对小鼠灌胃，可明显缩短小鼠进入睡眠状态的时间。

10. 苍耳子

（1）古籍记载　《本草崇原》："气味甘温，有小毒。主治风头寒痛，风湿周

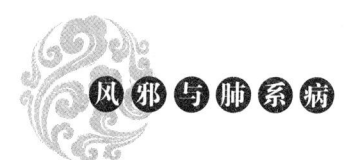

痹，四肢拘挛痛，恶肉死肌，膝痛。久服益气。……苍耳《本经》名葈耳，该茎叶而言也。今时用实，名苍耳子，子内仁肉，气味甘温，外多毛刺，故有小毒，花白实黄，禀阳明燥金之气。金能制风，故主治风头寒痛，谓头受风邪，为寒为痛也。燥能胜湿，故主治风湿周痹，四肢拘挛痛，谓风湿之邪，伤周身血脉而为痹，淫于四肢而为拘挛疼痛也。夫周痹，则周身血脉不和，周痹可治，则恶肉死肌，亦可治也。四肢拘挛痛可治，则膝痛亦可治。久服则风湿外散，经脉流通，故益气。"《本草求真》："苍耳子（专入肝、脾），味苦而甘，气温无毒。凡人风湿内淫，气血阻滞（肝受风则血阻，脾受湿则气滞），则上而脑顶，下而足膝，内而骨髓，外而皮肤，靡不病症悉形，而致症见疠癞，通身周痹，四肢拘挛，骨节痛肿，顶巅风痛，疳虫湿蟹，恶肉死肌，疔肿痔漏，腰重膝屈。按：此苦能燥湿，温能通活，为祛风疗湿之圣药。或作膏（如采根叶，根名万应膏），或作汤浴。自然风除湿祛，血活气行，而病即愈。但此通顶连脑，下达督脉。服此最忌猪肉（猪肉动风助湿），及风邪触犯。则遍身发出赤丹，而致病益增甚耳。去刺，酒拌蒸用。"《本草新编》："枲耳实，味苦、甘，气温，叶苦、辛、微寒，俱有小毒。善解大麻风之毒，余病禁用。各《本草》称其效，皆不足信也。盖此物最利关节，凡邪物在脏腑者，服之无不外出。大麻风之毒，正苦其留于脏中，必借此引出于皮毛。他病原非脏毒，何必借重。况枲耳子与叶，散尽真气，乌可轻服哉。若大麻风，亦畏散其气，然受毒甚炽，有病则病受之，尚不至十分尽耗，故用之无妨。然亦必入之活血、凉血之药中始得，非单用一味可恃之而取效也。或问苍耳子，他病亦有用处，如治汗斑之去风，脚膝之去湿，未尝无效，而子只言其治大麻风，毋乃太过乎？非过也，苍耳子实只可治大麻风，而不可治他病。如汗斑，细病也，何必用此以耗元气。脚膝，下病也，何必用此升散。舍可用之药，而求之不可用之草，此世用药之好奇，非吾论之太过也。"

（2）临床应用　苍耳子辛散苦燥，辛温通达，有小毒，主归肺经。本品既散风寒、通鼻窍，又除湿、止痛、止痒，为治外感鼻塞头痛之佳品，又为治鼻渊头痛之要药，还可治痹痛与疹痒。苍耳子辛温宣散，既能外散风寒，又能通鼻窍、止痛，用于治疗外感风寒、鼻塞流涕者，可与防风、白芷、羌活、藁本等其他发散风寒药同用。苍耳子善通鼻窍以除鼻塞、止前额及鼻内胀痛，常用于治鼻渊头痛不闻香臭、时流浊涕者，为治鼻渊之良药，尤宜于鼻渊而有外感风寒者。常与辛夷、白芷等散风寒、通鼻窍药配伍。若鼻渊证属风热外袭或湿热内蕴者，本品可与薄荷、黄芩等同用。

（3）现代药理研究　现代药理研究证实，苍耳子具有以下作用。①降血糖作用：从苍耳子中分离出具有苷类性质的AA2化合物，此化合物被认为可能是苍耳子的主要降血糖成分。②抗过敏作用：苍耳子醇提物可抑制小鼠过敏性休克和大鼠腹腔肥大细胞释放组胺，可抑制IgE依赖性和非依赖性肥大细胞脱颗粒。③抗菌作用：苍耳子生品和炮制品脂肪油乳浊液或水煎液对金黄色葡萄球菌和肺炎链球菌有明显的抑制作用，且炒制品抗菌作用比生品更强。苍耳子煎剂在体外对铜绿假单胞菌、炭疽杆菌、肺炎链球菌、乙型链球菌和白喉杆菌等多种微生物具有较强抑制作用；其水提物有抗真菌作用；苍耳子煎剂在体外对乙型肝炎病毒有抑制作用；苍耳子醇提液可抑制Ⅰ型单纯疱疹病毒生长。④抗炎镇痛作用：苍耳子生品和炮制品皆具有明显的镇痛作用。苍耳子正丁醇的提取物有较强的抗炎活性，咖啡奎宁酸类化合物可能为抗炎镇痛的主要活性成分。

（4）药物毒性　苍耳子有毒，使用时应注意剂量不可过大。中毒后全身无力、头晕、恶心、呕吐、腹痛、便闭、呼吸困难、烦躁不安、手脚发凉、脉搏慢。严重者出现黄疸、鼻衄，甚至昏迷，体温下降，血压忽高忽低，或者有广泛性出血，最后因呼吸、循环衰竭而死亡。

11. 辛夷

（1）古籍记载　《名医别录》："无毒。温中，解肌，利九窍，通鼻塞、涕出，治面肿引齿痛，眩冒，身洋洋如在车船上者。生须发，去白虫。可作膏药，用之去中心及外毛，毛射人肺，令人咳。"《本草汇言》："此药辛温上达，能解肌散表，芳香清洁，能上窜头目，逐阳分之风邪，疏内窍之寒郁，则诸证自愈矣。前古谓通九窍，利五脏，通关脉，退寒热，意在斯乎。"《本草纲目》："辛夷之辛温走气而入肺，其体轻浮，能助胃中清阳上行通于天，所以能温中，治头面目鼻九窍之病。"《神农本草经疏》："辛夷……主五脏身体寒热，风头脑痛，面䵟，温中解肌，通鼻塞涕出。面肿引齿痛者，皆二经受风邪所致，足阳明主肌肉，手太阴主皮毛，风邪之中人，必自皮毛肌肉，以达于五脏，而变为寒热；又鼻为肺之窍，头为诸阳之首，三阳之脉会于头面，风客阳分则为头痛、面䵟、鼻塞、涕出、面肿引齿痛，辛温能解肌散表，芳香能上窜头目，逐阳分之风邪，则诸证自愈矣。眩冒及身兀兀如在车船之上者，风主动摇之象故也，风邪散，中气温，则九窍通矣。大风之中人，则毛发脱落，风湿之浸淫，则肠胃生虫，散风行湿，则

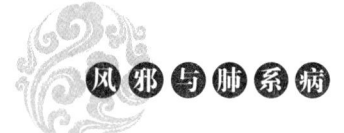

须发生而虫自去矣。"

（2）临床应用　辛夷能散风寒、通鼻窍，主要用于风寒头痛、鼻塞、鼻渊、鼻流浊涕。辛夷辛温发散，芳香通窍，其性上达，外能祛除风寒邪气，内能升达肺胃清气，善通鼻窍，为治鼻渊头痛、鼻塞流涕之要药、专药，经适当配伍，寒热虚实所致的多种鼻病皆可治，内服、外用均宜。取其温通走窜之性，上行头面之力，辛夷可引药上行，用于治疗耳、咽喉、口腔等头面诸疾，使药直达病所。辛夷与苍耳子功用类似，常相须为用；但本品无毒，长期服用更为安全。

（3）现代药理研究　现代药理研究显示，辛夷具有抑菌、抗炎，抗病原微生物，抑制癌细胞生长，抗组胺和乙酰胆碱、抗变态反应、抗过敏，抑制中枢、镇静、镇痛、降血压，局部收敛、刺激和麻醉，舒张平滑肌，抗氧化等作用，亦对肾缺血再灌注损伤具有一定的保护作用。另外，还有抑制血小板活化因子活性、兴奋子宫平滑肌等作用。

（二）祛散风热

1. 桑叶

（1）古籍记载　《神农本草经疏》："桑叶……甘所以益血，寒所以凉血，甘寒相合，故下气而益阴。是以能主阴虚寒热及因内热出汗。其性兼燥，故又能除脚气水肿，利大小肠。……除风。经霜则兼得天地之清肃，故又能明目而止渴。发者，血之余也，益血故又能长发，凉血故又止吐血。"《本草新编》："桑叶之功，更佳于桑皮，最善补骨中之髓，添肾中之精，止身中之汗，填脑明目，活血生津，种子安胎，调和血脉，通利关节，止霍乱吐泻，除风湿寒痹，消水肿脚浮。"《本草经解》："桑叶气寒，禀天冬寒之水气，入足太阳寒水膀胱经。味苦甘有小毒，得地中南火土之味，而有燥湿之性，入手少阴心经、足太阴脾经。气味降多于升，阴也……桑叶入太阳，苦能清，甘能和，故除寒热。汗者，心之液，得膀胱气化而出者也，桑叶入膀胱而有燥湿之性，所以出汗也。"

（2）临床应用　桑叶，初霜后采收，除去杂质，晒干而得。桑叶味苦、甘，性寒，入肺、肝经。桑叶具有疏散风热、清肺润燥、清肝明目的功效，用于风热感冒、肺热燥咳、头痛头晕、目赤昏花。桑叶善于散风热而泻肺热，常与菊花、金银花、薄荷、前胡、桔梗等配合应用。配牛蒡子、前胡，可散风清肺；配石膏、麦冬，可清燥润肺。桑叶不仅用于风热引起的目赤羞明，还可清肝火，对于肝火上炎的目赤肿痛，可与菊花、决明子、车前子等配合应用。至于肝阴不足，眼目昏花，桑叶还可与滋养肝肾的女贞子、枸杞子、黑芝麻等同用。本品甘寒质轻，轻清疏散，长于凉散风热，又能清肺止咳，故常用于风热感冒或温病初起，温邪犯肺，发热、头痛、咳嗽等症，常与菊花、连翘、杏仁等同用，如桑杏汤。本品苦寒清泻肺热，甘寒益阴，凉润肺燥，故可用于燥热伤肺、干咳少痰，轻者可配伍杏仁、沙参、贝母等，如桑杏汤；重者可配伍生石膏、麦冬、阿胶等，如清燥救肺汤。本品既能疏散风热，又能清泻肝火，益阴，凉血，明目。

（3）现代药理研究　现代药理研究显示，桑叶具有抑菌、抗炎作用。研究发现，桑叶汁对大多数革兰氏阳性菌和革兰氏阴性菌及部分酵母菌生长有良好的抑制作用。桑叶还有抗凝血作用。桑叶提取物能明显延长小鼠体内全血凝固时间和显著延长家兔血浆的活化部分凝血活酶时间（activated partial thromboplastin time, APTT），凝血酶原时间（prothrombin time, PT）和凝血酶时间（thrombin time, TT）。桑叶还有抗病毒、抗肿瘤作用，桑叶能预防癌细胞生成，提高人体免疫力，主要功能成分是类黄酮、桑素、γ-氨基丁酸及维生素，能抑制染色体突变和基因突变。桑叶还有降血压、降血糖、降血脂、降胆固醇、抗血栓形成和抗动脉粥样硬化的作用。

2. 菊花

（1）古籍记载　《本草纲目拾遗》："专入阳分，治诸风头眩，解酒毒疔肿……黄茶菊……明目去风，搜肝气，治头晕目眩，益血润容，入血分……甘菊花……益肺肾，去风除热，补血养目，清眩晕头风。白茶菊……通肺气，止咳逆，清三焦郁火，疗肌热，入气分。"《冯氏锦囊秘录》："菊花驱头风，止头痛，眩晕，清头脑第一，养眼血，收眼泪翳膜，明眼目无双。散风淫湿痹，除皮肤死肌，利一身血气，逐四肢游风，疗腰痛去来，退胸中烦热。"《神农本草经百种录》："凡芳香之物，皆能治头目肌表之疾。但香则无不辛燥者，惟菊得天地秋金清肃之气，而不甚燥烈，故于头目风火之疾尤宜焉。"《药品化义》："甘菊……取白色者，其体轻，味微苦，性气和平，至清之品。《经》曰，治温以清。凡病热退，其气尚温，以此同桑皮理头痛，除余邪。佐黄芪治眼昏，去翳障。助沙参疗肠红，止下血。领石斛、扁豆，明目聪耳，调达四肢。是以肺气虚，须用白甘菊。如黄色者，其味苦重，气香散，主清肺火。凡头风眩晕，鼻塞热壅，肌肤湿痹，四肢游风，肩背疼痛，皆由肺气热，以此清顺肺金，且清金则肝木有制。又治暴赤眼肿，目痛泪出。是以清肺热须用黄甘菊。"

（2）临床应用　菊花，既是观赏花卉，也是药食同源植物。菊花味甘、苦，性微寒，归肺、肝经，具有疏散风热、平抑肝阳、清肝明目、清热解毒之功效，临床常用于治疗风热感冒，温病初起；肝阳上亢，头痛眩晕；目赤肿痛；疮痈肿毒等。本品味辛疏散，体轻达表，气清上浮，微寒清热，长于疏散肺经风热，但发散表邪之力不强。常用以治风热感冒，或温病初起，温邪犯肺，发热、头痛、咳嗽等症，每与性味功能相似的桑叶相须为用，并常配伍连翘、薄荷、桔梗等，如桑菊饮。菊花用量宜 5～10 g，水煎服。气虚畏寒者，食少泄泻者，以及婴幼儿慎用。

（3）现代药理研究　现代药理研究表明，菊花具有抗氧化、抗菌、抗感染、抗病毒、降血脂、舒张血管及抗肿瘤等多种作用。菊花的抗氧化活性与其所含的黄酮类和有机酸类成分有关，菊花 80% 乙醇提取物的总还原能力和清除自由基的作用较强。菊花根的提取物通过抑制细菌的生长，改变细菌细胞的渗透压而达到广谱的杀菌作用。菊花提取物具有良好的抗感染活性，微量元素对菊花的抗感染作用影响很大。在对菊花酚性成分研究中发现，杭白菊酚性部分可以增加豚鼠离体心脏冠状动脉流量，提高小鼠对减压缺氧的耐受能力。菊花制剂能扩张冠状动脉，从而减轻心肌缺血状态，虽有使心收缩力加强与耗氧量增加的作用，但仍以扩张冠状动脉占优势。

3. 牛蒡子

（1）古籍记载　《冯氏锦囊秘录》："牛蒡子，主润肺散气，牙齿蚀疼，面目浮肿，退风热咽痛，及风湿瘾疹，毒盛疮疡，辛能散结，苦能泻热，为利咽喉，解阳明，消痈肿，散风除热，清里解毒之要药。"《本草正义》："牛蒡之用，能疏散风热，起发痘疹，而善通大便，苟非热盛，或脾气不坚实者，投之辄有泄泻，则辛泄苦降，下行之力为多……《别录》称其明目，则风热散而目自明。补中者，亦邪热去而正自安。除风伤者，以风热言之也……惟牛蒡则清泄之中，自能透发……故牛蒡最为麻疹之专药……皆以此物外透其毒，内泄其热，表里兼顾，亦无疑忌。"《本草求真》："牛蒡子专入肺……辛苦冷滑。今人只言解毒，凡遇疮疡痈肿痘疹等症，无不用此投治，然尤未绎其义。凡人毒气之结，多缘外感风寒，营气不从，逆于肉里，故生痈毒。牛蒡味辛且苦，既能降气下行，复能散风除热。（深得表里两解之义）……但性冷滑利，多服则中气有损，且更令表益虚矣。至于脾虚泄泻，为尤忌焉。"

（2）临床应用　牛蒡子，辛、寒，入肺经，疏风清热，用于风热表证及温病卫分证。本品味辛苦，升散之中又有清降之性，发散之力虽不及薄荷等药，但长于清利咽喉，既可以辅助解表，又能用以缓解咽喉不利，故风热表证而见咽喉红肿疼痛，或咳嗽痰多不利者，十分常用。治疗温病卫分证，本品辛散卫分之邪，又清热解毒，甚为适宜。常与薄荷、金银花等发散风热药和清热解毒药同用。牛蒡子升浮能散，宣散风热邪毒而透疹，用于麻疹初起疹出不透。该证多因风邪外束，热毒内盛所致。本品具有透疹作用，而且外解风热，内清热毒，故为透疹要药。常与其他透疹药同用。本品清热解毒而不凝滞，除用于温病卫分证及麻疹之外，还有较好的利咽喉、消痈肿之功效，又能主治咽喉肿痛、疮痈及痄腮等热毒病证。又因本品兼能滑肠，可使大便通畅而利于热毒清降，故上述病证有大便热结不通者，尤为适宜。还可治疗咽喉肿痛，无论风热或热毒证皆较常用，前者配伍发散风热药，后者配伍清热解毒利咽药。治疮痈宜与清热解毒、消痈散结药同用。

（3）现代药理研究　现代药理研究发现，牛蒡子具有以下作用。①抗肿瘤作用：牛蒡子中含有多种抗肿瘤成分，其中牛蒡子木脂素类化合物具有明确的抗肿瘤作用。②抑菌作用：牛蒡子乙酸乙酯提取物有显著的抑菌作用，牛蒡子总木脂素对流感病毒具有抑制作用，并呈现浓度依赖性，牛蒡苷元在高浓度（53.6 mmol/L）时可完全抑制流感病毒的复制，产生较强的体外抗甲型流感病毒作用。③抗炎作用：牛蒡子根提取液通过抑制细胞中TLR4、NF-κB的表达，抑制炎症因子ICAM-1、TNF-α、MMP-1及hs-CRP等，保护血管内皮细胞，起到抗炎作用。牛蒡子还可以通过抑制有丝分裂的原活化蛋白激酶的活性，诱导AP-1失活，起到抗炎的作用。

4. 蔓荆子

（1）古籍记载　《得配本草》："搜肝风，祛寒湿，除头痛，止睛疼，利九窍，杀白虫，治湿痹拘挛，疗脑鸣齿痛。配马蔺，治喉痹口噤。配蒺藜，治皮痹不仁。"《本草汇言》："蔓荆子。孙思邈：主头面诸风疾之药也。梅青子稿：前古主通利九窍，活利关节，明目坚齿，祛除风寒风热之邪。其辛温轻散，浮而上行，故所主头面虚风诸证。推其通九窍，利关节而言，故后世治湿痹拘挛、寒疝脚气，入汤散中，屡用奏效，又不拘于头面上部也。"《药品化义》："属阴中有微阳，体干而细，色青，气和，味苦略辛，云甘，非。性凉，能升，力疏风热，性气与味俱薄,入肝与膀胱二经。蔓荆味苦兼辛,能疏风凉血利窍。凡太阳经头痛及头风脑鸣,目泪目昏,皆血热风淫所致,以此凉之散之,取其气薄主升,佐神效黄芪汤疏去障翳,使目复光,为肝经胜药。"

(2)临床应用 蔓荆子体轻而浮,在种子药中以升浮见长,在诸风药中以止头痛著称。临床上经辨证配伍,对风寒、风热、气虚、血虚诸头痛均可应用,尤以太阳经头痛最佳。同时,也因其轻浮升散,"既可治筋骨间寒热,而令湿痹拘急斯去,气升而散,复能祛风除寒,而令头面虚风之症悉治,且使九窍皆利,白虫能杀。是亦风寒湿热俱除之一验耳"。蔓荆子不仅能疏散风热、清利头目,用于风热感冒头痛、齿龈肿痛、目赤多泪、目暗不明、头晕目眩等症;还能用于风湿痹痛、肢体挛急等症,其止痛除痹、舒挛缓急之功颇佳。

(3)现代药理研究 现代药理研究证实,蔓荆中含有包括萜类、黄酮类、蒽醌类、木脂素类、酚酸类、甾醇及挥发油等多种类型化学成分,具有抗炎、抗氧化、解热镇痛、抑制组胺释放、抗肿瘤等多种作用。研究表明,蔓荆子提取物中苯丁基糖苷类、环烯醚萜类及木脂素类化合物具有镇痛作用,其中部分环烯醚萜类化合物具有抗炎活性。蔓荆子中酚性成分(如香荚兰酸等)具有抗氧化、清除氧自由基的作用。蔓荆子不同炮制品对发热模型大鼠具有明显的解热作用。此外,蔓荆子还具有较好的祛痰平喘作用。

5. 蝉蜕

(1)古籍记载 《本草衍义》:"又,壳治目昏翳。又水煎壳汁,治小儿出疮疹出不快。"《本草纲目》:"治头风眩运,皮肤风热,痘疹作痒,破伤风及疔肿毒疮,大人失音,小儿噤风天吊,惊哭夜啼,阴肿。"《雷公炮制药性解》:"主催生下胎衣,通乳汁,止夜啼惊痫,逐邪热,杀疳蛊,亦能止渴。"《本草通玄》:"开腠理,宣风热,发痘疹,除目翳,出音声,止疮痒,小儿噤风天吊,夜啼惊痫。"

(2)临床应用 蝉蜕,又名蝉退、蝉衣,味甘,性寒,入肝、肺经。其气清虚、轻灵,具有散风热、宣肺、利咽、定痉等作用。蝉蜕有疏散风热的作用,用于风热表证,常与薄荷等同用;对风疹瘙痒也有祛风止痒的功能;也可用于麻疹透发不畅。蝉蜕透发而有清热作用,因其主要为疏风热,故用于麻疹初起透发不畅者居多,常与牛蒡子、薄荷同用;但如热盛疹出不畅,又可配连翘应用。用于咽喉肿痛及音哑等症。蝉蜕所治咽喉肿痛一般以外感风热引起者为宜,因其有疏风热、利咽喉作用，多与薄荷、牛蒡子、连翘、桔梗、甘草配合应用。治疗风邪郁肺、肺气失宣所致之音哑，取其宣肺开音之功，常与桔梗、木蝴蝶、胖大海等同用。用于目赤肿痛、翳膜遮睛。该品对风热引起的目赤、翳障及麻疹后目生翳膜有良好的治疗作用，可配菊花、谷精草、白蒺藜等应用。用于破伤风、小儿惊风、夜啼等症。蝉蜕既能祛外风，又能息内风而定惊解痉，对破伤风出现四肢抽搐，可与全蝎等同用；对惊风、小儿夜啼，出现惊痫不安，可与钩藤等同用。

（3）现代药理研究　现代药理研究表明，蝉蜕化学成分复杂，含有大量的甲壳质、蛋白质、氨基酸、有机酸类成分，还含有酚类、黄酮类、甾体类、糖类、油脂、乙醇胺及多种微量元素等。蝉蜕具有抗惊厥、镇静、抗过敏、降低横纹肌紧张度并阻断神经节解除支气管平滑肌痉挛的作用。故蝉蜕临床上不仅用治风热感冒、失音，还可用于止咳、治聋、治疗失眠及治疗过敏性鼻炎。

6. 薄荷

（1）古籍记载　《药品化义》："属阳，体轻，色绿，气香而清，味辛微苦，性凉而锐，力疏利上部，性气厚而味轻，入肺、肝二经。薄荷味辛能散，性凉而清，通利六阳之会首，祛除诸热之风邪。取其性锐而轻清，善行头面，用治失音，疗口齿，清咽喉，同川芎达巅顶，以导壅滞之热。取其气香而利窍，善走肌表，用消浮肿，散肌热，除背痛，引表药入荣卫，以疏结滞之气。入药每剂只用二三分，勿太过，令人汗出不止，表虚者慎用。"《本草蒙筌》："气味俱薄，浮而升，阳也。无毒……入手厥阴包络，及手太阴肺经。下气令胀满消弥，发汗俾关节通利。清六阳会首，驱诸热生风。退骨蒸解劳乏，善引药入荣卫。乃因性喜上升，小儿风涎尤为要药。新病瘥者忌服，恐致虚汗亡阳。"《医学衷中参西录》："味辛，气清郁香窜，性平，少用则凉，多用则热（如以鲜薄荷汁外擦皮肤少用殊觉清凉，多用即觉灼热）。其力能内透筋骨，外达肌表，宣通脏腑，贯串经络，服之能透发凉汗，为温病宜汗解者之要药。若少用之，亦善调和内伤，治肝气胆火郁结作疼，或肝风内动，忽然痫痉瘛疭，头疼、目疼、鼻渊、鼻塞、齿疼、咽喉肿疼，肢体拘挛作疼，一切风火郁热之疾，皆能治之。"

（2）临床应用　薄荷，味辛，性凉，归肺、肝经，具有宣散风热、清利头目、透疹的功效。用于治疗风热感冒、风温初起、头痛、目赤、喉痹、口疮、风疹、麻疹、胸胁胀闷等，常与荆芥、桑叶、菊花、牛蒡子等配合应用；如果风寒感冒、身不出汗，也可与紫苏、羌活等同用。薄荷清利咽喉作用显著，主要用于风热咽痛,兼有疏散风热作用,常配合牛蒡子、马勃、甘草等应用。也可研末吹喉,治咽喉红肿热痛病症。薄荷有透发作用,能助麻疹透发,可与荆芥、牛蒡子、蝉蜕等同用。

(3)现代药理研究 现代药理研究表明,薄荷挥发油中含有薄荷醇、乙酸薄荷酯、柠檬烯、薄荷酮等抑菌、抗病毒的成分。薄荷的药理作用如下。①抗病毒作用:薄荷水煎剂1:20浓度,对病毒ECHO11株有抑制作用。②抗刺激、止咳作用:薄荷脑的抗刺激作用导致气管产生新的分泌物,而使稠厚的黏液易于排出,故有祛痰作用,亦有报道薄荷脑对豚鼠及人均有良好的止咳作用。③镇痛、止痒作用:薄荷脑主要用做外用止痒、微弱的局部麻醉及对抗刺激剂,涂于局部因刺激神经而引起凉感,并抑制痛觉神经。此外,薄荷脑有很强的杀菌作用。

7. 柴胡

(1)古籍记载 《本草汇言》:"柴胡,少阳、厥阴主药。轻清而升,苦寒而降,散表邪,除头痛,退寒热,止胁痛,和表里,调血室,明目疾,升下陷,降浊阴,性惟疏散。凡病肝郁愤懑不平者,服之最灵。"《本草便读》:"柴胡禀春气以生升,转旋枢机,主少阳表邪之寒热;味苦寒而轻举,通调上下,治厥阴热蓄之谵狂。木郁达之,疏土畅肝散结气。"《药品化义》:"属阴中有微阳,体干,色皮苍内黄带白,气和,味微苦,(云甘,非。)性凉,能升能降,力疏肝散表,性气与味俱轻,入肝、胆、三焦、胞络经。柴胡,性轻清主升散,味微苦主疏肝。若多用二三钱,能祛散肌表,属足少阳胆经药,治寒热往来,疗疟疾,除潮热。若少用三四分,能升提下陷,佐补中益气汤,提元气而左旋,升达参芪,以补中气。凡三焦胆热,或偏头风,或耳内生疮,或潮热胆痹,或两胁刺痛,用柴胡清肝散以疏肝胆之气,诸症悉愈。凡肝脾血虚,骨蒸发热,用逍遥散,以此同白芍抑肝散火,恐柴胡性凉,制以酒拌,领入血分,以清抑郁之气,而血虚之热自退。若真脏亏损,易于外感,复受邪热,或阴虚劳怯,致身发热者,以此佐滋阴降火汤,除热甚效。所谓内热用黄芩,外热用柴胡,为和解要剂。"

(2)临床应用 柴胡可疏散退热,用于表证发热、少阳证寒热往来。本品苦辛微寒,善发散解表,且长于退热。外感表证发热,无论风热、风寒表证皆可配用。本品又能疏散少阳半表半里之邪,常与黄芩同用清解半表半里之邪热,治少阳证往来寒热,如小柴胡汤。柴胡性善条达肝气,为疏肝解郁之要药,用于治疗肝失疏泄,气机郁滞所致的胸胁或少腹胀痛、情志抑郁、妇女月经失调、痛经等肝郁气滞证，常与香附、白芍等配伍，如柴胡疏肝散。柴胡能升举阳气，与升麻相须为用，配伍补气、升阳之黄芪、人参等，用于治疗中气不足、气虚下陷所致的脱肛、子宫下垂、肾下垂等脏器脱垂。此外，柴胡还可退热截疟，为治疟疾寒热的常用药。

（3）现代药理研究　现代药理研究表明，柴胡含有多种化学成分，包括但不局限于皂苷类、黄酮类、多糖、挥发油等。柴胡具有抗癌、抗抑郁、抗炎、保护心脏、抗护肝脏、保护肾脏等作用，其药理作用主要通过调节凋亡信号通路、炎症信号通路、神经内分泌系统、氧化应激信号通路、纤维化信号通路等实现。

8. 葛根

（1）古籍记载　《本草正义》："葛根气味俱薄，性本轻清，而当春生长迅速，故最能升发脾胃清阳之气，气又偏凉，则能清热，鲜者多汁，尤能助胃之津液，且离土未久，凉气更足，则专治胃火。"《本草衍义》："大治中热、酒、渴病，多食行小便，亦能使人利。病酒及渴者，得之甚良。"《本草经解》："诸痹皆起于气血不流畅，葛根辛甘和散，气血活，诸痹自愈也。"《药品化义》："属阳中有阴，体干，色白，气和，味甘，性凉，（鲜寒。）能升，力凉胃解肌，性气与味俱轻，入胃与大肠二经。葛根，根主上升，甘主散表。若多用二三钱，能理肌内之邪，开发腠理而出汗，属足阳明胃经药，治伤寒发热，鼻干口燥，目痛不眠，疟疾热重。盖麻黄、紫苏专能攻表，而葛根独能解肌耳。因其性味甘凉，能鼓舞胃气。若少用五六分，治胃虚热渴，酒毒呕吐，胃中郁火，牙疼口臭。或佐健脾药，有醒脾之力，且脾主肌肉，又主四肢，如阳气郁遏于脾胃之中，状非表症，饮食如常，但肌表及四肢发热如火，以此同升麻、柴胡、防风、羌活升阳散火，清肌退热。薛立斋常用，神剂也。若金疮，若中风，若痉病，以致口噤者，捣生葛根汁，同竹沥灌下即醒。干者为末，酒调服亦可。痘疮难出，以此发之甚捷。"

（2）临床应用　葛根气味俱薄，轻清上行，主入脾、胃经，通过对胃阳的鼓动，助脾气之升清，上达胸中头面，升清降浊、升阳止泻。临床常取其鼓舞阳气、升提托举之功，用于治疗内脏下垂、脾虚泄泻等证，升宣通窍之功用于治疗头面五官诸窍不通，升清降浊之功用于治疗尿路结石、淋浊带下、湿热下痢，升清固摄之功用于治疗久泻、遗精、遗尿、尿频等，皆收到良好效果。葛根味辛、甘，辛则能散、能行，既可解表，又可通里，在外能舒筋活络，在内又能通行血气；

甘则和血缓急，舒筋解痉，用于多种痉挛性、抽动性疾病，以及颈椎病、腰肌劳损、扭伤、骨质增生等病证所致的经脉拘急，头项、肩背、关节之疼痛，常获佳效。葛根活血不伤血，生新不留瘀，可为活血除瘀之佳品。研究发现，葛根能解除血管痉挛，扩张血管，祛除瘀滞，改善血液循环，故常用于治疗项背强痛、冠状动脉粥样硬化性心脏病（冠心病）、心绞痛、高血压、期前收缩、脑血栓形成、偏头痛、突发性耳聋、眼底病、糖尿病和跌打损伤等。

（3）现代药理研究　近几十年来，诸多学者已从葛根中分离鉴定出一百余种化合物，包括黄酮、三萜、香豆素、有机酸等类成分。目前，对于葛根的研究主要集中在葛根黄酮类化合物中，其中最主要的是葛根素的研究。葛根已被广泛应用于治疗心血管系统疾病、癌症、阿尔茨海默病（Alzheimer disease，AD）、帕金森病、骨质疏松症及糖尿病和糖尿病并发症。葛根的主要活性成分具有保护心肌、降低胰岛素抵抗、清除氧自由基、抗肿瘤、保护神经、抗炎、促进成骨细胞生成和保肝等作用，在治疗心脑血管疾病、糖尿病及预防骨质疏松、抗氧化等方面发挥重要作用，亦可发挥雌激素作用。

（三）祛风胜湿

1. 独活

（1）古籍记载　《雷公炮制药性解》："独活气浊属阴，善行血分，敛而能舒，沉而能升，缓而善搜，可助表虚，故入太阴肺，少阴肾，以理伏风。"《本草汇言》："独活：善行血分。李东垣：祛风行湿散寒之药也。夏碧潭稿：凡病风之证，如头项不能屈伸，腰膝不能俯仰，或痹痛难行，麻木不用，皆风与寒之所致，暑与湿之所伤也；必用独活之苦辛而温，活动气血，祛散寒邪。"《本草求真》："独活（专入肾）辛苦微温，比之羌活，其性稍缓。凡因风干足少阴肾经，伏而不出，发为头痛，则能善搜而治矣。以故两足湿痹不能动履，非此莫痊。（风胜湿，故二活兼胜湿）风毒齿痛（肾主骨，齿者骨之余），头眩目晕，非此莫攻。"《药品化义》："属阴中有微阳，体轻，色苍，气香而浊，味苦微辛，性微温，能沉，能浮，力除风湿，性气与味俱重，入心、肝、肾、膀胱四经。独活气香而浊，味苦而沉，能宣通气道，自顶至膝，以散肾经伏风。凡颈项难舒，臀腿疼痛，两足痿痹，不能动移，非此莫能效也。取其香气透心，用为心经引药，疗赤眼痛。因其枝茎遇风不摇，能治风，风则胜湿，专疏湿气，若腰背酸重，四肢挛痿，肌黄作块，称为良剂。又佐血药，活血舒筋，殊为神妙。"

（2）临床应用　独活味辛散风，苦则燥湿，祛风除湿、蠲痹止痛之功尤著，能内行经络而达下肢足膝，长于祛筋骨间之湿，散在下在里之风，利周身百节之痛。本品是治疗腰脊下肢风寒湿诸痹痛病证的要药，凡风湿痹痛，肌肉、腰背疼痛，腰膝酸软，关节不利，风痹痿软诸症，无论病情新久、证候虚实，皆不可少。独活作为辛散温通之品，具风药向上、向外之性，能助肝升发之势，辛通达郁，疏肝气，理伏风，王好古称其能"搜肝风"，是疏理肝气之妙品，临床在辨证用药的基础方中加入小剂量独活，用治胁痛常有卓效。其升散之性，又可升举清阳，鼓舞、振奋脾气，风化湿邪。故在治疗消化系统疾病中用之甚广，适量加入健运脾胃方药中能起增效之功。

（3）现代药理研究　现代药理研究证实，独活的有效成分蛇床子素、补骨脂素、花椒毒素、伞形花内酯等均具有抗肿瘤作用。实验表明，独活能缩短模型大鼠在水迷宫中定位航行的时间，提示独活对 AD 模型的定位航行学习记忆能力有一定的改善作用；也有实验证明，独活可以通过抑制 p38MARK 在痴呆模型大鼠脑中的表达来改善痴呆模型大鼠的学习记忆能力。独活能抑制或明显抑制蛋清致大鼠足肿胀，大鼠佐剂性关节炎的原发性和继发性肿胀及小鼠腹腔毛细血管的通透性，说明其具有抗风湿性关节炎的作用。此外，独活挥发油还具有镇痛作用。

2. 威灵仙

（1）古籍记载　《本经逢原》："消水破坚积，朝食暮效。辛能散邪，故主诸风；温能泄水，故主诸湿。而痘疹毒壅于上，不能下达，腰下胫膝起灌迟者，用为下引立效。其性利下，病人壮实者，诚有殊效。气虚者服之，必虚泻而成痼疾，以其耗血走气也。血虚而痛，不因风湿者勿服。"《本草正义》："威灵仙……以走窜消克为能事，积湿停痰，血凝气滞，诸实宜之。味有微辛，故亦为祛风，然惟风寒湿三气之留瘀隧络，关节不利诸病，尚为合宜，而性颇锐利，命名之义，可想而知。"《药品化义》："灵仙体细条繁，性猛急，善走而不守，宣通十二经脉。主治风湿痰壅滞经络中，致成痛风走注，骨节疼痛，或肿，或麻木。风胜者，患在上，湿胜者，患在下，二者郁遏之久，化为血热，血热为本，而痰则为标矣，以此疏通经络，则血滞痰阻，无不立豁。若中风手足不遂，以此佐他药宣行气道，酒拌，治两臂痛。因其力猛，亦能软骨，以此同芎、归、龟甲、血余治临产交骨不开，验如影响。"

（2）临床应用　威灵仙，味辛，性温，祛风胜湿，用于风湿痹痛。祛风湿，通经络，对风寒湿痹、关节疼痛、拘挛麻木，单用有一定效果，如《太平圣惠方》之威灵仙散。威灵仙入复方与附子、桂枝、白术等药同用，主治寒湿阻络、关节冷痛沉重者；与当归、乳香、片姜黄等药同用，主治风湿日久、经络瘀阻、关节疼痛较剧者；与防己、地龙、薏苡仁等药同用，主治风湿化热、关节红肿热痛者。本品通经活络，尚可用于中风手足不遂、口眼歪斜等症，多与活血通络药同用。此外，威灵仙能软坚散结，单用或加入砂糖、醋煎汤，慢慢咽下，可用于诸骨刺鲠咽之轻症，能松弛局部平滑肌，增加蠕动，促进骨刺脱落，有消骨鲠之功。

（3）现代药理研究　威灵仙有镇痛、抗利尿、抑菌、降血糖、降血压、利胆等作用，可通过抑制炎症因子、抑制信号通路、免疫抑制等发挥抗炎、镇痛作用；通过促进软骨细胞增殖，抑制细胞凋亡，促进软骨细胞合成蛋白聚糖和Ⅱ型胶原，减缓炎症进展而达到保护软骨的目的。通过调节肝脏免疫、调节细胞因子分泌及抑制炎症反应等发挥保肝作用。通过调节 *cleaved-caspase-3*、*caspase-3*、*Bax/Bcl-2b* 等基因表达，诱导癌细胞凋亡，发挥抗癌作用。通过破坏细胞膜，使细胞内容物释放，引起菌体裂解而达到抗菌、抑菌效果。通过负调控胰岛素信号通路，抑制胰岛 B 细胞早期凋亡，抑制凋亡相关蛋白表达而发挥降糖作用。威灵仙水提液可提高小鼠疼痛阈值，延长扭体潜伏时间，减少扭体次数，有明显的镇痛作用。威灵仙浸剂对正常大鼠有明显的增强葡萄糖同化作用，并能明显降低糖尿病肾病大鼠的空腹血糖水平，具有很好的降糖作用。威灵仙煎剂可使食管蠕动节律增强，频率加快，幅度增大，能松弛肠平滑肌；醋浸液对鱼骨刺有一定软化作用，并使咽及食管平滑肌松弛，增强蠕动，促使骨刺松脱；其醇提取物有引产作用。

3. 木瓜

（1）古籍记载　《本草备要》："腓及宗筋，皆属阳明。本瓜治转筋，取其理筋以伐肝也。土病则金衰而木盛，故用酸温以收脾肺之耗散，而藉其走筋以平肝邪，乃土中泻木以助金也。"《本经逢原》："取收摄脾胃之湿热，非肝病也。转筋虽属风水行脾，实由湿热或寒湿之邪，袭伤脾胃所致，用此理脾而伐肝也。多食木瓜，损齿及骨……凡腰膝无力，由于精血虚、阴不足者，及脾胃有积滞者，皆不利于酸收也。"《神农本草经疏》："其主湿痹脚气者，以脾主四肢，又主肌肉，性恶湿而喜燥。湿侵肌肉，则为湿痹，伤足络则成脚气。木瓜温能通肌肉之滞，酸能敛濡满之湿，则脚气、湿痹自除也。霍乱大吐下，转筋不止者，脾胃病也。夏月暑湿饮食之邪伤于脾胃，则挥霍撩乱，上吐下泻，甚则肝木乘脾而筋为之转也。酸温能和脾胃，固虚脱，兼之入肝而养筋，所以能疗肝脾所生之病也……取其去湿和胃，滋脾益肺，利筋骨，调荣卫，通行收敛，有并行不悖之功也……下部腰膝无力，由于精血虚，真阴不足者，不宜用。伤食，脾胃未虚，积滞多者，不宜用。入药忌犯铁器。"

（2）临床应用　木瓜舒筋活络，用于风湿筋脉挛急及脚气肿痛。风湿筋脉挛急常配伍乳香、没药等；寒湿脚气水肿常配伍吴茱萸、槟榔等。木瓜有和胃化湿之功，可用于吐泻转筋。寒湿阻于中焦之腹痛、吐泻、转筋，常配伍吴茱萸、小茴香、紫苏等；湿热阻于中焦之腹痛、吐泻、转筋，常配伍蚕沙、薏苡仁、黄连等。此外，木瓜还可用于消化不良、筋伤、口渴等。

（3）现代药理研究　在现代药理研究中，从木瓜药材、饮片中分离鉴定了三萜类、苯丙素类、黄酮及其苷类、有机酸及其苷与酯类等活性成分，有镇痛、抗炎、增强免疫、保肝、抗胃溃疡和肠损伤、抗肿瘤等作用。木瓜中的三萜类成分在镇痛、抗炎、增强免疫、保肝、抗胃溃疡、肠损伤等药理作用中发挥着重要作用，木瓜三萜灌胃给药能显著抑制佐剂性关节炎大鼠足爪肿胀、降低多发性关节炎评分及改善关节滑膜组织病理变化，降低滑膜组织病理评分；可使腹腔注射环磷酰胺制备免疫低下小鼠模型的腹腔巨噬细胞吞噬百分率、吞噬指数显著升高，可促进小鼠溶血素的形成并提高外周血中T淋巴细胞数，对免疫抑制小鼠有免疫兴奋作用；对吲哚美辛致小鼠胃黏膜损伤具有较好的保护作用，对非甾体抗炎药诱导的大鼠小肠损伤具有较好的保护作用。

4. 秦艽

（1）古籍记载　《雷公炮制药性解》："秦艽苦则涌泄为阴，故入大小肠以疗诸湿；辛则发散为阳，故入阳明经以疗诸风。骨蒸之证，亦湿胜风淫所致，宜并理之。"《本草经解》："气味俱降，阴也。皮毛属肺，外感之邪气从皮毛而入者，或寒或热，感则肺先受邪，秦艽入肺，味苦能泄，所以主之。风寒湿三者合而成痹，痹则血涩不行矣。味苦入心，心生血，苦能散结，血行痹自愈也。肢节痛，湿流关节而痛也。秦艽气平降肺，肺气行则水道通，水道通则湿下逐矣。其下水利小便者，皆通水道之功也。"《本草正义》："盖秦艽既能外行于关节，亦能内达于下焦，故宣通诸腑，引导湿热，直走二阴而出。昔人每谓秦艽为风家润药，其意指此。因之而并及肠风下血，张石顽且谓其治带，皆以湿热有余，宣泄积滞言之，非统治诸虚不摄之下血带下也。又就其导湿去热而引伸之，则治胃热，泄

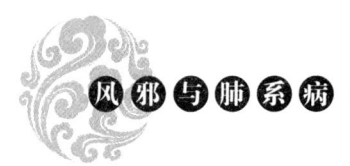

内热……瘟疫热毒,及妇人怀胎蕴热、小儿疳热烦渴等症,皆胃家湿热,而秦艽又能通治之矣。"

(2)临床应用　秦艽,味苦、辛,性微寒,祛风除湿,用于风湿痹痛及中风不遂。本品既能祛风湿,又善除湿热,较宜于湿热痹痛证。关节红肿热痛者,多与防己、忍冬藤、薏苡仁等长于治疗热痹的祛风湿、通经络药同用。因本品辛苦而不燥烈,被人称为"风家润药",且祛风湿、通经络、止痹痛之力均较佳。故风湿痹证、关节疼痛、筋脉拘挛,无论偏寒或偏热,新病或久不愈者,皆常选用。《医学心悟》之蠲痹汤,以秦艽、独活、羌活为主,为治疗风湿痹证的基础方,风邪胜者加防风,寒邪胜者加附子,湿邪胜者加防己、萆薢、薏苡仁,郁久化热者去肉桂加黄柏,可见其应用广泛。本品的活络之功,还可用于中风而致的肌肤麻木、口眼歪斜、手足不遂者,多与养血活血药同用。

(3)现代药理研究　秦艽的特征成分和主要药用成分是环烯醚萜苷类化合物,还含有黄酮类、挥发油和糖类等。秦艽药材本身不含生物碱,在提取分离过程中使用氨水,使得化学性质很不稳定的龙胆苦苷与氨水反应,形成秦艽碱甲素(龙胆碱)、秦艽碱乙素(龙胆次碱)及秦艽碱丙素(龙胆醛碱)等。秦艽具有抗炎、镇静、镇痛、解热、抗过敏、保肝、利胆等多种药理作用。

5. 防己

(1)古籍记载　《本草从新》:"大辛,苦寒,太阳经药(膀胱),能行十二经,通腠理,利九窍,泻下焦血分湿热,为疗风水之要药(十剂曰……)。主治膀胱火邪热气,诸痫(降气下痰),湿疟脚气(……),水肿,风肿,痈肿恶疮。"《本草备要》:"大苦大寒。太阳经药(膀胱)。能行十二经,通腠理,利九窍,泻下焦血分湿热,为疗风水之要药。治肺气喘嗽,(水湿。)热气诸痫,(降气下痰。)温疟脚气,(……)水肿风肿,痈肿恶疮。或湿热流入十二经,致二阴不通者,非此不可。然性险而健,阴虚及湿热在上焦气分者禁用。"《汤液本草》:"气寒,味大苦辛。苦,阴也。平,无毒。通行十二经。《象》云:治腰以下至足湿热肿盛脚气,补膀胱,去留热,通行十二经。去皮用。《本草》云:主风寒,温疟,热气,诸痫。除邪,利大小便。疗水肿风肿,去膀胱热,伤寒寒热邪气,中风手脚挛急,止泄;散痈肿恶结,诸蜗疥癣虫疮;通腠理,利九窍。《药性论》云:汉防己,君。又云:木防己,使。畏女菀、卤咸。去血中湿热。"

(2)临床应用　防己辛散苦泄,性寒清热,能祛风除湿、清热止痛,为风湿痹痛常用药，尤宜湿热偏盛之骨节烦痛、屈伸不利者。防己苦寒降泄，性善下行，具有清利湿热、通利小便之功，用于治疗水肿、小便不利、脚气，尤长于清泻下焦膀胱湿热，用于治疗湿热下注之水肿、小便不利、脚气等。用于风水脉浮、身重、汗出恶风者，常配伍黄芪、白术等；治皮水一身肌肤悉肿、小便短少者，常配伍茯苓、麻黄、肉桂等；治疗脚气足胫肿痛、重着麻木，常配伍吴茱萸、槟榔、木瓜等。

（3）现代药理研究　防己的主要成分为双苄基异喹啉类生物碱，包括粉防己碱、防己诺林碱等，除生物碱外，防己中还含有黄酮苷、酚类、有机酸、挥发油、糖类等。现代药理研究发现，防己及其主要成分在抗炎、抗病原微生物、抗肿瘤、抗高血压、抗心律失常、抗心肌缺血、抗纤维化、抗硅肺、抑制瘢痕等方面均具有广泛的药理活性。

6. 桑寄生

（1）古籍记载　《本草蒙筌》："外科散疮疡，追风湿，却背强腰痛笃疾；女科安胎孕，下乳汁，止崩中漏血沉疴。健筋骨，充肌肤，愈金疮，益血脉。长须长发，坚齿坚牙。"《本草备要》："苦坚肾，助筋骨而固齿、长发。（齿者骨之余，发者血之余。）甘益血，主崩漏而下乳、安胎。（三症皆由血虚。）外科散疮疡，追风湿。他树多寄生，以桑上采者为真，杂树恐反有害。茎、叶并用。忌火。"《滇南本草》："生槐树者，主治大肠下血、肠风带血、痔漏。生桑树者，治筋骨疼痛，走筋络，风寒湿痹效。生花椒树者，治脾胃寒冷，呕吐恶心翻胃；又有用者解梅疮毒，妇人下元虚寒或崩漏。"

（2）临床应用　桑寄生用于治疗风湿痹证，其甘补苦泻，性质平和，既祛风除湿，又补益肝肾、强健筋骨。桑寄生具补肝肾、强筋骨的功能，常用于肝肾不足之腰膝酸痛、筋骨无力，可与杜仲、狗脊、牛膝等补肝肾药同用。还有补益肝肾、固摄冲任、养血安胎之功，可用于崩漏经多、妊娠漏血、胎动不安，对于胎漏下血、胎动不安伴有腰痛者尤为适宜，常配伍杜仲、续断、菟丝子等。

（3）现代药理研究　桑寄生的主要化学成分为桑寄生总黄酮，并含有挥发油类、凝集素、维生素和微量元素等成分，具有抗炎镇痛、抗肿瘤、降血脂、降血压、降血糖、保护神经等多种显著的药理作用。例如，桑寄生可减轻因二甲苯引起的小鼠耳肿程度，加速其消退，具有明显的抗炎作用，其效果接近阿司匹林，且桑寄生组小鼠对疼痛的抑制率＞50%，说明桑寄生兼具抗炎和镇痛作用。桑寄生凝集素对肝癌和胃癌细胞有明显抑制作用，随药物质量浓度增加，抑制率逐渐增高。

二、平息内风药

（一）天麻

1. 古籍记载

《本草备要》："辛，温。入肝经气分。益气强阴，通血脉，强筋力，疏痰气。治诸风眩掉，头旋眼黑，语言不遂，风湿顽痹，小儿惊痫。（……）血液衰少及类中风者忌用。（……）根类黄瓜，茎名赤箭。有风不动，无风反摇，一名定风草。明亮坚实者佳。湿纸包煨熟，切片，酒浸一宿，焙用。"《雷公炮制药性解》："天麻去风，故入厥阴；去湿，故入膀胱。真有风湿，功效若神。痈肿之症，湿生热也，宜亦治之。赤箭用苗，有自表入里之功；天麻用根，有自内达外之理。不宜同剂，反致无功。"《神农本草经疏》："天麻入肝，味辛气暖，能逐风湿外邪，则肝气平和，前证自瘳矣。肝主筋，位居于下，故能利腰膝，强筋力也……凡头风眩晕，与夫痰热上壅，以致头痛及眩，或四肢湿痹麻木，小儿风痫惊悸等证，所必须之药……风药多燥，风能胜湿故也。凡病人觉津液衰少，口干舌燥，咽干作痛……及南方似中风，皆禁用之。"《药品化义》："天麻性气和缓，《经》曰肝苦急，以甘缓之。用此以缓肝气，盖肝属木，胆属风。若肝虚不足，致肝急坚劲，不能养胆，则胆腑风动，如天风之鼓荡为风木之气，故曰诸风掉眩，皆属肝木，由肝胆性气之风，非外感天气之风也。是以肝病则筋急，用此甘和缓其坚劲，乃补肝养胆，为定风神药……又取其体重降下，味薄通利，能利腰膝，条达血脉，诸风热滞于关节者，此能舒畅，凡血虚病中之神药也。"

2. 临床应用

天麻润而不燥，主入肝经，长于平肝息风，凡肝风内动、头目眩晕之症，无论虚实，均为要药。天麻质润多液，能养血息风，平肝息风，可治疗血虚肝风内动的头痛、眩晕，亦可用于小儿惊风、癫痫、破伤风。天麻可祛风止痛，用于风痰引起的眩晕、偏正头痛、肢体麻木、半身不遂。天麻适合用于内风所致的头晕。内风引起的头晕包括三种类型：肝阳上亢型，表现症状为头痛、头晕同时出现；痰浊中阻型，表现症状为经常感觉头偏沉；肾精不足型，表现症状为头痛、头晕，同时伴有记忆力减退的症状。

3. 现代药理研究

天麻主要含有天麻素及天麻多糖等化学成分。天麻素可拮抗兴奋性氨基酸神经毒性，对神经细胞损伤具有保护作用；天麻素及其苷元能延长阵挛性惊厥的潜伏期，具有抗惊厥作用，能制止癫痫大发作；天麻素有协同戊巴比妥钠、水合氯醛及硫喷妥钠等的作用，能减少小鼠的自主活动，显著增加小鼠心肌的营养性血流量，提高小鼠抗缺氧能力，显示一定的镇静作用。此外，天麻还有降低外周血管、脑血管和冠状血管阻力，以及降血压、减慢心率及镇痛抗炎作用，临床上主要用于治疗神经衰弱、眩晕、高血压、三叉神经痛、坐骨神经痛及老年性痴呆等。天麻多糖有免疫活性。

（二）钩藤

1. 古籍记载

《本草汇言》："钩藤，祛风化痰，定惊痫，安客忤，攻痘疹之药也……钱仲阳先生曰：钩藤，温、平，无毒，婴科珍之。其体锋锐，其性捷利，祛风痰，开气闭，安惊痫于仓忙顷刻之际……祛风邪而不燥，至中至和之品。但久煎便无力……去梗纯用嫩钩，功力十倍。"《本草新编》："此物去风甚速，有风症者，必宜用之。然尤能盗气，虚者勿投。或问钩藤为手少阴、足厥阴要药。少阴主火，厥阴主风，风火相搏，故寒热惊痫之症生。但风火之生，多因于肾水之不足，以致木燥火炎，于补阴药中少用钩藤，则风火易散。倘全不补阴，纯用钩藤以祛风散火，则风不能息，而火且愈炽矣。"《本草正义》："钩藤……自《别录》即以为专治小儿寒热，弘景且谓疗小儿不入余方。盖气本清轻而性甘寒，最合于幼儿稚阴未充、稚阳易旺之体质。能治惊痫者，痫病者肝焰生风，气火上燔，冲激脑神经之病，此物轻清而凉，能泄火，能定风。甄权谓：主小儿惊啼，瘛疭热壅，客忤胎风；濒湖谓治大人头旋目眩，平肝风，除心热，皆可一以贯之。惟濒湖又谓其发斑疹，则本于钱仲阳之紫草散。方用钩藤钩子、紫草茸等分为末，温酒调服。寿颐按：仲阳之所谓斑疹，即是痘疮及痦子，非今人时病中之所谓发斑。钩藤轻能透发，清能解热，而佐以紫草凉血活血，助其流动，又以酒辅之，能发亦能清火，洵是不亢不卑稳妥之法。"

2. 临床应用

钩藤，质轻气清，味甘性平，入足厥阴肝经，轻清疏散肝经风热，甘平缓解筋脉拘挛，用于多种肝风内动之证。本品有类似于羚羊角之清热、息风止痉之功效，但作用稍逊，故常与羚羊角等息风止痉之品配伍，以治温热病热盛动风所致的痉挛抽搐，如《通俗伤寒论》之羚角钩藤汤。治小儿高热惊厥，角弓反张之急惊风，亦常与息风止痉之品同用，如《小儿药证直诀》之钩藤饮子，以之与全蝎、天麻等药配伍。治癫痫发作，手足抽搐，口吐涎沫，可与清热化痰、开窍、息风之药，如石菖蒲、天竺黄、僵蚕等药配伍。钩藤有一定的平抑肝阳作用，用于肝阳之证。本品能清肝热，宜于肝阳上亢而兼肝经有热者。若头晕目眩，心烦易怒者，常与其他清热、平肝之品同用，如《杂病证治新义》之天麻钩藤饮，以之与石决明、天麻、黄芩等配伍。本品亦可用于肝肾阴虚，肝阳上亢之头痛、眩晕等。

3. 现代药理研究

钩藤的茎核中含有多种吲哚类物质，主要有效成分为钩藤碱和异钩藤碱，还含有金丝桃苷、儿茶素等酚性成分。钩藤碱具有降低心肌兴奋性作用，能有效地延长心肌功能性不应期，抗心律失常，抗肺动脉高压，并改善脑和心脏缺血缺氧的消耗作用，减少神经细胞凋亡等。钩藤能抑制原癌基因表达，对心肌组织中原癌基因表达具有明显抑制作用。此外，钩藤碱可减少脑缺血、再灌注损伤中皮质和海马的生成，降低一氧化氮的损害作用，从而对脑缺血产生保护作用。

（三）羚羊角

1. 古籍记载

《本经逢原》："诸角皆能入肝散血解毒，而犀角为之首推。故痘疮之血热毒盛者，为之必需。若痘疮之毒并在气分。而正面稠密不能起发者，又须羚羊角以分解其势，使恶血流于他处，此非犀角之所能也。"《神农本草经疏》："味咸、苦，寒、微寒，无毒。主明目，益气，起阴，去恶血注下，辟蛊毒恶鬼不祥，安心气，常不魇寐。疗伤寒时气寒热，热在肌肤，温风注毒伏在骨间，除邪气惊梦，狂越僻谬，及食噎不通。久服强筋骨，轻身，起阴益气，利丈夫。"《本草蒙筌》："味咸、苦，气寒。无毒。形类羊，色青颇大，角多节，劲锐犹长。（……）种生川蜀山林，夜宿角挂树上。猎犬追捕，亦多获之。虏人常以货钱，州郡亦每充贡。入药拯病，锯角取尖。认弯蹙处，有挂痕深入者才真。听人耳边，似响声微出者尤妙。（……）或捣末，少加蜜服；或锉屑，共投水煎。专走肝经，因性属木；尝加紫雪，（仲景伤寒方名。）为味苦寒。解伤寒寒热在于肌肤，散温风注毒伏于骨肉。安心气，除魇寐惊梦狂越；泽邪气，辟蛊毒恶鬼不祥。退小儿卒热发搐惊痫，驱产妇败血冲心烦闷。去恶血注下，治食噎不通。明目益气轻身，强阴健筋坚骨。"

2. 临床应用

羚羊角具有平肝息风、清肝明目、清热解毒的功效。临床上主要用于肝风内动之惊痫抽搐，肝阳上亢之头晕目眩，肝火炽盛之头痛目赤，温热病壮热神昏、谵语、狂躁等症。现临床上常以山羊角代羚羊角。山羊角性味咸寒，归肝经，有平肝镇惊之效，适用于肝阳上亢，头目眩晕，肝火上炎，目赤肿痛，以及惊风抽搐等症，因药力不及羚羊角，故用量宜大。羚羊角与山羊角，二药皆为咸寒之品而归肝经，功能清肝、平肝、息风，用于肝火目赤头痛，肝阳上亢头晕目眩，肝风内动惊风、痫证等。但羚羊角功用强，山羊角功用弱，且羚羊角尚可清热解毒，用于温热病壮热神昏等症。

3. 现代药理研究

经实验研究分离及测定可知，羚羊角主要含有蛋白质、氨基酸、脂类、无机元素等多类物质，其中主要成分为蛋白质及少量多肽。酸水解羚羊角粉测得 16 种氨基酸：苯丙氨酸、酪氨酸、亮氨酸、异亮氨酸、缬氨酸、丙氨酸、甘氨酸、脯氨酸、谷氨酸、丝氨酸、苏氨酸、天冬氨酸、半胱氨酸、精氨酸、组氨酸、赖氨酸。其中，天冬氨酸、谷氨酸、亮氨酸及苯丙氨酸含量较高，具有突出的抗炎、解热镇痛、抗惊厥作用及理想的降压作用。羚羊角还有抗血栓、改善血管通透性、镇咳祛痰等作用。

第二节　常用治风方剂

一、疏散外风剂

（一）麻黄汤（《伤寒论》）

1. 组成

麻黄（去节）三两（9g），桂枝（去皮）二两（6g），杏仁（去皮尖）七十个（9g），甘草（炙）一两（3g）。（注：本节中药物组成保留出处原书剂量，括号内为当今常用参考剂量。）

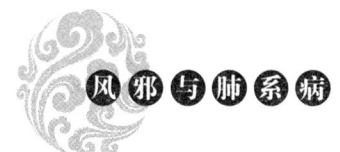

2.用法

上四味,以水九升,先煮麻黄,减二升,去上沫,内诸药,煮取二升半,去滓,温服八合。覆取微似汗,不须啜粥,余如桂枝法将息。现代用法:水煎服,温覆取微汗。

3.功用

发汗解表,宣肺平喘。

4.主治

外感风寒表实证。恶寒发热,头身疼痛,无汗而喘,舌苔薄白,脉浮紧。

5.方解

方中麻黄辛温,主入肺经,为发汗之峻剂,既开腠理、透毛窍,发汗以祛在表之风寒,又开宣肺气,宣散肺经风寒而平喘,为君药。风寒外束,卫闭营郁,仅以麻黄开表散寒,恐难解营郁之滞,遂臣以辛温而甘之桂枝解肌发表,通达营卫,既助麻黄发汗散寒之力,又可温通营卫之郁。麻黄、桂枝相须为用,发汗之力较强,可使风寒去而营卫和。肺主宣降,肺气郁闭,宣降失常,故又佐以杏仁利肺平喘,与麻黄相伍,一宣一降,既复肺气宣降之权而平喘,又使邪气去而肺气和。使以炙甘草,既调和药性,又缓麻、桂峻烈之性,使汗出而不致耗伤正气。四药相伍,风寒得散,肺气得宣,诸症可愈。

(二)桂枝汤(《伤寒论》)

1.组成

桂枝(去皮)三两(9g),芍药三两(9g),甘草(炙)二两(6g),生姜(切)三两(9g),大枣(擘)十二枚(6g)。

2.用法

上五味,哎咀三味,以水七升,微火煮取三升,去滓,适寒温,服一升。服已须臾,啜热稀粥一升余,以助药力。温覆令一时许,遍身漐漐微似有汗者益佳,不可令如水流漓,病必不除。若一服汗出病瘥,停后服,不必尽剂;若不汗,更服如前法;又不汗,后服小促其间,半日许,令三服尽。若病重者,一日一夜服,周时观之,服一剂尽,病证犹在者,更作服;若汗不出,乃服至二三剂。禁生冷、黏滑、肉面、五辛、酒酪、臭恶等物。现代用法:水煎服,温覆取微汗。

3.功用

解肌发表,调和营卫。

4. 主治

外感风寒表虚证。恶风发热,汗出头痛,鼻鸣干呕,苔白不渴,脉浮缓或浮弱。

5. 方解

方中桂枝辛温,助卫阳,通经络,解肌发表而祛在表之风寒,为君药。芍药酸甘而凉,益阴敛营,敛固外泄之营阴,为臣药。桂枝、芍药等量配伍,既营卫同治,邪正兼顾,相辅相成,又散中有收,汗中寓补,相反相成。生姜辛温,助桂枝散表邪,兼和胃止呕;大枣甘平,协芍药补营阴,兼健脾益气。生姜、大枣相配,补脾和胃,化气生津,益营助卫,共为佐药。炙甘草调和药性,合桂枝辛甘化阳以实卫,合芍药酸甘化阴以益营,功兼佐使之用。药虽五味,但配伍严谨,发中有补,散中有收,营卫同治,邪正兼顾,阴阳并调。故柯琴《伤寒来苏集》誉其为"仲景群方之冠,乃滋阴和阳、调和营卫、解肌发汗之总方也"。

(三)银翘散(《温病条辨》)

1. 组成

连翘一两(30 g),金银花一两(30 g),苦桔梗六钱(18 g),薄荷六钱(18 g),竹叶四钱(12 g),生甘草五钱(15 g),芥穗四钱(12 g),淡豆豉五钱(15 g),牛蒡子六钱(18 g)。

2. 用法

上为散。每服六钱(18 g),鲜苇根汤煎,香气大出,即取服,勿过煮。肺药取轻清,过煮则味厚入中焦矣。病重者,约二时一服,日三服,夜一服;轻者,三时一服,日二服,夜一服;病不解者,作再服。现代用法:作汤剂,加芦根18 g,水煎服。

3. 功用

辛凉透表,清热解毒。

4. 主治

温病初起。发热,微恶风寒,无汗或有汗不畅,口渴头痛,咽痛咳嗽,舌尖红,苔薄白或薄黄,脉浮数。

5. 方解

方中重用金银花、连翘为君,二药气味芳香,既能疏散风热、清热解毒,又可辟秽化浊,在透散卫分表邪的同时,兼顾温热病邪易蕴而成毒及多挟秽浊之气的特点。薄荷、牛蒡子味辛而性凉,功善疏散上焦风热,兼可清利头目,解毒利咽；风温之邪居卫，恐唯用辛凉难开其表，遂入辛而微温之荆芥穗、淡豆豉协君药开皮毛以解表散邪，俱为臣药。芦根（苇根）、淡竹叶清热生津；桔梗合牛蒡子宣肃肺气而止咳利咽，同为佐药。生甘草合桔梗利咽止痛，兼可调和药性，是为佐使。是方所用药物均系轻清之品，加之用法强调"香气大出，即取服，勿过煮"，体现了吴鞠通"治上焦如羽，非轻莫举"的用药原则。

（四）桑菊饮（《温病条辨》）

1. 组成

桑叶二钱五分（7.5 g），菊花一钱（3 g），杏仁二钱（6 g），连翘一钱五分（5 g），薄荷八分（2.5 g），苦桔梗二钱（6 g），生甘草八分（2.5 g），苇根二钱（6 g）。

2. 用法

水二杯，煮取一杯，日二服。现代用法：水煎温服。

3. 功用

疏风清热，宣肺止咳。

4. 主治

风温初起，邪客肺络证。但咳，身热不甚，口微渴，脉浮数。

5. 方解

方中桑叶甘苦性凉，善走肺络，疏散风热，又清宣肺热而止咳嗽；菊花辛甘性寒，疏散风热，又清利头目而肃肺，二药相须，直走上焦，协同为用，以疏散肺中风热见长，共为君药。杏仁苦降，肃降肺气；桔梗辛散，开宣肺气，相须为用，一宣一降，以复肺之宣降功能而止咳，共为臣药。薄荷辛凉解表，助君药疏散风热之力；连翘透邪解毒；芦根（苇根）清热生津，共为佐药。甘草调和诸药为使。诸药相伍，使上焦风热得以疏散，肺气得以宣降，则表证解，咳嗽止。

（五）川芎茶调散（《太平惠民和剂局方》）

1. 组成

薄荷叶（不见火）八两（12 g），川芎、荆芥（去梗）各四两（12 g），细辛（去芦）一两（3 g），防风（去芦）一两半（4.5 g），白芷、羌活、甘草（燨）各二两（6 g）。

2. 用法

上为细末，每服二钱（6 g），食后，茶清调下。现代用法：共为细末，每服

6 g，每日 2 次，饭后清茶调服；亦可作汤剂，水煎服。

3. **功用**

疏风止痛。

4. **主治**

外感风邪头痛。偏正头痛或巅顶头痛，恶寒发热，目眩鼻塞，舌苔薄白，脉浮。

5. **方解**

方中川芎性味辛温，为"诸经头痛之要药"，善于祛风活血而止头痛，长于治少阳、厥阴经头痛（头顶或两侧痛），为君药。薄荷、荆芥轻而上行，善能疏风止痛，并能清利头目，为臣药。羌活、白芷均能疏风止痛，其中羌活长于治太阳经头痛（后脑牵连项痛），白芷长于治阳明经头痛（前额及眉心痛），李东垣谓"头痛须用川芎，如不愈加各引经药，太阳羌活，阳明白芷"。细辛散寒止痛，并长于治少阴经头痛；防风辛散上部风邪。以上各药协助君、臣以增强疏风止痛之效，均为佐药。炙甘草益气和中，调和诸药，为使。用时以茶清调下，取茶叶苦凉之性，既可上清头目，又能制约风药的过于温燥与升散，寓降于升，利于散邪。诸药合用，共奏疏风止痛之效。

（六）大秦艽汤（《素问病机气宜保命集》）

1. **组成**

秦艽三两（9 g），甘草、川芎、川独活、当归、白芍、石膏各二两（6 g），川羌活、防风、吴白芷、黄芩、白术、白茯苓、生地黄、熟地黄各一两（3 g），细辛半两（1.5 g）。

2. **用法**

上十六味锉，每服一两（30 g），水煎，去滓，温服，无时。现代用法：水煎服。

3. **功用**

祛风清热，养血活血。

4. **主治**

风邪初中经络证。口眼歪斜，舌强不能言语，手足不能运动，风邪散见，不拘一经者。

5. **方解**

方中重用秦艽为君，"祛一身之风"。辅以川羌活、川独活、防风、吴白芷、细辛等辛温之品，祛风散邪，俱为臣药。因风药多燥，易伤阴血，且口歪舌强者多为血虚不能养筋，故配伍熟地黄、当归、白芍、川芎以养血活血，补血养筋，络通则风易散，寓有"治风先治血，血行风自灭"之意，并制诸风药之温燥；脾为气血生化之源，故用白术、白茯苓、甘草益气健脾，以化生气血；生地黄、石膏、黄芩清热，是为风邪郁而化热者设，均为佐药。甘草调和诸药，亦兼使药。诸药相配，疏养结合，邪正兼顾，共奏祛风清热、养血通络之功。

（七）消风散（《外科正宗》）

1. 组成

当归、生地黄、防风、蝉蜕、知母、苦参、胡麻、荆芥、苍术、牛蒡子、石膏各一钱（6g），甘草、木通各五分（3g）。

2. 用法

水二盅，煎至八分，食远服。现代用法：水煎服。

3. 功用

疏风养血，清热除湿。

4. 主治

风疹、湿疹。皮肤疹出色红，或遍身云片斑点，瘙痒，抓破后渗出津水，苔白或黄，脉浮数。

5. 方解

方中荆芥、防风、蝉蜕、牛蒡子辛散以达邪，疏风以止痒，为君药。风湿相搏而致水液流溢，苍术祛风除湿，苦参清热燥湿，木通渗利湿热，俱为臣药。风邪易于化热，故用石膏、知母清热泻火；风热或风湿浸淫血脉则伤阴血，苦寒渗利之品亦可伤及阴血，故用当归、生地黄、胡麻以养血活血，滋阴润燥，既补已伤之阴血，且达"治风先治血，血行风自灭"之意，又制约诸药之温燥，皆为佐药。甘草清热解毒，调和诸药，为使药。合而用之，共奏疏风养血、清热除湿之功。

（八）牵正散（《杨氏家藏方》）

1. 组成

白附子、白僵蚕、全蝎（去毒，并生用），各等分（各5g）。

2. 用法

上为细末，每服一钱（3g），热酒调下，不拘时候。现代用法：共为细末，每次3g，温酒送服，日服2~3次；亦可作汤剂，水煎服。

3. 功用

祛风化痰，通络止痉。

4. 主治

风痰阻于头面经络所致口眼㖞斜。

5. 方解

方中白附子辛温燥烈，入阳明走头面，祛风化痰，尤善治头面之风，为君药。僵蚕、全蝎均能祛风止痉，其中全蝎长于通络，僵蚕并能化痰，共为臣药。热酒调服，可宣通血脉，并能引药入络，直达病所，以为佐使。诸药合用，使风散痰消，经络通畅，口眼㖞斜得以复正，是名"牵正"。

（九）小活络丹（《太平惠民和剂局方》）

1. 组成

川乌（炮，去皮、脐）、草乌（炮，去皮、脐）、地龙（去土）、天南星（炮）各六两（6g），乳香（研）、没药（研）各二两二钱（5g）。

2. 用法

上为细末，入研药和匀，酒面糊为丸，如梧桐子大，每服二十丸，空心，日午冷酒送下，荆芥茶下亦得。现代用法：为蜜丸，每丸重3g，每服1丸，每日2次，陈酒或温开水送服；亦可作汤剂，川乌、草乌先煎30分钟。

3. 功用

祛风除湿，化痰通络，活血止痛。

4. 主治

风寒湿痹。肢体筋脉疼痛，麻木拘挛，关节屈伸不利，疼痛游走不定。亦治中风，手足不仁，日久不愈，经络湿痰瘀血，而见腰腿沉重，或腿臂间作痛。

5. 方解

方中川乌、草乌大辛大热，祛风除湿，温经通络，且止痛作用强，共为君药。天南星辛温燥烈，祛风燥湿化痰，以除经络中之风痰湿浊，是为臣药。佐以乳香、没药行气活血，化瘀通络，使气血流畅，则风寒湿邪不得留滞，亦有止痛之功；地龙性善走窜，为入络之佳品，功能通经活络。以酒送服，取其辛散温通之性以助药势，并可引诸药直达病所，为使药。诸药合用，使风寒湿邪与痰浊、瘀血得以祛除，经络疏通，营卫调和，则肢体肌肤得以温养，诸症自可痊愈。

（十）大活络丹（《兰台轨范》）

1. 组成

白花蛇（酒浸）、乌梢蛇（酒浸）、威灵仙（酒浸）、两头尖（酒浸）、草乌、天麻（煨）、全蝎（去毒）、何首乌（黑豆水浸）、龟甲（炙）、麻黄、贯众、甘草（炙）、羌活、官桂、藿香、乌药、黄连、熟地黄、大黄（蒸）、木香、沉香各二两（各60g），细辛、赤芍、没药（去油，另研）、丁香、乳香（去油，另研）、僵蚕、天南星（姜制）、青皮、骨碎补、白蔻、安息香（酒蒸）、黑附子（制）、黄芩（蒸）、茯苓、香附（酒浸，焙）、玄参、白术各一两（各30g），防风二两半（75g），葛根、虎胫（豹骨代）、当归各一两半（各45g），血竭（另研）七钱（21g），地龙（炙）、犀角（水牛角代）、麝香（另研）、松脂各五钱（各15g），牛黄（另研）、片脑（冰片，另研）各一钱半（各4.5g），人参三两（90g）。

2. 用法

上共五十味为末，蜜丸如桂圆核大，金箔为衣。每服一丸（5g），陈酒送下，每日2次。

3. 功用

祛风扶正，活络止痛。

4. 主治

中风瘫痪、痿痹、阴疽、流注，或治跌打损伤等。

5. 方解

方中草乌、黑附子、天麻、麻黄、羌活、细辛、官桂、防风、葛根祛风散寒，白花蛇、乌梢蛇、全蝎、地龙搜风通络，藿香、乌药、木香、沉香、丁香、白蔻、青皮、安息香、香附行气化湿，两头尖、赤芍、没药、乳香、血竭活血止痛，僵蚕、天南星祛风痰，麝香、牛黄、冰片辛香走窜除邪，黄连、黄芩、贯众、犀角、大黄、玄参清伏热，人参、白术、茯苓、甘草补气，熟地黄、当归补血，何首乌、龟甲、骨碎补、虎骨、威灵仙、松脂补肝肾，强筋骨。诸药合用，邪正兼顾，共奏祛风扶正、活络止痛之功。解表以调和营卫，理气以顺乎津液，化湿邪而逐痰浊，清心热而开清窍，搜剔风邪通经络，补气活血养肝肾。五十味药，面面俱到，寒热温补清，章章俱见，凡遇中风，无须辨证，即可一试，因为诸法尽括其中，这大概是制方人之原意。

（十一）菊花茶调散（《丹溪心法附余》）

1. 组成

菊花、川芎、荆芥穗、羌活、甘草、白芷各二两（各60 g），细辛（洗净）一两（30 g），防风（去节）一两半（45 g），蝉蜕、僵蚕、薄荷各五钱（各15 g）。

2. 用法

上为末。每服二钱（6 g），食后茶清调下。

3. 功用

疏风止痛，清利头目。

4. 主治

风热上犯头目之偏正头痛，或巅顶痛，头晕目眩。

5. 方解

川芎辛香走窜，上达头目，善祛风止头痛，为"头痛必用之药"。薄荷轻清上行，疏风散邪，清利头目，荆芥穗疏风解表，"能清头目上行"，与薄荷同用疏头风，并助川芎止头痛之力。羌活、白芷、细辛疏风止头痛，其中羌活善治太阳经头痛，白芷善治阳明经头痛，细辛善治少阴经头痛。防风辛散上行，疏散上部风邪。菊花、僵蚕、蝉蜕疏散风热。故本方对偏正头痛及眩晕偏于风热者较为合适。甘草调和药性。用时以清茶调下，取茶叶之苦寒，既可上清头目，又能制约风药过于温燥与升散，使升中有降。

（十二）苍耳子散（《重订严氏济生方》）

1. 组成

辛夷仁半两（6 g），苍耳子（炒）二钱半（5 g），香白芷一两（9 g），薄荷叶半钱（3 g）。

2. 用法

并晒干，为细末，每服二钱（6 g），用葱茶清，食后调服。

3. 功用

疏风止痛，通利鼻窍。

4. 主治

风邪上攻之鼻渊。症见鼻塞、流浊涕，不辨香臭，前额头痛等。

5. 方解

苍耳子祛风除湿，通窍止痛，善治鼻渊。辛夷、香白芷祛风疏表，宜通鼻窍。

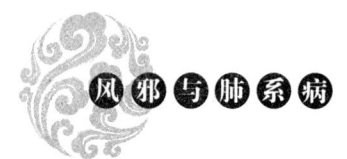

薄荷清利头目，疏风散邪，芳香通窍。

（十三）小续命汤（《备急千金要方》）

1. 组成

麻黄、防己、人参、桂心、黄芩、芍药、甘草、川芎、杏仁各一两（各9g），防风一两半（12g），附子一枚（9g），生姜五两（6g）。

2. 用法

上十二味，㕮咀，以水一斗二升，先煮麻黄三沸去沫，内诸药，煮服三升，分三服甚良。不瘥，更合三四剂必佳，取汗随人风轻重虚实也。

3. 功用

祛风散寒，益气温阳。

4. 主治

阳气不足，风中经络。症见口眼歪斜，语言不利，筋脉拘急，半身不遂，或神志闷乱等。亦治风湿痹痛。

5. 方解

麻黄、防风、防己、生姜辛温宣散祛风。人参、附子、桂心、甘草益气助阳扶正。杏仁理卫气，芍药、川芎养血调血，黄芩清除郁热。甘草兼调和诸药。

（十四）当归饮子（《济生方》）

1. 组成

当归（去芦）、白芍、川芎、生地黄（洗）、白蒺藜（炒，去尖）、防风（去芦）、荆芥穗各一两（9g），何首乌、黄芪（去芦）各半两（6g），甘草（炙）半两（3g）。

2. 用法

上㕮咀，每服四钱（12g），用水一盏半，加生姜五片，煎至八分，去滓温服，不拘时候。

3. 功用

养血活血，祛风止痒。

4. 主治

血虚有热，风邪外袭。症见皮肤疮疥，或肿或痒，或发赤疹瘙痒。

5. 方解

当归饮子虽是辨治血虚风热证的代表方，但在临床中对血虚寒热夹杂证等病变也具有良好治疗作用。方中荆芥穗疏散，防风润散，白蒺藜止痒，生地黄清热凉血，当归补血活血，白芍补血敛阴，何首乌补血养阴，川芎理血行气，甘草益气和中，黄芪益气固表。

（十五）玉真散（《外科正宗》）

1. 组成

天南星、防风、白芷、天麻、羌活、白附子各等分。

2. 用法

上为细末，每服二钱，用热酒一盅调服。外用适量，敷伤处。若牙关紧急，腰背反张者，每服三钱，用热童便调服。

3. 功用

祛风化痰，定搐止痉。

4. 主治

破伤风。牙关紧急，口撮唇紧，身体强直，角弓反张，甚则咬牙缩舌，脉弦紧。风痰阻滞，头痛、腰痛。

5. 方解

方中白附子祛风解痉，配天麻、天南星、羌活、防风加强解痉作用。羌活、防风、白芷又是祛风散寒之品，使其致痉毒素从汗外泄。热酒或童便调服，取其通经络、行气血之功。此为治疗破伤风方，以先有外伤，继见牙关紧急、项背强直为其辨证要点。治风痰上攻而成头痛，风痰阻络而成腰痛，亦有较好疗效，以兼见苔白而腻为使用指征。

（十六）羌活胜湿汤（《脾胃论》）

1. 组成

羌活、独活各一钱（各6g），藁本、防风、甘草（炙）各五分（各3g），蔓荆子三分（2g），川芎二分（1.5g）。

2. 用法

上㕮咀，都作一服，水二盏，煎至一盏，去滓，食后温服。现代用法：水煎服。

3. 功用

祛风胜湿止痛。

4. 主治

风湿犯表之痹证。肩背痛不可回顾，头痛身重，或腰脊疼痛，难以转侧，苔白，脉浮。

5.方解

方中羌活、独活辛苦温燥，皆可祛风除湿，通利关节。其中羌活善祛上部风湿，独活善祛下部风湿，二者合用，可散周身风湿而止痹痛，共为君药。防风散风胜湿而治一身之痛；川芎上行头目，旁通络脉，既可疏散周身风邪，又能活血行气而止头身之痛，共助君药散邪通痹止痛之力，用为臣药。藁本疏散太阳经之风寒湿邪，且善达巅顶而止头痛；蔓荆子亦轻浮上行，主散头面之邪，并可清利头目，俱为佐药。甘草缓诸药辛散之性，并调和诸药，为佐使药。诸药配伍，可祛风胜湿，宣痹止痛。

（十七）独活寄生汤（《备急千金要方》）

1.组成

独活三两（9g），桑寄生、杜仲、牛膝、细辛、秦艽、茯苓、肉桂心、防风、川芎、人参、甘草、当归、芍药、干地黄各二两（各6g）。

2.用法

上㕮咀，以水一斗，煮取三升，分三服，温身勿冷也。现代用法：水煎服。

3.功用

祛风湿，止痹痛，益肝肾，补气血。

4.主治

痹证日久，肝肾两虚，气血不足证。腰膝疼痛，肢节屈伸不利，或麻木不仁，畏寒喜温，心悸气短，舌淡苔白，脉细弱。

5.方解

方中重用独活为君，辛苦微温，善治伏风，长于祛下焦风寒湿邪而除痹痛。细辛发散阴经风寒，搜剔筋骨风湿；防风、秦艽祛风胜湿，活络舒筋；肉桂心温里祛寒，通行血脉。四药助君祛风胜湿，宣痹止痛，共为臣药。桑寄生、牛膝、杜仲补肝肾，祛风湿，壮筋骨；当归、芍药、干地黄、川芎养血活血，寓"治风先治血，血行风自灭"之意；人参、茯苓、甘草补气健脾，皆为佐药。甘草调和诸药，又为使药。诸药合用，风寒湿邪俱除，肝肾强健，气血充盛，诸症自缓。

（十八）半夏白术天麻汤（《医学心悟》）

1.组成

半夏一钱五分（9g），天麻、茯苓、橘红各一钱（各6g），白术三钱（18g），甘草五分（3g）。

2. 用法

生姜一片，大枣二枚，水煎服。现代用法：加生姜1片，大枣2枚，水煎服。

3. 功用

化痰息风，健脾祛湿。

4. 主治

风痰上扰证。眩晕，头痛，胸膈痞闷，恶心呕吐，舌苔白腻，脉弦滑。

5. 方解

本方乃二陈汤去乌梅，加天麻、白术、大枣而成。方中半夏辛温而燥，燥湿化痰，降逆止呕；天麻甘平而润，入肝经，善于平肝息风而止眩晕。二者配伍，长于化痰息风，"头旋眼花，非天麻、半夏不除"，共为君药。白术健脾燥湿；茯苓健脾渗湿，以治生痰之本，与半夏、天麻配伍，加强化痰息风之效，共为臣药。橘红理气化痰，使气顺痰消，为佐药。使以甘草调药和中，煎加姜、枣以调和脾胃。诸药合用，共奏化痰息风、健脾祛湿之效。

二、平息内风剂

（一）羚角钩藤汤（《通俗伤寒论》）

1. 组成

羚角片（先煎）一钱半（4.5g），霜桑叶二钱（6g），京川贝（去心）四钱（12g），鲜生地黄五钱（15g），双钩藤（后入）三钱（9g），滁菊花三钱（9g），茯神木三钱（9g），生白芍三钱（9g），生甘草八分（3g），淡竹茹（鲜刮，与羚角先煎代水）五钱（15g）。

2. 用法

水煎服。

3. 功用

凉肝息风，增液舒筋。

4. 主治

肝热生风证。高热不退，烦闷躁扰，手足抽搐，发为痉厥，甚则神昏，舌绛而干，或舌焦起刺，脉弦数。

5. 方解

方中羚羊角咸寒入肝，清热凉肝息风；双钩藤甘寒入肝，清热平肝，息风解痉。二者合用，相得益彰，清热凉肝、息风止痉之功益著，共为君药。霜桑叶、滁菊花辛凉疏泄，清热平肝，助君药凉肝息风之效，用为臣药。热极动风，风火相煽，最易耗阴劫液，故用鲜生地黄凉血滋阴，生白芍养阴柔肝，二者与辛疏之桑叶、菊花相伍，亦寓适肝体阴用阳之法，又生白芍合甘草，酸甘化阴，养阴增液，舒筋缓急，与君药相配，标本兼顾，可增强息风解痉之效；邪热亢盛，每易灼津成痰，故用京川贝母、鲜竹茹以清热化痰；热扰心神，以茯神木平肝宁心安神，俱为佐药。甘草兼和诸药，为使药。诸药相配，共奏凉肝息风、增液舒筋之功。

（二）镇肝熄风汤（《医学衷中参西录》）

1. 组成

怀牛膝一两（30 g），生赭石（轧细）一两（30 g），生龙骨（捣碎）五钱（15 g），生牡蛎（捣碎）五钱（15 g），生龟甲（捣碎）五钱（15 g），生杭白芍五钱（15 g），玄参五钱（15 g），天冬五钱（15 g），川楝子（捣碎）二钱（6 g），生麦芽二钱（6 g），茵陈二钱（6 g），甘草钱半（4.5 g）。

2. 用法

水煎服。

3. 功用

镇肝息风，滋阴潜阳。

4. 主治

类中风。头晕目眩，目胀耳鸣，脑部热痛，面色如醉，心中烦热，或时常噫气，或肢体渐觉不利，口眼渐形歪斜；甚或眩晕颠仆，昏不知人，移时始醒；或醒后不能复原，脉弦长有力。

5. 方解

方中怀牛膝苦酸性平，归肝、肾经，重用以引血下行，折其阳亢，并有补益肝肾之效，为君药。生赭石质重沉降，镇肝降逆，合怀牛膝引气血下行以治其标；生龙骨、生牡蛎、生龟甲、生杭白芍益阴潜阳，镇肝息风，共为臣药。玄参、天冬滋阴清热，壮水涵木；肝为刚脏，喜条达而恶抑郁，过用重镇之品以强制，势必影响其疏泄条达之性，故又以茵陈、川楝子、生麦芽清泻肝热，疏理肝气，以顺肝性，利于肝阳的平降镇潜，均为佐药。甘草调和诸药为使，合生麦芽又能和胃安中，以防金石、介壳类药物物质重碍胃之弊。诸药相伍，共奏镇肝息风、滋阴潜阳之功。方中茵陈，张锡纯谓"茵陈为青蒿之嫩者"，故此，后世遂有或用茵陈，或用青蒿者。然据《医学衷中参西录》"茵陈解"及有关医案分析，似以茵陈为是。

（三）天麻钩藤饮（《中医内科杂病证治新义》）

1. 组成

天麻（9g），钩藤后下（12g），生石决明先煎（18g），栀子、黄芩（各9g），川牛膝（12g），杜仲、益母草、桑寄生、首乌藤、朱茯神（各9g）。（注：原著本方无用量。）

2. 用法

水煎服。

3. 功用

平肝息风，清热活血，补益肝肾。

4. 主治

肝阳偏亢，肝风上扰证。头痛，眩晕，失眠，舌红苔黄，脉弦数。

5. 方解

方中天麻、钩藤平肝息风，为君药。生石决明咸寒质重，平肝潜阳，除热明目，助君药平肝息风之力；川牛膝引血下行，兼益肝肾，并能活血利水，共为臣药。杜仲、桑寄生补益肝肾以治本；栀子、黄芩清肝降火，以折其亢阳；益母草合川牛膝活血利水，以利平降肝阳；首乌藤、朱茯神宁心安神，均为佐药。诸药合用，共奏平肝息风、清热活血、补益肝肾之功。

（四）大定风珠（《温病条辨》）

1. 组成

生白芍六钱（18g），阿胶三钱（9g），生龟甲四钱（12g），干地黄六钱（18g），麻仁二钱（6g），五味子二钱（6g），生牡蛎四钱（12g），麦冬（连心）六钱（18g），炙甘草四钱（12g），鸡子黄（生）二枚（2个），鳖甲（生）四钱（12g）。

2. 用法

水八杯，煮取三杯，去滓，入阿胶烊化，再入鸡子黄，搅令相得，分三次服。

现代用法：水煎去渣，入阿胶烊化，再入鸡子黄搅匀，分3次温服。

3. 功用

滋阴息风。

4. 主治

阴虚风动证。温病后期，神倦瘛疭，舌绛苔少，脉弱有时时欲脱之势。

5. 方解

方中鸡子黄、阿胶均为血肉有情之品，滋阴养液以息风，为君药。重用生白芍、干地黄、麦冬滋水涵木，柔肝濡筋，为臣药。阴虚则阳浮，故以生龟甲、鳖甲、生牡蛎等介类潜镇之品滋阴潜阳，重镇息风；麻仁养阴润燥；五味子味酸善收，与滋阴药相伍而收敛真阴，配生白芍、甘草能酸甘化阴。以上诸药协助君臣以加强滋阴息风之功，均为佐药。炙甘草调和诸药，为使。诸药相伍，使真阴得复，浮阳得潜，则虚风自息。本方系由《温病条辨》加减复脉汤（炙甘草、干地黄、生白芍、阿胶、麦冬、麻仁）加味而成。由于温病时久，邪热灼伤真阴，虚风内动，故加鸡子黄、五味子、生龟甲、鳖甲、生牡蛎等滋阴潜阳之品，从而由滋阴润燥之方衍化而成滋阴息风之剂。

（五）小定风珠（《温病条辨》）

1. 组成

鸡子黄（生用）一枚（1个），真阿胶二钱（6 g），生龟甲六钱（18 g），童便一杯（15 mL），淡菜三钱（9 g）。

2. 用法

水五杯，先煮生龟甲、淡菜，得二杯，去滓，入阿胶，上火烊化，内鸡子黄，搅令相得，再冲童便，顿服之。

3. 功用

滋阴息风止哕。

4. 主治

温邪久踞下焦，既厥且哕，脉细而劲。

5. 方解

方中鸡子黄味甘入脾，镇定中焦，上通心气，下达肾气；阿胶为血肉有情之品，补血滋阴力强，二药合用，滋阴以息风，为主药。生龟甲有育阴潜阳、柔肝息风之功效。淡菜性本清凉，为补虚养肾之要药，善治肾虚有热，留结筋脉，阴虚阳动之证。"童便以浊液以归阴道",故用之为使。诸药合用,可使阴液增,浮阳潜,虚风息,共奏滋阴息风之效。为治疗温病后期虚风内动的有效方剂。

(六)三甲复脉汤(《温病条辨》)

1. 组成

炙甘草六钱(18g),干地黄六钱(18g),生白芍六钱(18g),麦冬(不去心)五钱(15g),阿胶三钱(9g),麻仁三钱(9g),生牡蛎五钱(15g),生鳖甲八钱(24g),生龟甲一两(30g)。

2. 用法

水八杯,煮取三杯,分三次服。

3. 功用

滋阴复脉,潜阳息风。

4. 主治

温病热邪久稽下焦,热深厥甚。脉细促,心中憺憺大动,甚者心中痛,或手足蠕动者。

5. 方解

本方出自《温病条辨》,为吴鞠通用治下焦温病热灼真阴、虚风内动之方,与加减复脉汤、一甲复脉汤、二甲复脉汤、大定风珠等方同属"复脉辈"方剂,即吴鞠通在《温病条辨·下焦篇》中结合自身临床经验,在《伤寒论》炙甘草汤的基础上进行加减创制形成的系列方。加减复脉汤系在炙甘草汤的基础上去人参、桂枝、生姜、清酒、大枣,加入生白芍,易生地黄为干地黄而成。吴鞠通曰"去参、桂、姜、枣之补阳,加白芍收三阴之阴,故云加减复脉汤",认为"在仲景当日,治伤于寒者之脉结代,自有取于参、桂、姜、枣以复脉之阳,今伤于温者之阳亢阴竭,不得再补其阳也,用古法而不拘用古方,医者之化裁也"。"复脉辈"即以此为基础衍化而出:原方去麻仁加牡蛎为"一甲复脉汤";原方加生牡蛎、生鳖甲为"二甲复脉汤";再加生龟甲为"三甲复脉汤";再加五味子、鸡子黄为"大定风珠"。诸方分证有异,主证相同,为吴鞠通治疗温热病邪深入下焦、肝肾阴伤之主方。其中三甲复脉汤采用咸寒甘润之法,方中以加减复脉汤诸药复其阴,用生牡蛎、生鳖甲、生龟甲三味质地沉重的甲壳药滋阴清热,重镇潜阳,以息虚风,具有养心安神、潜阳息风之功,适用于温病后期,温热伤阴,阴亏已甚,虚风内动,心悸动而痛之证。

(七)阿胶鸡子黄汤(《通俗伤寒论》)

1. 组成

陈阿胶(烊冲)二钱(6g),生白芍三钱(9g),石决明(杵)五钱(15g),双钩藤二钱(6g),大生地四钱(12g),清炙草六分(2g),生牡蛎(杵)四钱(12g),络石藤三钱(9g),茯神木四钱(12g),鸡子黄(先煎代水)二枚(2个)。

2. 用法

水煎服。

3. 功用

滋阴养血,柔肝息风。

4. 主治

邪热久稽,阴血不足,虚风内动证。筋脉拘急,手足瘛疭,或头晕目眩,舌绛苔少,脉细数。

5. 方解

方中陈阿胶、鸡子黄乃血肉有情之品,滋阴养血,濡养筋脉,共为君药。生地黄、白芍滋阴养血,柔肝息风,为臣药。阴血虚者无以制阳,肝阳浮亢而生风,故以双钩藤、石决明、生牡蛎平肝潜阳而息风;茯神木平肝安神,兼能通络;络石藤舒筋活络,均为佐药。炙甘草调和诸药,合生白芍酸甘化阴,舒筋缓急,用为佐使。诸药相配,共奏养血滋阴、柔肝息风之功。

(八)建瓴汤(《医学衷中参西录》)

1. 组成

生怀山药一两(30g),怀牛膝一两(30g),生赭石(轧细)八钱(24g),生龙骨(捣碎)六钱(18g),生牡蛎(捣碎)六钱(18g),生怀地黄六钱(18g),生杭芍四钱(12g),柏子仁四钱(12g)。

2. 用法

磨取铁锈浓水,以之煎药。

3. 功用

镇肝息风,滋阴安神。

4. 主治

肝阳上亢证。头目眩晕,耳鸣目胀。心悸健忘,烦躁不宁,失眠多梦,脉弦长而硬。

5. 方解

方中重用怀牛膝引血下行,并补益肝肾;生怀山药、生杭白芍、生怀地黄滋养阴液,柔肝息风;生龙骨、生牡蛎、生赭石镇肝潜阳,降逆平冲;柏子仁养心安神。诸药同用,以使脑中之血下降,从而达到镇肝息风、安神养血的目的。

(九)加减复脉汤(《温病条辨》)

1. 组成

炙甘草六钱(18 g),干地黄六钱(18 g),生白芍六钱(18 g),麦冬五钱(15 g),阿胶三钱(9 g),麻仁三钱(9 g)。

2. 用法

水八杯,煮取三杯,分三次服。剧者,加甘草至一两(30 g),地黄、白芍至八钱(24 g),麦冬七钱(21 g)。日三,夜一服。

3. 功用

滋阴养血,生津润燥。

4. 主治

温热病后期阴液亏虚证。症见身热面赤,口干舌燥,脉虚大,手足心热。

5. 方解

方中干地黄、生白芍、麦冬、阿胶滋阴养血,生津润燥,为方中主药。炙甘草补益心气,调中和胃;麻仁润肠通便。全方合用,以达养血敛阴、生津润燥之功效。

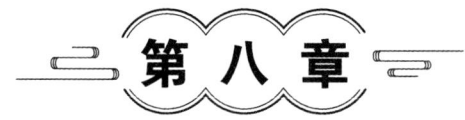

第八章

风邪各证与肺系病

第一节 风寒袭肺证与肺系病

风寒袭肺证是风寒侵袭，肺卫失宣，以咳嗽、咯白稀痰、恶风寒等为主要表现的证候。常见于感冒、咳嗽、喘证等疾病。临床主要表现为咳嗽，咯少量白稀痰，气喘，微有恶寒发热，鼻塞，流清涕，咽痒，或见身痛无汗，舌苔薄白，脉浮紧等。多由外感风寒，侵袭肺卫，肺卫失宣所致。风寒外邪，经皮毛、口鼻犯肺，肺气被束，失于宣降而上逆，故咳嗽；肺失通调，津液不布，聚肺成痰，随气上逆，故痰清色白；风寒犯肺，肺气失宣，鼻咽不利，故鼻塞流清涕，咽痒；风寒外束，卫阳被遏，肌表失于温煦，故恶寒；卫阳被郁，邪正相争，故发热；风寒袭表，寒凝气滞，经气不利，故头身疼痛；寒性收引，腠理闭塞，故无汗；舌苔薄白，脉浮紧，为风寒在表之象。

一、感冒之风寒袭肺

（一）概述

临床表现：恶寒重，发热轻、无汗，头痛，肢体酸楚，甚而疼痛，鼻塞声重，喷嚏，时而流清涕，咽痒，咳嗽，痰白稀薄，舌苔薄白，脉浮或浮紧。

病机：风寒外束，卫阳被郁，腠理内闭，肺气不宣。

治法：辛温解表，宣肺散寒。

代表方：荆防达表汤或荆防败毒散加减。前方疏风散寒，用于风寒感冒轻症；

后方辛温发汗，疏风散寒兼以祛湿，用于时行感冒风寒夹湿证。

方药：荆芥、防风、紫苏叶、淡豆豉、葱白、生姜等解表散寒；杏仁、前胡、桔梗、甘草、橘红宣通肺气。

加减：若恶寒甚，加麻黄、桂枝；鼻塞流涕重者，加辛夷、苍耳子；周身疼痛，头痛头胀，身热不扬者，加羌活、独活；头项强痛，加白芷、葛根；胸闷痞满，不思饮食，舌苔白腻，加广藿香、苍术、厚朴。

(二) 现代研究

1. 荆防败毒散加减

组成：荆芥10 g，防风10 g，茯苓15 g，生甘草6 g，枳壳10 g，柴胡10 g，前胡10 g，羌活10 g，独活10 g，川芎10 g，桔梗6 g，薄荷10 g，生姜3 g，芦根15 g。

崔娜娟将风寒型感冒患者分为治疗组和对照组，每组30例，治疗组予以荆防败毒散加味，对照组予服酚麻美敏胶囊，对比治疗后两组的症状改善情况及疗效，从而观察荆防败毒散加味治疗风寒型感冒的治疗效果。研究结果显示，治疗组临床症状改善情况优于对照组，差异有统计学意义（$P<0.05$）；治疗组的疗效优于对照组，差异有统计学意义（$P<0.05$），提示中药荆防败毒散加味治疗风寒型感冒疗效显著。

2. 小青龙汤

组成：炙麻黄9 g，桂枝12 g，白芍12 g，细辛6 g，干姜10 g，五味子10 g，法半夏12 g，炙甘草6 g。

李晶洁等选择2015年1月至2017年6月期间某中医医院门诊及病房收治的风寒感冒患者120例，随机分为治疗组及对照组各60例，治疗组给予小青龙汤，对照组给予复方氨酚烷胺胶囊。治疗后，分析两组的临床疗效，以观察小青龙汤治疗风寒感冒60例的临床疗效。研究结果显示，治疗组临床症状改善情况优于对照组，差异有统计学意义（$P<0.05$）；治疗组的临床疗效优于对照组，差异有统计学意义（$P<0.05$），提示中药小青龙汤治疗风寒型感冒疗效显著。

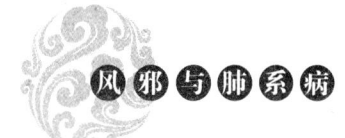

二、咳嗽之风寒袭肺

（一）概述

临床表现：咳嗽声重，气急咽痒，咳痰稀薄色白，鼻塞，流清涕，头痛，肢体酸痛，恶寒发热，无汗，舌苔薄白，脉浮或浮紧。

病机：风寒外束，内袭于肺，肺气失宣，肺气郁闭，不得宣通。

治法：疏风散寒，宣肺止咳。

代表方：三拗汤合止嗽散加减。

方药：炙麻黄，杏仁，荆芥，桔梗，紫菀，百部，白前，陈皮，甘草。

加减：若夹痰湿，咳而痰黏，胸闷，苔腻者，加法半夏、厚朴、茯苓以燥湿化痰。若风寒外束，肺热内郁，俗称"寒包火"，可用麻杏石甘汤。此证与燥邪伤肺不同，不宜早投清润之剂。若风寒兼湿，症见咳嗽痰多，兼有胸脘作闷，舌苔白腻，脉濡，此为湿邪内郁，复感风寒之邪，肺气失于宣畅所致，治宜疏散风寒，兼以燥湿祛痰，用杏苏散加厚朴、苍术之类。若素有寒饮伏肺，而兼见咳嗽上气，痰液清稀，胸闷气急，舌质淡红，苔白而滑，脉浮紧或弦滑者，治宜疏风散寒，温化寒饮，可用小青龙汤加减。

中成药用苏黄止咳胶囊、三拗片。

1. 苏黄止咳胶囊

用法：口服。每次3粒，每日3次。

功效：疏风宣肺，止咳利咽。

成分：麻黄、紫苏叶、地龙、蜜枇杷叶、炒紫苏子、蝉蜕、前胡、炒牛蒡子、五味子。

适应证：适用于风邪犯肺，肺气失宣所致的咳嗽，咽痒，痒时咳嗽，干咳无痰，或呛咳阵作，气急，遇冷空气、异味等因素突发或加重，或夜卧晨起咳剧，感冒后咳嗽及咳嗽变异性哮喘符合上述证候者。

2. 三拗片

用法：口服。每次2片，每日3次，7日为1个疗程。

成分：麻黄、苦杏仁、甘草、生姜。

适应证：用于风寒袭肺证，症见咳嗽声重，咳嗽痰多，痰白清稀；急性支气管炎病情轻见上述证候者。

（二）名医经验

1. 伍炳彩

伍炳彩教授治疗风寒犯肺型咳嗽，常采用疏散风寒、宣通肺气之法。伍教授认为，此类咳嗽临床表现为痰多，色稀白，呈泡沫状，喉间有痰声，易咳出，且头痛，鼻塞，流清涕，或伴有怕冷、畏寒，无汗，舌淡红，苔薄白，脉浮紧，用药宜轻扬宣散，体现吴鞠通"治上焦如羽，非轻不举"之旨，避免过用寒凉，妨碍肺气宣发，切忌收涩留邪。如外寒兼内有水饮者，表现为喉有水鸡声，常采用温化寒饮法。

2. 邱晓堂

邱晓堂教授将发作时间超过 8 周的慢性咳嗽统称为"顽固性咳嗽"。其特点如下：以干咳为主，咳甚后可见少量白痰，咽干咽痒，在闻及刺激性气味或言谈较多时加重。然该类患者临床并未见咳嗽咯痰，而常以干咳为主，同时亦无风寒袭表的卫分症状，由于患者出现咽干、咽痒，而常被误诊为燥邪犯肺。根据燥为"次寒"的理论，同时结合多年的临床治疗经验，邱教授认为顽固性咳嗽以外感风寒引起者居多，乃由风寒袭肺，肺失宣降，气机上逆而作咳，咳嗽迁延日久或失治误治导致脏腑功能失调则为顽固性咳嗽。该类患者早期因诊断为"感冒"或"支气管炎"，而被运用寒凉药物或滥用抗生素来治疗，此均为失治、误治，造成风寒未能完全发散，余邪留恋，内伏于肺，壅阻肺气。因肺主气、司呼吸，以宣发肃降为要，为清虚娇嫩之脏，易受邪侵，受邪则宣发肃降失职而咳嗽不已。肺气宣发与肃降协调有序，有宣有降，清气吸入，浊气呼出，才能保证人体正常的气体交换。据此，邱教授提出顽固性咳嗽的核心病机为"风寒袭肺，肺失宣发，肺气上逆"。治疗以轻清宣肺为理念，提出"疏散风寒，宣肺止咳"的治则，以杏苏散加减组方，疗效显著。

（三）现代研究

1. 温润方

组成：炙麻黄 10 g，苦杏仁（去皮尖）10 g，细辛 5 g，五味子 5 g，生姜 10 g，枇杷叶 10 g，甘草 5 g。

张智琳等观察了自拟温润方治疗风寒袭肺型急性咳嗽病的临床疗效。研究纳入了 64 例风寒袭肺型急性咳嗽病患者，随机分为对照组（31 例）和治疗组（33 例）。对照组患者给予复方甘草口服溶液治疗，治疗组患者给予温润方治疗。

研究结果显示，治疗3、6天后，两组患者咳嗽、咯痰、恶风、咽痒、鼻塞、流涕、鼻干、口干咽燥症状评分均低于治疗前，差异均具有统计学意义（$P<0.05$）。治疗组患者治疗3天后咳嗽、咽痒、鼻干、口干咽燥症状评分均低于对照组，差异均具有统计学意义（$P<0.05$）；治疗组患者治疗6天后咳嗽、咽痒、鼻干、口干咽燥症状评分均低于对照组，差异均具有统计学意义（$P<0.05$）。两组患者治疗3、6天后咯痰、恶风、鼻塞、流涕症状评分比较，差异无统计学意义（$P>0.05$）。治疗3天后，治疗组治疗总有效率为90.9%，高于对照组的71.0%，差异具有统计学意义（$P<0.05$）。治疗6天后，治疗组患者治疗总有效率为93.9%，与对照组的90.3%比较，差异无统计学意义（$P>0.05$）。该项研究证明，在风寒袭肺型急性咳嗽病治疗中，温润方在缓解咳嗽及部分次症方面明显优于复方甘草口服溶液，起效更快。

2. 散寒宣肺汤

组成：款冬花15 g，荆芥15 g，紫菀10 g，法半夏15 g，生姜10 g，桔梗15 g。

才仔全等选取了300例风寒袭肺型急性咳嗽患者，采用抽签形式将其分为治疗组和对照组，每组150例；对照组采用右美沙芬愈创甘油醚糖浆治疗，治疗组采用散寒宣肺汤治疗，对比两组疗效。结果比较后显示，治疗组疗效更好，不良反应更少，差异具有统计学意义（$P<0.05$），提示散寒宣肺汤对于风寒袭肺型急性咳嗽患者疗效显著。

3. 温宣理肺颗粒及通宣理肺颗粒

温宣理肺颗粒组成：麻黄，细辛，生姜，法半夏，紫菀，款冬花，辛夷花，苍耳子，杏仁，甘草，紫苏子，紫苏叶，僵蚕，蝉蜕。

通宣理肺颗粒组成：紫苏叶，前胡，桔梗，麻黄，法半夏，陈皮，苦杏仁，茯苓，枳壳，黄芩。

喻强强等以随机、双盲对照研究方法，将诊断为风寒袭肺型急性咳嗽病例152例分为治疗组（温宣理肺颗粒）与对照组（通宣理肺颗粒）各76例，观察了温宣理肺颗粒治疗风寒袭肺型急性咳嗽的临床疗效及安全性。结果显示，治疗后第五、七天，治疗组改善咳嗽咯痰及咽痒、恶寒、鼻塞疗效优于对照组，差异有统计学意义；鼻流涕两组积分比较无差异（$P>0.05$）；治疗组症状总积分低于对照组，组间差异明显（$P<0.01$）；治疗第七天，治疗组总有效率（86.8%）高

于对照组（73.7%），差异有统计学意义（$P<0.05$）。治疗期间两组均未见不良反应。该项研究提示温宣理肺颗粒在改善风寒袭肺型急性咳嗽患者咳嗽、咯痰及咽痒、恶寒、鼻塞等症状方面优于通宣理肺颗粒，安全有效。

4. 温阳抗寒汤

组成：麻黄10 g，附子10 g，细辛3 g，桃仁10 g，虎耳草30 g，黄芩10 g。

胡晓宇等将110例风寒犯肺型感染后咳嗽患者随机分为对照组和观察组，每组55例。对照组患者接受常规治疗，观察组患者在对照组基础上服用温阳抗寒汤，观察温阳抗寒汤治疗风寒犯肺型感染后咳嗽的效果。研究结果显示，观察组总有效率高于对照组，差异有统计学意义（$P<0.05$）。观察组治疗后咳嗽积分、咳嗽程度、证候总积分和肿瘤坏死因子（tumor necrosis factor，TNF）、C反应蛋白（C-reactive protein，CRP）、白细胞介素（interleukin，IL）-6、IL-8水平均低于对照组，差异有统计学意义（$P<0.05$）。观察组咳嗽、咯痰、畏寒、乏力症状消失例数多于对照组，差异有统计学意义（$P<0.05$）。观察组不良反应发生率为10.91%，对照组不良反应发生率为12.73%，差异无统计学意义（$P>0.05$）。该项研究提示温阳抗寒汤可有效缓解风寒犯肺型感染后咳嗽患者的咳嗽症状，减轻咳嗽的严重程度，降低气道炎症反应水平，调节机体免疫水平。

5. 三拗汤合止嗽散

组成：炙麻黄9 g，杏仁15 g，款冬花15 g，紫苏叶15 g，百部15 g，紫菀15 g，白前15 g，桔梗15 g，荆芥12 g，陈皮10 g，甘草8 g，生姜15 g。

吴华青等将76例患者随机分为试验组和对照组，每组38例。对照组给予富马酸酮替芬片治疗，试验组在对照组基础上给予三拗汤合止嗽散中药配方颗粒剂治疗，疗程为7天，观察三拗汤合止嗽散治疗风寒袭肺型感染后咳嗽的临床疗效。研究结果显示，经治疗7天后，试验组的总有效率为93.94%（31/33），对照组为81.82%（27/33），组间比较，试验组的疗效明显优于对照组，差异有统计学意义（$P<0.01$）。两组患者的咳嗽症状积分和中医证候积分均较治疗前明显降低（$P<0.01$），且试验组对咳嗽症状积分的降低作用明显优于对照组，差异有统计学意义（$P<0.01$）。两组患者的病情程度分级均较治疗前明显改善（$P<0.01$），且试验组对病情程度分级的改善作用明显优于对照组，差异有统计学意义（$P<0.05$）。该项研究提示，在富马酸酮替芬片的基础上联合三拗汤合止嗽散治疗风寒袭肺型感染后咳嗽患者的疗效明显优于单独使用富马酸酮替芬片。

三、喘证之风寒袭肺

（一）概述

临床表现：喘息咳逆，呼吸急促，胸部胀闷，痰多稀薄有泡沫，色白质黏，常有头痛，恶寒，或有发热，口不渴，无汗，舌薄白而滑，脉浮紧。

病机：风寒上受，内舍于肺，邪气壅实，肺气不宣。

治法：宣肺散寒。

方药：麻黄汤加减。方中麻黄、桂枝宣肺散寒解表；杏仁、甘草利气化痰。喘重者，加紫苏子、前胡降逆平喘。若寒痰阻肺，见痰白清稀量多泡沫，加细辛、生姜、半夏、陈皮温肺化痰，利气平喘。若得汗而喘不平，可用桂枝加厚朴杏仁汤和营卫，利肺气。若素有寒饮内伏，复感客寒而引发者，可用小青龙汤发表温里。若寒邪束表，肺有郁热，或表寒未解，内已化热，热郁于肺，而见喘逆上气，息粗鼻煽，咯痰黏稠，并伴形寒身热，烦闷口渴，有汗或无汗，舌质红，苔薄白或黄，脉浮数或滑者，用麻杏石甘汤解表清里，宣肺平喘，还可加黄芩、桑白皮、瓜蒌、葶苈子、射干等以助其清热化痰。

（二）名医经验

刘石坚教授认为，老年喘证病因甚多，病机有寒、热、虚、实。实喘在肺，为外邪、痰浊、肝郁、气逆所致，邪壅肺气，宣降不利；虚喘在肺、脾、肾三脏。刘教授在辨证施治时，认为风寒袭肺之老年喘证症见咳嗽，痰稀或白，或恶寒，舌淡苔白，脉浮紧。治宜疏散风寒，宣通肺气。处方：紫苏叶、荆芥、桔梗、枳壳、白前各 10 g，苦杏仁 15 g，橘红（后下）、甘草、麻黄各 5 g。

（三）现代研究

1. 小青龙汤

组成：麻黄（炙）9 g，甘草（炙）、干姜各 6 g，细辛 3 g，半夏 12 g，桂枝、白芍各 10 g，五味子 6 g。痰白清稀加陈皮、茯苓、紫苏子、白芥子各 10 g。

张春蓉使用随机平行对照方法，将 290 例风寒束肺型老年慢性喘息性支气管炎急性发作住院患者按抽签法简单随机分为两组。对照组 145 例，予低流量吸氧、抗生素抗感染、祛痰、镇咳、解痉平喘等治疗。治疗组 145 例，在西医治疗的基础上加用小青龙汤。研究结果显示，治疗组显效 78 例，有效 56 例，无效 11 例，总有效率 92.41%。对照组显效 56 例，有效 48 例，无效 41 例，总有效率 71.72%。

治疗组疗效优于对照组（$P<0.01$），时间指标治疗组改善优于对照组（$P<0.01$），提示小青龙汤联合西药治疗风寒束肺型老年慢性喘息性支气管炎急性发作疗效满意。

2. 宣肺平喘汤（方1）

组成：苦杏仁9 g，麻黄8 g，细辛、法半夏、白芍、五味子、枳壳、桔梗、炙甘草各6 g。咽痒者加蝉蜕6 g，麦冬9 g；清涕者加苍耳子6 g，防风9 g；咳重者加白前、款冬花各6 g。

王晓玲等选择110例咳嗽变异性哮喘患儿，按随机数字表法分为观察组和对照组各55例。对照组采取孟鲁司特钠咀嚼片和硫酸特布他林片治疗，观察组在对照组基础上采取宣肺平喘汤治疗，连续治疗1个月。比较两组风寒袭肺证症状评分、咳嗽症状评分。比较两组治疗1个月后的疗效，观察宣肺平喘汤治疗小儿咳嗽变异性哮喘风寒袭肺证的疗效。研究结果显示，观察组总有效率为96.36%，明显高于对照组（81.82%）（$P<0.05$）。治疗后，两组风寒袭肺证症状（咳嗽、咳痰、咽痒）评分较治疗前明显减少（$P<0.01$）。观察组治疗后风寒袭肺证（咳嗽、咳痰、咽痒）症状评分明显低于对照组（$P<0.01$）。治疗后，两组夜间、日间咳嗽症状积分较治疗前减少（$P<0.01$）。治疗后，观察组夜间、日间咳嗽症状积分显著低于对照组（$P<0.01$）。该项研究提示在常规西药基础上加宣肺平喘汤辨治小儿咳嗽变异性哮喘，可明显改善患儿相关指标和咳嗽症状。

3. 宣肺平喘汤（方2）

组成：蜜麻黄10 g，五味子8 g，白前10 g，苦杏仁10 g，蝉蜕10 g，前胡10 g，桔梗8 g，蜜枇杷叶10 g，僵蚕10 g，细辛3 g，枳壳8 g，甘草6 g。喘息者，加射干8 g；痰盛者，加陈皮6 g，茯苓6 g；清涕者，加防风9 g，苍耳子6 g。

黄欢欢等选取2019年1月至2020年12月某医院儿科收治的咳嗽变异性哮喘风寒犯肺证患儿96例，按照随机数字表法分为对照组和治疗组各48例。对照组给予西医常规对症治疗，治疗组在对照组治疗方法的基础上予宣肺平喘止咳汤加减治疗。两组均以1周为1个疗程，连续治疗2个疗程后统计疗效。研究结果显示，对照组总有效率为77.08%（37/48），治疗组为91.67%（44/48），两组比较，差异有统计学意义（$P<0.05$）。治疗前两组咳嗽、咳痰、咽痒积分比较，差异无统计学意义（$P>0.05$），具有可比性；治疗后两组上述积分均显著降低，与同组治疗前比较，差异有统计学意义（$P<0.05$），且治疗组降低更显著（$P<0.05$）。

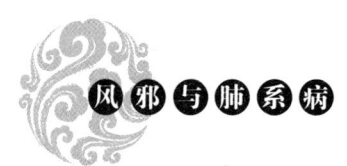

治疗前两组第一秒用力呼气容积（forced expiratory volume in one second，FEV_1）和肺活量（forced vital capacity，FVC）水平比较，差异无统计学意义（$P > 0.05$），具有可比性；治疗后两组 FEV_1、FVC 水平均明显升高，与同组治疗前比较，差异有统计学意义（$P < 0.05$），且治疗组升高更显著（$P < 0.05$）。治疗前两组 IL-17、IL-23、hs-CRP 水平比较，差异无统计学意义（$P > 0.05$），具有可比性；治疗后两组上述指标水平均明显降低，与同组治疗前比较，差异有统计学意义（$P < 0.05$），且治疗组降低更显著（$P < 0.05$）。该项研究提示，宣肺平喘止咳汤辅助治疗小儿咳嗽变异性哮喘风寒犯肺证疗效显著，可有效缓解临床症状，改善肺功能，减轻炎症反应。

4. 温肺化瘀定喘法

组方：生麻黄、地龙、桃仁、红花、炙甘草各 3 g，杏仁、瓜蒌各 6 g，半夏、黄芩、桂枝、五味子各 5 g，细辛 2 g。

郭奇选取某医院儿科 2014 年 1 月至 2015 年 12 月收治的 65 例风寒袭肺型毛细支气管炎患儿作为研究对象，根据入院顺序随机分为对照组（$n = 32$）与观察组（$n = 33$）。两组患儿入院后均进行常规治疗，对照组患儿在常规治疗基础上予以盐酸丙卡特罗口服液治疗，观察组患儿在常规治疗基础上采用温肺化瘀定喘法治疗，观察温肺化瘀定喘法治疗风寒袭肺型小儿毛细支气管炎的效果。研究结果显示，观察组患儿临床症状缓解时间短于对照组，总有效率高于对照组，差异有统计学意义（$P < 0.05$），提示温肺化瘀定喘法治疗风寒袭肺型小儿毛细支气管炎的效果确切。

四、肺胀之风寒袭肺

（一）概述

临床表现：主症为咳嗽，喘息，恶寒，痰白清稀，舌苔薄白，脉紧。次症为发热，无汗，鼻塞，流清涕，肢体酸痛，脉浮。

治法：宣肺散寒，止咳平喘。

方药：三拗汤合止嗽散加减。炙麻黄、杏仁、荆芥、紫苏叶、紫苏子、白前、百部、桔梗、枳壳、陈皮、炙甘草。

加减：痰多白黏、舌苔白腻者，加法半夏、厚朴、茯苓；肢体酸痛甚者，加羌活、独活；头痛者，加白芷、藁本；喘息明显者，加厚朴、葶苈子。

中成药用通宣理肺丸、杏苏止咳颗粒、感冒疏风颗粒。

1. 通宣理肺丸

成分：紫苏叶、前胡、桔梗、苦杏仁、麻黄、甘草、陈皮、半夏（制）、茯苓、枳壳（炒）、黄芩等。

用法：每次7g（水蜜丸）或8～10丸（浓缩丸），每日2～3次，口服。

功效：解表散寒，宣肺止嗽。

适应证：用于风寒外感所致的咳嗽，发热恶寒，鼻塞流涕，头痛无汗，肢体酸痛。

2. 杏苏止咳颗粒

成分：苦杏仁、陈皮、紫苏叶、桔梗、前胡、甘草。

用法：每次12g，每日3次，冲服。

功效：宣肺散寒，止咳祛痰。

适应证：用于风寒外感所致咳嗽，气逆。

3. 感冒疏风颗粒

成分：麻黄、苦杏仁、桂枝、白芍（酒炙）、紫苏叶、防风、独活、桔梗、谷芽（炒）、甘草等。

用法：每次3g，每日2次，口服。

功效：散寒解表，宣肺和中。

适应证：用于风寒外感所致的发热咳嗽，头痛怕冷，鼻流清涕，骨节酸痛，四肢疲倦。

（二）现代研究

1. 止声汤

组成：麻黄9g，杏仁9g，天冬9g，桔梗6g，白前9g，茯苓12g，山豆根12g，射干10g，陈皮9g，法半夏10g，青黛10g，五味子6g，甘草9g。

梁胜波等选取慢性阻塞性肺疾病（COPD）急性期患者94例，按照随机数字表法分为两组，各47例。对照组根据指南给予常规治疗措施；治疗组在对照组的基础上内服止声汤加味；两组连续治疗2周。比较两组肺功能、血气指标、风寒袭肺证主症评分及临床疗效，从而观察止声汤加味治疗老年COPD急性加重期（风寒袭肺证）患者的疗效。研究结果显示，治疗后，治疗组FEV_1、FVC、FEV_1/FVC值、血氧分压（PaO_2）显著高于对照组（$P<0.01$），二氧化碳分压

（$PaCO_2$）、风寒袭肺证主症评分显著低于对照组（$P<0.01$）；治疗组总有效率为95.74%，显著高于对照组的78.72%（$P<0.05$）。该项研究提示，在常规治疗基础上止声汤加味治疗老年COPD急性加重期（风寒袭肺证）患者疗效明显，能改善患者的肺功能、血气指标及中医证候。

2. 佳贝咳喘宁1号

组成：僵蚕6 g，贝母10 g，地龙10 g，麻黄6 g，桂枝6 g，杏仁10 g，丹参10 g，枳壳10 g，甘草6 g，桔梗6 g，鱼腥草30 g。

施国华等选择2019年6月至2020年5月某医院收治的COPD急性发作患者120例，随机分为对照组和治疗组，各60例。两组患者均给予基础治疗：祛痰止咳、平喘，抗感染治疗（抗生素的初始选择根据所在地区患者细菌耐药情况决定，后依据痰培养结果选择），根据病情给予氧疗、激素治疗和（或）无创机械通气，加强支持治疗，保证充分热量；注意水、电解质平衡，维持内环境稳定。治疗组在基础治疗的基础上辨证给予佳贝咳喘宁1号中药治疗，共治疗10天。研究结果显示，对照组患者治疗10天后总有效率为71.7%，治疗组患者治疗10天后总有效率为88.3%，与对照组相比，治疗组总有效率提高，差异具有统计学意义（$P<0.05$）。对照组和治疗组患者治疗10天后与治疗前相比FVC和FEV_1明显升高。且与对照组相比，治疗组患者肺功能指标改善程度更加明显，差异具有统计学意义（$P<0.05$）。对照组和治疗组患者治疗10天后与治疗前相比，血浆CRP、血小板压积、IL-6、TNF-α含量明显下降，且观察组血清学指标改善程度更加明显，差异具有统计学意义（$P<0.05$）。该项研究提示，佳贝咳喘宁1号联合西医基础治疗COPD急性发作患者10天后咳嗽咳痰、喘息等症状明显得到缓解，且FVC和FEV_1明显升高，肺功能明显增强，可提高生活质量、降低病死率。

3. 止咳平喘贴

组成：白芥子、延胡索、白芷、细辛各10 g，研末，取药粉5 g，按醋、凡士林与药粉按1∶1∶3比例调和，做成药饼，贴于穴位。

取穴：肺俞、天突、大椎、膏肓、肾俞。

吴丽春等筛选2021年1月至2022年3月在某中医院就诊的COPD急性期患者共72例，采取随机数字表法分为观察组与对照组，均纳入36例。对照组依据指南采取常规干预方案；观察组在对照组基础上采取止咳平喘贴治疗。两组疗程均为2周。观察止咳平喘贴治疗COPD急性期风寒袭肺证的疗效。研究结果显示，治疗 2 周后，两组 CAT 评分明显下降，并且观察组下降更显著（$P<0.01$）；两组 FEV_1、FEV_1/FVC 显著增加，并且观察组增加更显著（$P<0.01$）；观察组总有效率较对照组更高（$P<0.05$）。该项研究提示，在常规西医治疗方案基础上联合止咳平喘贴治疗 COPD 急性期风寒袭肺证患者的疗效更优，有利于患者临床症状与肺功能的改善。

第二节　风热犯肺证与肺系病

风热犯肺证指风热之邪外袭或风寒郁久化热，常见于感冒、咳嗽、哮喘、失音，以及现代医学的急、慢性支气管炎等疾病，导致肺卫失宣，以咳嗽及风热表证为主要表现的证候。临床主要表现为咳嗽，痰稠色黄，鼻塞流浊涕，咽喉肿痛，发热微恶风寒，口干微渴，舌尖红，苔薄黄，脉浮数。多由外感风热，侵袭肺卫，肺卫失宣所致。风热犯肺，肺失清肃，肺气上逆，则咳嗽；风热阳邪，灼津为痰，则痰稠色黄；风热犯肺，肺气失宣，鼻咽不利，则鼻塞流浊涕，咽喉肿痛；风热袭表，卫气抗邪，则发热；卫气被遏，肌表失于温煦，则微恶风寒；风热在表，伤津不甚，则口干微渴；舌尖红，苔薄黄，脉浮数为风热袭表之象。

一、感冒之风热犯肺

（一）概述

临床表现：身热较著，微恶风，汗泄不畅，咽干甚而咽痛，鼻塞，流黄稠鼻涕，头胀痛，咳嗽，痰黏或黄，口干欲饮，舌尖红，舌苔薄白干或薄黄，脉浮数。

病机：风热犯表，热郁肌腠，卫表失和，肺失清肃。

治法：辛凉解表，疏风清热。

代表方：银翘散、桑菊饮加减。

方药：金银花、连翘、淡豆豉、薄荷、荆芥辛凉解表，疏风清热；淡竹叶、芦根清热生津；牛蒡子、桔梗、甘草宣利肺气，化痰利咽。

加减：若发热甚，加黄芩、石膏、大青叶；头胀痛甚，加桑叶、菊花、蔓荆子；咽喉肿痛，加山豆根、玄参；咳嗽，痰黄稠，加黄芩、浙贝母、瓜蒌皮；口渴多饮，加天花粉、知母。

（二）现代研究

1. 银翘散

组成：金银花 15 g，连翘 15 g，牛蒡子 10 g，薄荷（后下）10 g，荆芥穗 5 g，淡豆豉 10 g，苦桔梗 10 g，淡竹叶 5 g，芦根 20 g，生甘草 10 g。

张学团选择 2014 年 4—6 月某医院发热门诊就诊的风热感冒患者 124 例，随机分为治疗组和对照组。以复方氨酚烷胺胶囊为对照组，银翘散为治疗组。治疗 3 天后观察两组患者临床疗效、起效时间、症状积分变化，比较两组疗效，从而探讨银翘散对临床风热感冒的疗效评价。研究结果显示，与对照组相比，治疗组症状积分、有效率及治愈时间均有显著改善，且与对照组相比有显著性差异，提示银翘散在治疗风热感冒中疗效确切，效果显著。

2. 银翘桑菊饮

组成：连翘 15 g，菊花 10 g，牛蒡子 15 g，芦根 30 g，桔梗 10 g，金银花 15 g，桑叶 10 g，淡竹叶 6 g，薄荷（后下）3 g，生甘草 3 g。

王敬斌将 136 例流感患者按照数字表法随机分为实验组和对照组各 68 例。实验组患者给予中药汤剂银翘桑菊饮口服；对照组给予双黄连口服液口服，两组患者均治疗 7 天。观察两组临床疗效、症状积分、痊愈平均时间、退热平均时间及不良反应，以观察银翘桑菊饮治疗风热犯卫型流行性感冒的疗效和安全性。研究结果显示，治疗后，实验组患者临床总有效率为 88.20%，明显高于对照组（70.59%）（$P > 0.05$）；实验组患者感冒痊愈平均时间为（47.96±13.01）小时，退热平均时间为（19.86±14.27）小时，显著低于对照组痊愈平均时间（54.32±11.56）小时及退热平均时间（25.17±13.68）小时（$P < 0.05$）；实验组患者咽痛咽干、头痛、肌肉酸痛的评分显著低于对照组（$P < 0.05$）。两组患者治疗过程中均未见严重的不良反应发生。该项研究提示，银翘桑菊饮治疗风热犯卫型流感能明显改善流感症状，疗效好，能缩短痊愈及退热时间，安全性高。

3. 银翘散联合麻杏石甘汤

组成：金银花 15 g，连翘 15 g，板蓝根 15 g，柴胡 20 g，黄芩 15 g，生麻黄 9 g，桔梗 10 g，杏仁 9 g，石膏 30 g，大枣 15 g，玄参 15 g，芦根 15 g，贯众 15 g，甘草 6 g，干姜 10 g。发热严重者加鱼腥草 10 g，咳嗽严重者加款冬花 8 g、射干 8 g，口渴严重者加天花粉 6 g。

江友贤等将 2020 年 5 月至 2022 年 10 月治疗的 84 例风热感冒患者分为联合组（42 例）与对照组（42 例）。对照组给予银翘散治疗，联合组在对照组治疗的基础上给予麻杏石甘汤加减治疗，两组都治疗 14 天，观察与记录两组的预后效果，从而探讨银翘散联合麻杏石甘汤加减治疗风热感冒的临床效果。研究结果显示，联合组治疗后的总显效率为 97.6%，与对照组的 85.7% 相比有所提高（$P < 0.05$）；联合组的症状消失时间与对照组相比有所降低（$P < 0.05$）；联合组治疗期间的不良反应发生率为 9.5%，与对照组的 14.3% 相比无统计学差异（$P > 0.05$）。该项研究提示，银翘散联合麻杏石甘汤加减治疗风热感冒能提高治疗效果，有利于快速缓解临床症状，且不会增加不良反应的发生。

二、咳嗽之风热犯肺

（一）概述

临床表现：咳嗽频剧，气粗或咳声音哑，喉燥咽痛，咳痰不爽，痰黏或稠黄，鼻流黄涕，口渴，头痛，恶风，身热，舌质红，舌苔薄黄，脉浮数或浮滑。

病机：风热犯表，卫表不和，肺失清肃，肺热伤津。

治法：疏风清热，宣肺止咳。

代表方：桑菊饮加减。

方药：桑叶、菊花、杏仁、连翘、薄荷（后下）、桔梗、芦根、甘草。

加减：若咳甚，加金银花、浙贝母、枇杷叶以清热止咳；肺热甚者，加黄芩、鱼腥草以清泻肺热；咽痛，加青果、射干以清热利咽；若内夹湿邪，症见咳嗽痰多、胸闷汗出、苔黄而腻、脉濡数者，加砂仁、佩兰以理气化湿；热伤肺津，咽燥口干，舌质红，酌加南沙参、天花粉以清热生津；痰中带血者，加白茅根、藕节以凉血止血；若夏令夹暑湿，症见咳嗽胸闷、心烦口渴、尿赤、舌质红、苔薄、脉濡数，加六一散（包煎）以疏风解暑。

（二）现代研究

1. 李氏清肺化痰饮

处方：前胡 12 g，苦杏仁、枇杷叶、浙贝母、紫菀、款冬花、生石膏各 10 g，天竺黄、龙脷叶、防风各 8 g，甘草 5 g。

周桃花等将 120 例外感咳嗽风热犯肺证患者随机分为两组，各 60 例，对照组应用头孢呋辛酯片、咳特灵胶囊、氨溴索口腔崩解片等治疗，观察组应用李氏清肺化痰饮治疗，观察比较两组临床疗效，以及主要症状咳嗽咯痰、气粗消失时间，从而观察李氏清肺化痰饮治疗风热犯肺证外感咳嗽的临床疗效。研究结果显示，治疗后观察组患者咳嗽咯痰、气粗消失时间均明显短于对照组，差异有统计学意义（$P < 0.05$），提示李氏清肺化痰饮治疗风热犯肺证外感咳嗽临床效果显著，可有效缩短疗程。

2. 疏风止咳汤

组成：桑叶 15 g，黄芩 10 g，荆芥 10 g，杏仁 10 g，桔梗 6 g，蝉蜕 6 g，薄荷（后下）6 g，白前、前胡各 15 g，蜜紫菀 15 g，蜜枇杷叶 15 g，浙贝母 10 g，生甘草 5 g。

韩林华选择某医院肺病科 2013 年 10 月至 2014 年 12 月就诊的风热犯肺型感染后咳嗽患者共 80 例。根据随机分组，按年龄、性别、病情程度及病程相同或相近的原则，将患者分为治疗组 40 例，对照组 40 例。治疗组予自拟疏风止咳汤。对照组口服酮替芬片每次 1 mg，每日 2 次；喷托维林片每次 25 mg，每日 3 次。两组疗程均为 7 天，如痊愈则按实际服药时间计算。研究结果显示，中医治疗组愈显率达 60%，总有效率达 90%，均明显优于西医对照组，提示疏风止咳汤在治疗感染后咳嗽方面具有明显优势。

3. 清宣止咳颗粒

组成：桑叶、薄荷、苦杏仁、桔梗、白芍、紫菀、枳壳、陈皮、甘草。

刘玉玲等选取 2020 年 1—12 月在某中医院儿科就诊的咳嗽风热犯肺证患儿 80 例，采用随机数字表法分为对照组和治疗组，各 40 例。对照组给予常规抗感染治疗，并根据伴随症状进行解痉止咳、化痰、退热等对症支持治疗，治疗组在对照组治疗方法的基础上予清宣止咳颗粒口服，两组均治疗 7 天后统计疗效，观察清宣止咳颗粒辅助治疗小儿咳嗽风热犯肺证的临床疗效。研究结果显示，对照组总有效率为 75.00%（30/40），治疗组为 92.50%（37/40），两组比较，差异有统计学意义（$P < 0.05$）。治疗组咳嗽消失时间、体温恢复正常时间、其他伴随症状缓解时间均较对照组短，两组比较，差异有统计学意义（$P < 0.05$ 或 $P < 0.01$）。该项研究提示，清宣止咳颗粒辅助治疗小儿咳嗽风热犯肺证能显著缩短临床症状消失时间，效果显著。

4. 桑菊饮加减方（方1）

组成：桑叶 15 g，菊花 12 g，杏仁 12 g，连翘 15 g，薄荷（后下）6 g，桔梗 12 g，芦根 12 g，前胡 12 g，黄芩 9 g，甘草 6 g。湿重者加苍术 12 g；喘甚者加炙麻黄 3 g，石膏 15 g，知母 12 g；肺热者加黄芩 10 g。

郑新远选取 2020 年 1 月至 2022 年 2 月收治的咳嗽风热犯肺证患者 80 例为研究对象，随机分为对照组和观察组各 40 例。对照组采用西医常规治疗，观察组在对照组治疗的基础上给予桑菊饮加味治疗。比较两组患者治疗后肺部咳嗽/咯痰、发热、湿啰音消退时间；白细胞计数（white blood cell count，WBC）、CRP、血清淀粉样蛋白 A（serum amyloid A，SAA）水平；动脉血氧饱和度（SaO_2）、氧分压（PaO_2）、二氧化碳分压（$PaCO_2$）水平及半年复发率，观察桑菊饮加味治疗咳嗽风热犯肺证的临床疗效。研究结果显示，对照组有效率为 82.5%，观察组有效率为 97.5%，两组有效率比较，差异有统计学意义（$P < 0.05$）；两组患者治疗后，肺部咳嗽/咯痰、发热、湿啰音等消退时间与对照组比较，差异有统计学意义（$P < 0.05$）；两组患者 WBC、CRP、SAA 水平均明显下降，差异有统计学意义（$P < 0.05$），且组间比较，差异有统计学意义（$P < 0.05$）；治疗后，两组患者 SaO_2、PaO_2、$PaCO_2$ 水平均明显降低（$P < 0.05$），且组间比较，差异有统计学意义（$P < 0.05$）；对照组复发率为 19.4%，观察组复发率为 2.9%，两组复发率比较，差异有统计学意义（$P < 0.05$）。提示桑菊饮加味可有效缓解咳嗽风热犯肺证患者的临床症状和体征，降低复发率。

5. 桑菊饮加减方（方2）

组成：桑叶、菊花各 12 g，杏仁、桔梗、连翘、芦根各 10 g，薄荷 5 g，甘草 3 g。气粗似喘情况加石膏、知母，在血分去薄荷、芦根加生地黄、玉竹、牡丹皮，肺热加黄芩，渴甚加天花粉，咽喉肿痛加玄参、板蓝根。

李宁选取 2019 年 1 月至 2021 年 6 月某医院收治的风热犯肺型咳嗽患者，使用抽签法分为两组各 35 例。对照组用常规治疗：盐酸左氧氟沙星每日 100～150 mg，分 2～3 次口服；阿莫西林克拉维酸钾每次 2 片，每日 2 次；头孢西丁钠肌内注射、静脉注射或静脉滴注，用量为 0.5～1 g，每 6～8 小时 1 次；盐酸氨溴索每次 30 mg，静脉滴注，每日 1 次。试验组用桑菊饮加减治疗。两组均治疗 1 周。研究结果显示，治疗后两组中医证候积分均有明显改善（$P < 0.05$），试验组改善更显著（$P < 0.05$），不良反应发生率低于对照组（$P < 0.05$），总有效

率高于对照组（$P < 0.05$），提示桑菊饮加减治疗风热犯肺型咳嗽效果较好。

三、肺痿之风热犯肺

（一）概述

临床表现：胸闷气急，干咳频作，或咳痰黏稠，色白或黄，乏力，发热恶风，口干口渴，咽痛，舌红或舌边尖红，苔薄黄，脉浮数。

治法：解表清热，止咳化痰。

代表方：银翘散合桑菊饮加减。

方药：金银花、连翘、桑叶、桔梗、炒杏仁、芦根、薄荷、黄芩、清半夏、浙贝母、前胡、白前、炙枇杷叶、桃仁、生甘草等。

加减：若咳嗽气促，热盛汗出者，加生石膏、知母；咽痛者，加射干、炒牛蒡子；素体气虚见乏力气短，咳声低微者，加党参、茯苓；素体阴虚见五心烦热，久咳痰少者，加沙参、麦冬、百合；发热恶风等表证好转者，去薄荷、桑叶，加蜈蚣、川芎。

（二）名医经验

1. 高洁

高洁教授临床治疗时将肺间质纤维化分为急性加重期和慢性迁延期，其中对于急性加重期风热犯肺证，高洁教授认为，肺为娇脏，位居上焦，为五脏六腑之华盖，风热犯肺或风寒袭表入里化热上干于肺，肺失宣降，肺气上逆而致本病。主症：咳嗽，咯吐白黏痰或黄痰，或伴发热，口鼻干燥，胸闷气短，舌淡，舌边尖红，苔薄黄，或舌下静脉迂曲，脉浮滑。治宜疏风清热，宣肺通络。方用银翘散合止嗽散加减。临证药用：金银花、连翘、桑叶、杏仁、前胡、紫菀、炙百部、枇杷叶、炙麻黄、川贝母、桔梗、甘草。伴有咽痒者加蝉蜕、防风，伴咽痛者加射干，有瘀血者加丹参、川芎。

2. 范伏元

范伏元教授从医三十余年，对风湿免疫疾病有着独到的见解。在治疗结缔组织相关性肺间质病变早期（肺泡炎性期）时，范伏元教授认为肺泡炎性期处于急性期，邪气盛而正气未衰，祛除外邪，压制邪气进一步入侵机体是本阶段的首要任务，故选用疏风宣肺、止咳化痰类方剂，以达到抑制炎症细胞活性，控制临床病程进展，缓解患者症状的治疗目的。邪初犯肺危害并不明显，肺虚不重，临床表现为时有刺激性干咳或咳少量黏痰，痰色白或黄，伴有咽痒，舌红苔薄黄，脉浮数。治宜疏风宣肺、止咳化痰。方选疏风宣肺汤加减，药用荆芥、桔梗、紫菀、百部、前胡、半夏、茯苓、杏仁、薄荷、川贝母、红景天、枳实。

四、肺痈之风热犯肺

（一）概述

1. 风袭卫表

临床表现：发热微恶寒，咳嗽，咳黏液痰或黏液脓性痰，痰量由少渐多，胸痛，咳时尤甚，呼吸不利，口干鼻燥，舌苔薄黄或薄白，脉浮数而滑。

病机分析：风热初客，卫表不和，故见恶寒或寒战发热；邪热蕴肺，清肃不行，络脉痹阻，故见咳嗽胸痛，咳则痛甚，胸闷气短；热蒸津液为痰，则见痰白而黏，痰量日渐增多；舌苔薄黄、脉浮数而滑为风热表证之象。此为"风中于卫""风伤皮毛"阶段，即表证期。此时风邪只侵袭肌表，尚未侵入营血，有时邪气可随呼气而排出，不致进一步加深。

治法：疏风散热，清肺化痰。

方药：银翘散加减。方中金银花、连翘清热解毒、辛凉透表为君；臣以薄荷、牛蒡子、淡豆豉、荆芥助君药解表散邪；佐以桔梗、杏仁宣肺利咽化痰，淡竹叶、芦根清热生津除烦；使以生甘草调和诸药。

加减：若内热转甚，身热，恶寒不显，咳痰黄稠，口渴者，酌加石膏、黄芩、鱼腥草以清肺泻热；痰热蕴肺，咳甚痰多，配杏仁、浙贝母、桑白皮、冬瓜仁、枇杷叶以清肺化痰；肺气不利，胸痛，呼吸不畅者，配瓜蒌皮、郁金以宽胸理气。

2. 热入营血

临床表现：咳嗽、喘满，口干咽燥，时吐浊沫，或咳痰腥臭，时时振寒发热，脉滑数或数实。

病机分析：风热邪毒随呼吸而深入，到达营分，伤及血脉，邪毒留滞在肺，开始生痈。热毒炽盛，血液凝滞而败，热盛肉腐，蓄结痈脓。痈脓溃破，咳吐出大量米粥样脓血痰，腥臭异常，此为痈溃期。舌苔黄腻，脉数实。

治法：清热解毒，化痰排脓。

代表方：葶苈大枣泻肺汤，千金苇茎汤，桔梗汤。

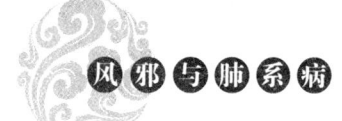

方药：葶苈大枣泻肺汤适用于肺痈初起，表证已解，而脓尚未形成，或脓已成而肺气壅滞特甚，属于形气俱实者。葶苈子辛、苦、寒，能开泻肺气，清热利水；恐其药力猛而伤正气，故而配以大枣甘温安中并缓和药性。千金苇茎汤为肺痈常用方剂，适用于痈脓已成，痰热瘀血蓄结胸中。薏苡仁、瓜蒌下气排脓，善于消内痈，桃仁活血祛瘀。桔梗汤适用于肺痈脓溃，桔梗善于宣肺祛痰排脓，生甘草清热解毒。此外，《外台秘要》就桔梗汤加入地黄、当归、白术、败酱草、桑白皮、薏苡仁，亦名为桔梗汤，被用于治疗肺痈成脓后经久不愈，气血衰弱者，可以取法。

加减：肺痈将成，千金苇茎汤宜加入蒲公英、紫花地丁、金银花、连翘等以增强清热解毒之力，促其消散；脓已成，可加入桔梗、甘草、贝母等以增强化痰排脓之疗效。桔梗汤临床上常与千金苇茎汤合用，同时可加入鱼腥草、败酱草、金银花等解毒排脓药物，疗效更佳。

（二）名医经验

1. 宋康

宋康教授认为，支气管扩张风热犯肺证患者主要临床表现为咳嗽，咳白色或黄色痰，咯血或痰中带血，胸闷气促，身热口渴，鼻燥咽干，或有恶寒发热，舌红、苔薄黄、脉浮数。宋康教授认为，风热犯肺者多为本虚标实。因患病日久，素体虚弱，复感外邪，邪气入里，化热化火，熏灼于肺而引动肺内伏痰，致使肺气上逆，发为咳嗽、咯吐脓痰。若热邪灼伤肺络，血溢脉外，则见咯血或痰中带血，每伴有身热口渴，鼻燥咽干，便干溲赤，舌红、苔薄黄、脉浮数。故急则治其标，治当解表清热，疏风宣肺，清热解毒。方以银翘散加减化裁，本方谨遵《素问·至真要大论》"风淫于内，治以辛凉，佐以苦""热淫于内，治以咸寒，佐以甘苦"之言，又宗喻嘉言芳香逐秽之说，一为芳香辟秽，清热解毒；二为辛凉中配以小量辛温之药，且温而不燥，既利于透邪，又不违辛凉之旨。

2. 曹其旭

曹其旭教授于1995年分享一则医案。邹某，男，50岁。发热恶寒，咳逆吐脓痰，烦满不得卧，面目浮肿，鼻塞不通，脉数而实，此为肺痈之候。因患者平日嗜酒，并过食辛热之物，肺有积热，又挟外邪而发。拟疏表清热排脓。处方：薄荷4.5 g，荆芥4.5 g，甘草4.5 g，黄芩9 g，桔梗6 g，枳壳6 g。服药后，外感已解，余证尚在，改予葶苈大枣泻肺汤。处方：葶苈子18 g，大枣10枚。连服

4剂,诸症渐平,改用麦冬、薏苡仁、甘草、川贝母、百合、枇杷叶、瓜蒌仁等中药,调至半个月痊愈。

3. 甘均权

甘均权教授曾分享过其将《千金》苇茎汤成功应用于临床的经验。龚某,女,6岁,1969年7月5日初诊。1969年夏,随父探亲,因发热恶寒,咳嗽胸痛,咯吐臭痰十余日而往某医院门诊就医。体温38.7℃,右上肺呼吸音减弱,可闻及湿啰音及空瓮音。白细胞$1.09×10^9$/L,中性粒细胞百分比85%,淋巴细胞百分比15%。右上肺第一、二前肋间有片状阴影,边缘清楚,密度均匀,有液平面一处。诊断:右上肺脓肿。诊见:患儿咳嗽痰黏,身热汗出,咳引右胸疼痛,咯黄脓腥臭痰,苔薄黄,脉细数。辨为暑邪外受,湿热内蕴,热壅血瘀,蕴酿于肺而成痈。即拟加味《千金》苇茎汤:苇茎30 g,桃仁6 g,薏苡仁20 g,冬瓜仁20 g,金银花15 g,黄芩6 g,鱼腥草15 g,桔梗10 g。每日1剂,排痰量逐渐增加,3日后体温下降至38℃。7日后脓痰渐排尽,体温恢复正常,半个月后复查,右上肺脓肿痊愈。

4. 吴传铎

吴传铎教授曾用桔梗汤治疗一例患者。施某,男,17岁。恶寒发热1周,咳嗽胸闷不畅,吐少量白色黏痰。白细胞$2.45×10^9$/L,中性粒细胞百分比85%,胸部X线片报告为左下肺脓疡。经住院治疗8天,使用大量抗生素,发热不退,遂邀中医诊治,用桔梗60 g,生甘草30 g。服药1剂,咳嗽增剧,翌晨吐出大量脓痰,夹有腥臭,原方继进2剂,排出多量脓痰,发热下降,减桔梗为20 g,生甘草10 g,加南沙参、金银花、鱼腥草、生薏苡仁、瓜蒌皮等,服至10余剂,脓尽热退,精神佳,饮食增,复查脓疡已消散吸收,血常规亦正常。

(三)现代研究

1. 六神丸

史苗颜等选取2019年8月至2019年9月收治于某医院的99例支气管扩张症急性加重期风热犯肺证患者,随机分为对照组(48例)和观察组(51例),对照组给予基础治疗(物理疗法、抗菌药物、非抗菌药物、止咯血、退热),观察组在对照组基础上加用六神丸,疗程1周。检测临床疗效、中医证候评分、主症起效时间及痊愈时间、炎症因子(WBC、中性粒细胞百分比、CRP)变化。研究结果显示,观察组总有效率高于对照组($P<0.05$),咽痛缓解的起效时间更短

（$P<0.05$）。治疗7天后，两组中医证候评分、炎症因子降低（$P<0.05$），以观察组更明显（$P<0.05$）。两组均未发生不良事件，安全性指标也均无明显变化。该项研究提示，六神丸联合基础治疗对支气管扩张症急性加重期风热犯肺证患者临床疗效明显。

2. 其他研究

阳淑芳在辨证分型联合西药治疗支气管扩张随机平行对照研究中，风热犯肺证使用芦根、杏仁、连翘各15 g，甘草6 g，川贝母、菊花、桑叶、桔梗各10 g。陈志新在中药汤剂联合西药治疗支气管扩张症随机平行对照研究中，风热犯肺证使用败酱草、鲜芦根各30 g，金银花20 g，黄芩、前胡各12 g，连翘、枇杷叶、陈皮、茯苓、制半夏、天竺黄、紫苏叶、白芷、荆芥、防风各10 g，薄荷6 g，甘草3 g。以上均取得了较好的疗效。

第三节　风痰阻肺证与肺系病

一、哮病之风痰阻肺

（一）概述

临床表现：喉中痰涎壅盛，声如拽锯，或鸣声如吹哨笛，咳痰黏腻难出，或为白色泡沫痰液，喘急胸满，或胸部憋塞，但坐不得卧，无明显寒热倾向，面色青暗，起病多急，常倏忽来去，发前自觉鼻、咽、眼、耳发痒，喷嚏，鼻塞，流涕，随之迅速发作，舌苔厚浊，脉滑实。

病机：风痰壅盛，阻于肺则见喉中痰涎壅盛，声如拽锯，或鸣声如吹哨笛，咳痰黏腻难出，或为白色泡沫痰液；风痰阻肺，肺气郁闭，升降失司，则见喘急胸满，或胸部憋塞，但坐不得卧；风善行而数变，外风自口鼻、皮毛而入，侵袭肺系，营卫失和，肺失宣肃，起病多急，常倏忽来去，发前自觉鼻、咽、眼、耳发痒，喷嚏，鼻塞，流涕，随之迅速发作；舌苔厚浊，脉滑实为风痰壅盛之象。

病机：痰浊伏肺，风邪引触，肺气郁闭，升降失司。

治法：祛风涤痰，降气平喘。

代表方：三子养亲汤加味。

方药：三子养亲汤由白芥子、紫苏子、莱菔子组成，白芥子温肺利气涤痰，莱菔子行气化痰，紫苏子降气化痰，止咳平喘。同时加用炙麻黄等以宣肺止咳平喘，加杏仁、前胡、白前、枇杷叶以降气止咳，化痰平喘。

加减：风邪善行而数变，风痰相挟，临床发作比较急剧，且比较顽固。有鼻、咽、眼、耳发痒及阵发性咳嗽等风盛症状时，加蜂房、防风、徐长卿、地龙以祛风解痉；若咳白色黏痰或泡沫痰，痰少不易咳出者，可加防风、徐长卿、瓜蒌仁、桔梗以祛风涤痰；若咳白痰，量多，较易咳出，可加瓜蒌、半夏、桑白皮、桔梗以祛痰平喘。

（二）现代研究

1. 疏风通络方

组成：炙麻黄6g，苦杏仁10g，黄芩10g，地龙10g，僵蚕10g，荆芥6g，半夏10g，丹参30g，甘草6g。

钟新春等对128例支气管哮喘急性发作期风痰阻肺证患者进行观察，对照组采用雾化吸入布地奈德混悬液、硫酸特布他林治疗，观察组在对照组治疗的基础上加用疏风通络方，两组患者均连续治疗7天。发现疏风通络方治疗支气管哮喘急性发作期风痰阻肺证，可有效改善哮喘症状，改善肺功能，降低血清IL-6、IL-8、γ干扰素（interferon-γ，IFN-γ）水平。

2. 祛风蠲饮汤

组成：炙麻黄3~5g，葶苈子3~5g，紫苏子5~10g，莱菔子5~10g，僵蚕5~10g，地龙5~10g，五味子3~5g，苦杏仁3~5g，甘草3~5g，法半夏3~5g。

刘蕊等观察了祛风蠲饮汤治疗发作期小儿支气管哮喘（风痰阻肺证）的临床疗效及对辅助性T淋巴细胞17（Th17），调节性T淋巴细胞（Treg）和相关因子的调节作用。130例患儿分为观察组和对照组各65例，结果显示，采用祛风蠲饮汤辨证治疗支气管哮喘发作期风痰阻肺证中重度患儿，可缩短病程，改善肺功能，并可调节Th17、Treg及相关因子的表达，促进Th17/Treg免疫平衡，减轻了气道炎症和气道高反应性，能有效控制哮喘的发作情况，有较好的临床疗效且使用安全。

3. 黄龙止哮汤

组成：生麻黄9g，地龙10g，蝉蜕10g，白前10g，枇杷叶15g，清半夏

15 g，紫苏叶 15 g，细辛 3 g，炙甘草 10 g。

张碧海等对 60 例风痰阻肺证支气管哮喘患者进行临床观察，其中，对照组给予布地奈德福莫特罗粉吸入剂，每次 160 μg 布地奈德、4.5 μg 福莫特罗，每日 2 次吸入。治疗组在对照组基础上加用黄龙止哮汤。两组药物治疗 4 周，治疗期间患者不使用其他相关药物。结果显示，治疗组外周血嗜酸性粒细胞、嗜酸性粒细胞百分比和呼出气一氧化氮（fractional exhaled nitric oxide，FeNO）指标均较对照组明显改善，说明黄龙止哮汤治疗风痰阻肺证支气管哮喘有明显疗效。

（三）名医经验

周仲瑛教授是首批国家授予的"国医大师"和全国老中医药专家学术经验继承工作指导老师，在中医药治疗支气管哮喘方面形成了鲜明的学术思想，积累了丰富的临床诊疗经验。周仲瑛教授认为，支气管哮喘的核心病机是"风痰阻肺、肺脾肾虚"，提出了"发时未必皆实，故不尽攻邪，当治标顾本；平时未必皆虚，亦非全恃扶正，当治本顾标"的辨治思想。风邪致病者，有外风和内风之异，外风与肺有关，称为肺风，为外风上受，触动伏痰，如感受寒凉，或吸入花粉、烟尘、异味气体、真菌、尘螨、动物毛屑等，表现有上呼吸道过敏症状。内风责之于肝和脾，肝风者由于肾虚肝旺，复加情志刺激，肝气郁结，化火生风，炼液为痰，上犯肺脏。临证当辨风与痰的偏重，如见喘急痰涌、胸满不能平卧、咯痰黏腻、舌苔厚浊者，又属以痰为主。治疗当以祛风化痰为主。通过祛风，可使风邪外达，肺气得以宣发，清肃之令得行，气道通利，则哮喘缓解。

二、咳嗽之风痰阻肺

（一）概述

风痰咳嗽时似无表证，或先有表证，表解后咳嗽迁延不愈。症见咳嗽突发突止，痰多泡沫，或喉痒，痰鸣，苔薄白，脉滑。治宜祛风散邪，止咳化痰。可在止嗽散的基础上合二陈汤，以增强祛风化痰止咳之力。

（二）现代研究

1. 从龙止咳浓煎剂

组成：煅龙骨、煅牡蛎各 15 g，紫苏子 6 g，炒白芍 9 g，姜半夏 9 g，陈皮 6 g，茯苓 10 g，苦杏仁 6 g，桔梗 6 g，甘草 6 g，紫菀 10 g，款冬花 6 g，牛蒡子 6 g，白前 10 g，川贝母 3 g。

浓煎用法：以上中药，取 2 剂煎水取汁，浓煎成 100 mL，无菌条件下灌装，低温下（2~8 ℃）保存（可保存 3 个月）。每次服用 25 mL，早晚饭后 30 分钟服用，14 天为 1 个疗程。

卢岱魏等将 100 例风痰阻肺型过敏性咳嗽患者随机分为治疗组与对照组，每组 50 例。治疗组予从龙止咳浓煎剂（25 mL，每日 2 次），对照组予孟鲁司特钠 10 mg 口服，每日 1 次，两组均以治疗 14 天为 1 个疗程。观察两组患者临床疗效，症状总分及咳嗽、咯痰评分改善情况，以观察从龙止咳浓煎剂治疗风痰阻肺型过敏性咳嗽的临床疗效。研究结果显示，治疗组总有效率为 90.00%，明显高于对照组的 66.00%（$P<0.05$）。治疗后两组患者症状总分及咳嗽、咯痰评分均明显低于治疗前（$P<0.01$），治疗组上述评分明显低于对照组（$P<0.05$，$P<0.01$）。该项研究提示，中药从龙止咳浓煎剂治疗风痰阻肺型过敏性咳嗽能明显提高临床疗效，改善患者症状。

2. 罗氏风痰咳嗽方

组成：炙麻黄 6 g，杏仁 10 g，僵蚕 10 g，薄荷 6 g，前胡 10 g，桔梗 10 g，瓜蒌皮 20 g，厚朴 12 g，射干 10 g，龙脷叶 10 g，枇杷叶 10 g，紫菀 10 g，甘草 6 g。

罗力等将 101 例风痰阻肺型感染后咳嗽患者按照随机数字表法分为治疗组与对照组，治疗组 51 例予罗氏风痰咳嗽方口服，对照组 50 例予复方甲氧那明胶囊口服，两组均治疗 10 天，治疗结束 7 天后随访。比较两组疗效及随访时疗效，观察两组治疗前后及随访时中医证候评分变化，莱彻斯特咳嗽问卷（Leicester cough questionnaire，LCQ）评分变化，记录两组患者不良反应发生情况，以观察罗氏风痰咳嗽方治疗风痰阻肺型感染后咳嗽的临床疗效。研究结果显示，治疗组总有效率为 92.2%（47/51），对照组总有效率为 90.0%（45/50），两组疗效相当（$P>0.05$）。治疗组随访时总有效率为 90.2%（46/51），对照组随访时总有效率为 72.0%（36/50），治疗组远期疗效优于对照组（$P<0.05$）。两组治疗后、随访时中医证候咳嗽、咯痰、气促、咽喉痒、胸闷评分及总评分均较本组治疗前降低（$P<0.05$），且治疗组随访时中医证候咳嗽、咯痰、气促、咽喉痒、胸闷评分及总评分均低于对照组（$P<0.05$）。两组治疗后、随访时 LCQ 评分均较本组治疗前升高（$P<0.05$），且治疗组随访时 LCQ 评分高于对照组（$P<0.05$）。治疗组不良反应发生率为 2.0%（1/51），对照组不良反应发生率为 16.0%（8/50），两组

不良反应发生率比较差异有统计学意义（$P<0.05$）。该项研究提示，罗氏风痰咳嗽方治疗风痰阻肺型感染后咳嗽，可明显改善患者临床症状，提高生活质量，且不良反应少，远期疗效优于复方甲氧那明胶囊口服治疗。

3. 旋杏二陈汤

组成：旋覆花（包煎）10 g，煅赭石30 g，炒苦杏仁9 g，前胡10 g，清半夏10 g，桔梗9 g，炒枳壳10 g，茯苓15 g，陈皮9 g，延胡索10 g，生龙骨（先煎）30 g，生牡蛎（先煎）30 g，浙贝母8 g，川贝母（冲服）3 g，丹参15 g，甘草6 g。

徐玥瑾等收集2018年1—12月就诊于某医院的51例风痰阻肺型慢性咳嗽患者，先予西药基础治疗2周，再经1周洗脱期后给予旋杏二陈汤治疗2周，观察中药治疗后总有效率，比较治疗前后中医证候总积分、咳嗽等主要症状积分变化，以观察旋杏二陈汤治疗风痰阻肺型慢性咳嗽的临床效果。研究结果显示，旋杏二陈汤治疗后总有效率达96.08%，中医证候总积分、主要症状积分均较治疗前显著改善（$P<0.05$），提示使用旋杏二陈汤治疗风痰阻肺型慢性咳嗽患者具有良好的临床效果。

4. 化痰祛风汤

组成：蜜麻黄6 g，紫苏子10 g，紫菀10 g，浙贝母15 g，柴胡10 g，款冬花10 g，橘红12 g，防风10 g，瓜蒌皮15 g，射干10 g，白芍10 g，乌梅10 g，甘草5 g。

加减：畏寒、痰白稀薄者，加干姜、细辛；阴虚干咳者，加玉竹、北沙参；咽痛者，加牛蒡子、金银花、连翘；鼻塞者，加苍耳子、辛夷。

刘运军选取2019年2月至2021年2月在某医院治疗的感染后咳嗽风痰阻肺证患儿60例，采用随机数字表法分为对照组和治疗组，各30例。对照组予布地奈德混悬液联合硫酸特布他林雾化液雾化吸入治疗，治疗组在对照组治疗方法的基础上给予自拟化痰祛风汤口服。两组均以10天为1个疗程，以观察自拟化痰祛风汤联合雾化吸入治疗儿童感染后咳嗽风痰阻肺证的临床疗效。研究结果显示，治疗组总有效率为96.67%（29/30），显著高于对照组的73.33%（22/30），两组比较，差异有统计学意义（$P<0.05$）。治疗前两组日间及夜间咳嗽症状评分比较，差异无统计学意义（$P>0.05$），具有可比性；治疗后两组的上述评分均较同组治疗前明显降低（$P<0.05$），且治疗组降低更显著，差异均有统计学意义

（$P<0.05$）。治疗组咳嗽消失时间、肺部啰音消失时间及住院时间均显著短于对照组，差异均有统计学意义（$P<0.05$）。治疗前两组的 IL-6、IL-17A、IL-17F 及 TNF-α 水平比较，差异无统计学意义（$P>0.05$），具有可比性；治疗后两组的上述指标水平均较同组治疗前明显降低（$P<0.05$），且治疗组降低更显著，差异均有统计学意义（$P<0.05$）。该项研究提示，自拟化痰祛风汤联合雾化吸入治疗儿童感染后咳嗽风痰阻肺证，疗效确切，可明显缓解临床症状，缩短治疗时间，提高机体免疫力。

5. 清肺化痰汤

组成：石膏 15 g，川贝母、黄芩、丹参、桑白皮、鱼腥草、杏仁、僵蚕、麻黄各 10 g，甘草 5 g。

徐媛媛等选择小儿肺炎支原体肺炎风痰阻肺证 84 例作为研究对象，采用随机数字表法将其分为对照组和研究组，每组 42 例。对照组在基础治疗上予以中医穴位贴敷，研究组在对照组基础上联合清肺化痰汤治疗。治疗 2 周后，比较两组中医证候积分、疗效、血清 IL-6 水平、hs-CRP 水平、IgA 和 IgM 水平，以观察清肺化痰汤治疗小儿肺炎支原体肺炎风痰阻肺证的临床效果。研究结果显示，两组治疗后主证、次证积分较治疗前均降低，且研究组低于对照组（$P<0.05$）。两组治疗后血清 IL-6、hs-CRP 水平较治疗前降低，且研究组低于对照组（$P<0.05$）。两组治疗后血清 IgA、IgM 水平较治疗前升高，且研究组高于对照组（$P<0.05$）。研究组临床疗效优于对照组（$P<0.05$）。两组不良反应总发生率比较，差异无统计学意义（$P>0.05$）。该项研究提示，清肺化痰汤治疗小儿肺炎支原体肺炎风痰阻肺证有助于提升效果且安全性良好。

第四节　风盛挛急证与肺系病

一、咳嗽之风盛挛急

（一）概述

临床表现：咳嗽，干咳无痰或少痰，咽痒，痒即咳嗽，或呛咳阵作，气急，遇外界寒热变化、异味等因素突发或加重，多见夜卧晨起咳剧，呈反复性发作，舌苔薄白，脉弦。

病机：风邪犯肺，邪客肺络，气道挛急，肺气失宣。

治法：疏风宣肺，解痉止咳。

代表方：苏黄止咳汤。

方药：炙麻黄、蝉蜕、紫苏叶、紫苏子、前胡、五味子、牛蒡子、枇杷叶、地龙。

加减：偏于风寒者，宜加荆芥、防风、生姜以散风寒；偏于风热者，宜加薄荷、桑叶以散风热；偏于痰热者，加黄芩、鱼腥草、金荞麦以清热化痰；偏阴虚者，加麦冬、乌梅以养阴生津；久病者，宜加川芎、红花以化瘀通络。

（二）现代研究

1. 十一味止咳汤

组成：炙麻黄6 g，紫苏叶10 g，蝉蜕6 g，僵蚕6 g，地龙9 g，紫苏子10 g，牛蒡子10 g，前胡10 g，枇杷叶10 g，五味子9 g，甘草3 g。

加减：咳嗽超过2周者，宜加川芎9 g、红花6 g。

朱正阳等选取外感咳嗽风盛挛急证患者60例，均予十一味止咳汤内服。4剂为1个疗程，治疗2个疗程后判断疗效。根据以下标准判断疗效。治愈：咳止，咽痒消失，遇寒热、异味亦不咳。显效：咳嗽，咽痒减轻，遇寒热、异味偶咳。无效：咳嗽，咽痒无改善，遇寒热、异味仍咳剧。研究结果显示，治愈44例，显效16例，总有效率100%。提示十一味止咳汤治疗外感咳嗽气道挛急证，具有改善症状快、缩短病程、预防合并疾病等作用，临床疗效显著。

2. 射麻三虫汤

组成：射干、炙麻黄、桔梗、苦杏仁、紫菀、百部、僵蚕、蝉蜕、地龙、甘草、五味子各10 g。

加减：若兼肺气虚，加黄芪、白术各15 g；若兼肺热证，加桑白皮15 g、黄芩10 g；若兼肺阴虚，加太子参、沙参、麦冬各15 g；若兼肺寒证，加细辛3 g、荆芥10 g、防风10 g。

郭丽等将60例感染后咳嗽风盛挛急证患者随机分为两组，治疗组30例采用射麻三虫汤治疗，对照组30例采用美敏伪麻溶液治疗，疗程均为7天。观察两组临床疗效及中医证候积分，并统计不良反应发生情况，从而观察射麻三虫汤治疗感染后咳嗽风盛挛急证患者的临床疗效。研究结果显示，两组治疗后咳嗽、咯痰、咽痒及总积分均明显降低，与治疗前比较，差异有统计学意义（$P<0.05$）；治疗组治疗后咳嗽、咯痰、咽痒及总积分均低于对照组，差异有统计学意义（$P<0.05$）。治疗组总有效率为90.0%，高于对照组的66.7%（$P<0.05$）。治疗组不良反应发生率为3.3%，明显低于对照组的23.3%（$P<0.05$）。该项研究提示，射麻三虫汤治疗感染后咳嗽风盛挛急证疗效确切，安全无毒，优于美敏伪麻溶液。

3. 疏风止咳方

组成：柴胡10 g，黄芩6 g，乌梅10 g，五味子6 g，防风10 g，蝉蜕10 g，僵蚕10 g，厚朴10 g，北沙参10 g，白前10 g，甘草6 g，桔梗10 g，紫菀10 g，百部10 g。

贺晓芳等选取感染后咳嗽风盛挛急证患者81例，采用随机数字表法将其随机分为两组。治疗组42例，对照组39例。对照组给予复方甲氧那明胶囊，每次2粒，每日3次。治疗组服用自拟疏风止咳方治疗。两组疗程均为10天。观察治疗前后咳嗽症状积分、证候积分、视觉模拟评分法（visual analogue scale，VAS）评分，观察疏风止咳方治疗风盛挛急型感染后咳嗽临床疗效。研究结果显示，治疗组咳嗽症状积分、中医证候积分、VAS评分均优于对照组，差异有统计学意义。治疗组总有效率为88.1%（37/42），对照组总有效率为69.2%（27/39），治疗组总疗效优于对照组，差异有统计学意义。该项研究提示，疏风止咳方在中医整体辨证基础上治疗风盛挛急型感染后咳嗽，在改善咳嗽症状、中医证候、VAS评分方面均优于西药治疗，且治疗期间未见明显不良反应，是治疗感染后咳嗽的一种有效方法。

4. 祛风敛肺汤

组成：防风10 g，蝉蜕6 g，僵蚕6 g，乌梅10 g，五味子10 g，桔梗10 g，杏仁10 g，甘草10 g。

刘梦等选取咳嗽变异性哮喘风盛挛急证患者90例，随机分为试验组及对照组，每组45例。对照组给予西医基础治疗，试验组给予西医基础治疗加祛风敛肺汤，两组治疗时间均为8周，随访半年。观察治疗前后咳嗽VAS评分、咳嗽程度分级、LCQ、中医症状积分、肺功能、FeNO测定、呼气流量峰值（peak expiratory flow，PEF）日变异率、肝功能、肾功能、血常规、复发情况等指标，以观察祛风敛肺汤治疗咳嗽变异性哮喘风盛挛急证的临床疗效及安全性。研究结果显示，两组患者经治疗，咳嗽 VAS 评分较治疗前均有下降，差异有统计学意义（$P<0.01$）；两组患者治疗前后 VAS 评分差值比较，差异有统计学意义（$P<0.05$）。两组患者对比治疗前后咳嗽程度分级评估止咳疗效，试验组有效率高于对照组，差异有统计学意义（$P<0.05$）。经治疗，两组患者 LCQ 评分较治疗前均有下降，差异有统计学意义（$P<0.01$）；两组治疗前后 LCQ 评分差值比较，差异有统计学意义（$P<0.05$）。经治疗，两组患者中医症状积分较治疗前均有下降，差异有统计学意义（$P<0.01$）；两组治疗前后中医症状积分差值比较，差异有统计学意义（$P<0.05$）。中医证候疗效试验组有效率高于对照组，差异有统计学意义（$P<0.05$）。两组患者经治疗，肺功能［FEV_1/FVC、FEV_1、最大自主通气量（maximal voluntary ventilation，MVV）］、FeNO、PEF 日变异率较治疗前有所改善，差异均有统计学意义（$P<0.05$）；两组治疗前后肺功能、FeNO、PEF 日变异率差值比较，差异均无统计学意义（$P>0.05$）。两组患者治疗后血常规、肝功能、肾功能与治疗前比较，差异均无统计学意义（$P>0.05$）；治疗过程中，两组患者大便常规、尿常规、心电图均未出现明显异常；两种治疗方案均未出现不良反应及并发症。从复发情况看，治疗半年后随访，试验组复发率低于对照组，差异有统计学意义（$P<0.05$）。该项研究提示，服用祛风敛肺汤治疗咳嗽变异性哮喘风盛挛急证在止咳、改善中医症状、提高咳嗽患者生活质量及降低复发率上均有明显疗效，并具有良好的安全性，但在改善肺功能、降低 FeNO 及 PEF 日变异率上未表现出显著优势。

5. 肝升肺降汤

组成：蝉蜕 6 g，防风 10 g，升麻 12 g，僵蚕 10 g，茯神 10 g，柴胡 10 g，姜黄 10 g，枳壳 12 g，黄芪 20 g，远志 6 g，炒白术 20 g，淡豆豉 10 g，当归 10 g，荷叶 10 g，党参 10 g。

贾丽等选取 104 例就诊于门诊的咳嗽变异性哮喘患者 104 例，分为治疗组与对照组，每组 52 例。治疗组患者给予肝升肺降汤，对照组给予沙美特罗替卡松粉吸入剂治疗。疗程共 4 周，对比患者治疗前后中医证候总积分、肺功能 FEV_1/FVC、治疗总有效率及安全性指标等，观察肝升肺降汤治疗咳嗽变异性哮喘风盛挛急证的临床疗效。研究结果显示，治疗结束 4 周后对照组总有效率为 82.69%，治疗组为 96.15%（$P<0.05$），治疗组疗效优于对照组；中医证候总积分、FEV_1/FVC 均较前改善（$P<0.05$），治疗组效果优于对照组（$P<0.05$）；治疗前

后两组患者安全性指标对比均未见明显变化，治疗期间未见与干预措施相关的不良反应。该项研究提示，肝升肺降汤治疗咳嗽变异性哮喘风盛挛急证具有较好的临床效果。

（三）名医经验

孙增涛教授长期从事中西医结合呼吸系统疾病的临床及科研工作，积累了丰富的临床经验，在辨证论治上气道咳嗽综合征风盛挛急证时，认为治宜疏风通窍、宣肺止咳。上气道咳嗽综合征风盛挛急证，症见咳嗽，咽干咽痒，呛咳阵作，气急，痰少或无痰，鼻塞鼻痒，流清涕，喷嚏时作，遇异味、花粉、冷空气等刺激易诱发或加重，舌淡红，苔薄白，脉弦。病机为风邪袭肺，肺窍不利，肺失宣降，肺气上逆。方用苏黄止咳汤合苍耳子散加减。

处方：炙麻黄6g，蝉蜕10g，紫苏叶10g，紫苏子10g，前胡10g，五味子10g，牛蒡子10g，枇杷叶15g，地龙15g，苍耳子10g，辛夷10g，白芷10g。

加减：偏于风寒者，加荆芥6g、防风9g、细辛3g等以祛风散寒；偏于风热者，加薄荷10g、桑叶10g、蔓荆子15g等以疏散风热。

二、哮病之风盛挛急

（一）概述

临床表现：时发时止，发时喉中哮鸣有声，反复发作，止时又如常人，发病前多有鼻痒、咽痒、喷嚏、咳嗽，舌淡苔白，脉浮紧。

病机：风邪夹寒、热、暑湿或秽浊之气侵犯肺卫，肺气上逆。

治法：疏风宣肺，缓急解痉，降气平喘。

代表方：黄龙舒喘汤加减。

方药：炙麻黄6g，地龙9g，蝉蜕6g，紫苏子9g，石菖蒲9g，白芍9g，五味子9g，白果9g，甘草6g，防风9g。

加减：黄龙舒喘汤以疏风解痉、宣肺平喘为主要功效，方中石菖蒲、白果有小毒，临床用量不可过大。风夹寒邪犯肺者，可加桂枝9g、法半夏9g、细辛3g以散寒化痰；风夹热邪犯肺者，可加石膏（先煎）30g、黄芩9g、连翘9g以清肺热。若鼻塞、喷嚏、流涕重，加辛夷、苍耳子和白芷以疏风通窍。需注意苍耳子有一定毒性，用量不宜超过9g。若情志不遂，因肝郁化风而诱发者，合过敏煎（银柴胡、防风、五味子、乌梅、甘草），加郁金、钩藤以平肝息风。如患者喉中哮鸣如哨笛，咳稀白泡沫痰，可合华盖散以疏风定喘。

（二）现代研究

1. 华盖散加味汤

组成：炙麻黄10 g，杏仁15 g，紫苏子10 g，陈皮10 g，茯苓10 g，蝉蜕10 g，桑白皮20 g，僵蚕10 g，地龙10 g，桔梗10 g，枳壳10 g，南沙参30 g，甘草6 g。

张芬以48例符合咳嗽变异性哮喘之风盛挛急证诊断标准的门诊患者为研究对象，将病例随机分为两组，其中对照组、观察组各24例。对照组给予口服孟鲁司特钠治疗，观察组在给予孟鲁司特钠的基础上加口服华盖散加味汤剂治疗，疗程均为2周。系统比较治疗前后两组的咳嗽评分、中医证候积分及有效率、血嗜酸性粒细胞计数、肺功能（FEV_1、PEF），从而观察及评价华盖散加味汤治疗咳嗽变异性哮喘之风盛挛急型的有效性、安全性。研究结果如下。咳嗽评分比较：两组治疗前后自身比较，差异具有统计学意义（$P<0.01$）；治疗后两组间比较差异有统计学意义（$P<0.01$）。中医证候评分比较：两组治疗前后自身比较，差异有统计学意义（$P<0.01$）；治疗后两组间比较，差异有统计学意义（$P<0.05$）。中医证候疗效总有效率比较：治疗组87.5%，对照组54.2%，两组间差异有统计学意义（$P<0.05$）。血嗜酸性粒细胞计数比较：两组自身治疗前后比较，均无统计学差异（$P>0.05$）；治疗后两组间比较，差异无统计学意义（$P>0.05$）。肺功能（FEV_1、PEF）比较：两组自身治疗前后比较，差异有统计学意义（$P<0.05$）；治疗后两组间比较，差异有统计学意义（$P<0.05$）。治疗过程中，两组患者均未出现药物相关的不良反应。该项研究提示，华盖散加味汤可提高咳嗽变异性哮喘风盛挛急证的临床控制率，改善患者的临床症状，改善患者的肺通气功能，疗效肯定，安全性高。

2. 祛风止咳方

组成：防风15 g，炙麻黄10 g，僵蚕10 g，地龙10 g，前胡10 g，五味子10 g，枇杷叶15 g，陈皮10 g，川芎10 g，炙甘草10 g。

史虎强采用随机、对照的研究方法，纳取咳嗽变异性哮喘（风盛挛急证）患者80例，其中观察组40例，对照组40例。对照组予以盐酸丙卡特罗治疗，观察组予以盐酸丙卡特罗联合中药祛风止咳方治疗，疗程均为2周，疗程结束后随访4周。采用前后及组间对照的方法，比较治疗前后咳嗽症状评分、LCQ评分、中医证候积分及有效率、FeNO、肺功能（FEV_1、PEF）及治疗后4周咳嗽复发率，以观察祛风止咳方的有效性。研究结果如下。咳嗽症状评分：两组治疗前后比较，差异均有统计学意义（$P<0.05$）；治疗后组间比较，观察组优于对照组（$P<0.05$）。LCQ评分：两组治疗前后比较，差异均有统计学意义（$P<0.05$）；两组治疗均具有临床意义，组间比较，观察组优于对照组（$P<0.05$）。中医证候积分：两组治疗前后比较，差异均有统计学意义（$P<0.05$）；治疗后组间比较，观察组优于对照组（$P<0.05$）。中医证候有效率：观察组控显率为47.36%，对照组为17.95%；观察组总有效率为94.74%，对照组为79.49%，两组比较，差异均有统计学意义（$P<0.05$）。FeNO：观察组治疗前后比较，差异有统计学意义（$P<0.05$）；对照组治疗前后比较，差异无统计学意义（$P>0.05$）。肺功能（FEV_1、PEF）：两组治疗前后比较，差异均无统计学差异（$P>0.05$）。治疗后4周咳嗽复发率：观察组为13.89%，对照组为32.26%，两组比较，差异有统计学意义（$P<0.05$）。两组受试者在治疗过程中均未发现明显不良反应。该项研究提示，祛风止咳方联合西药治疗咳嗽变异性哮喘（风盛挛急证）能更有效地改善患者的生活质量及临床症状，同时祛风止咳方具有降低FeNO和咳嗽变异性哮喘近期咳嗽复发率的作用，疗效确切。

3. 祛风宣肺汤

组成：防风10 g，百部10 g，紫菀10 g，麻黄5 g，杏仁10 g，紫苏子10 g，白前10 g，化橘红6 g，桑白皮10 g，浙贝母10 g，蝉蜕6 g，矮地茶10 g，桑叶10 g，枳实10 g，射干10 g，甘草3 g。

肖露采集符合本试验纳入标准的70例咳嗽变异性哮喘（风盛挛急证）患者的信息，按随机数字表法分为对照组与治疗组各35例。对照组给予布地奈德福莫特罗，治疗组予以布地奈德福莫特罗联合祛风宣肺汤，疗程均为2周。系统对比两组在治疗前后中医证候积分、LCQ评分、肺功能等数据的变化，以观察祛风宣肺汤对咳嗽变异性哮喘（风盛挛急证）的临床疗效及安全性。研究结果显示如下。临床疗效：治疗组临床疗效（总有效率为93.9%）高于对照组（总有效率为73.5%），治疗组整体疗效更优（$P<0.01$）。中医证候积分：两组患者中医证候积分较治疗前均有所改善，差异显著（$P<0.01$）；治疗后治疗组证候积分变化幅度较对照组明显，该差异有统计学意义（$P<0.05$）。LCQ评分：两组LCQ总分及生理、心理、社会区域评分均增加（$P<0.01$）；治疗后进行组间两两比

较，治疗组 LCQ 评分提升较对照组更明显，提示患者咳嗽生命质量得到有效改善（$P < 0.05$）。肺功能：比较两组患者肺功能（FEV_1、PEF）治疗前后水平，均提示存在差异（$P < 0.05$）；治疗后疗效对比，治疗组肺功能水平的改善度强于对照组（$P < 0.05$）。该项研究提示，祛风宣肺汤联合布地奈德福莫特罗治疗咳嗽变异性哮喘（风盛挛急证）疗效较佳，优于纯西药治疗，可明显缓解患者中医证候，增强肺功能，改善咳嗽及生存质量。

4. 宣肺止痉方

组成：炙麻黄 10 g，杏仁 10 g，细辛 3 g，枇杷叶 10 g，桔梗 6 g，五味子 6 g，紫苏子 10 g，陈皮 10 g，蝉蜕 10 g，炙甘草 9 g，全蝎 3 g，僵蚕 10 g，地龙 10 g，浙贝母 10 g。

沈王丰将风盛挛急型咳嗽变异性哮喘患者 62 例，随机分为对照组（$n = 31$）和治疗组（$n = 31$）。通过西医基础治疗方式对对照组患者进行干预，治疗组患者则在给予西医基础治疗的同时使用宣肺止痉方，两组患者均持续治疗 4 周。比较两组中医证候积分、西医咳嗽程度疗效、肺功能指标（FEV_1、FVC 和 PEF）、嗜酸性粒细胞（eosinophil，EOS）计数、FeNO、不良反应情况，以观察宣肺止痉方对于治疗咳嗽变异性哮喘（风盛挛急证）的临床疗效及安全性。研究结果提示，在西医治疗基础上辅以宣肺止痉方治疗咳嗽变异性哮喘（风盛挛急证）疗效确切，可以有效减轻变态反应的水平，中医证候得到改善，肺功能指标改善，患者的生活质量水平得以提升，并且具有良好的安全性。

（三）名医经验

1. 晁恩祥

中医界从痰论治哮病取得了一些成绩。但是有的临床医生也发现，一些哮病患者在发作时并无明显的痰象，患者最典型的症状描述是"干喘"或"干憋"，在看不到有形之痰的情况下，如何从痰辨治？从无形之痰的宿根理论出发，进行化痰平喘治疗，效果往往不甚理想，这些临床现象引发了新的思考。晁恩祥教授提出"风哮"的病名，且以"风盛挛急"来诠释"风哮"的病机，认为"风盛"是哮病的主要因素，而发作时患者表现的痰壅、气道壅急、肺管不利而痰鸣之状，是风邪侵袭机体后产生的病理结果。从风辨证、从风论治哮病，是因风不仅影响了肺的宣降功能，也导致肺管的结构变化，造成肺道挛急。晁恩祥教授确立疏风宣肺、缓急解痉、降气平喘的治疗原则，临床收到了满意的效果。

（1）疏风宣肺　强调了外散风邪的主旨。风邪影响了肺的生理功能，针对风邪善动、开泄的特点，采取"给出路"的策略，使邪外散而出，顺其势，利其性。宣肺也是疏风的一种手段，在恢复肺的生理作用的过程中，散邪外出，可谓一举两得。

（2）缓急解痉　强调了内柔息风的主旨。对于骨骼肌痉挛而出现的四肢抽搐、角弓反张等症状，中医传统的认识是风邪内动。在"风哮"发病的过程中，风邪改变了肺管的生理结构，使气道挛急，气机不畅，支气管平滑肌痉挛与骨骼肌痉挛形同理亦同，也是风动的一种表现，对于风邪内动采取"安抚"的策略，息风解痉以缓急。

（3）降气平喘　降气是对宣肺的一种补充，或者是不可或缺的手段，要恢复肺的生理功能，有降才能有升。在气逆而喘的时候，降气是平喘最直接的治则，平喘是哮病治疗的终极目标。

2. 吕晓东

吕晓东教授认为"喘嚏涕痒疹皆为敏"，简明扼要地概括了过敏性疾病的主要症状表现。过敏性疾病为内有伏邪，外风引动，内外合邪而致敏。因"风为百病之长"，故发病脏腑多归于肺，肺主呼吸，保证内外气体交换，是五脏中邪气最易侵犯的脏腑，邪气（变应原）侵犯体内，风邪可隐喻为外邪，进而根据古代医家言论有以下论述：因"风盛则挛急"，肺的宣发肃降失常，气道痉挛收缩，引起咳嗽、哮喘、喷嚏；因"风善行数变"，故发病迅速，时发时止，反复发作；因"风邪为患可致身痒"，故过敏性疾病多发于春、秋两季，季节性特征较明显，发作前多有鼻咽喉痒、鼻塞、流涕、喷嚏及咳嗽的先发症状。因此，吕晓东教授在治疗过敏性哮喘过程中看重风邪之患，肺为娇脏，不耐六淫邪气之侵，肺络受损症状即发。过敏性哮喘多因接触冷空气、灰螨、油烟等引发刺激性咳嗽，这与中医之"风咳"相似，多因感受风邪，风盛挛急，肺失宣降，气道痉挛而产生咳喘，现代医学将引发过敏性哮喘的物质称为变应原，其与中医中"风"邪相似。无风则无以引动宿痰，便无痰气搏结、壅阻气道、肺失宣降。由此，过敏性哮喘病因病机均源于"风"，治则治法必从"风"论治。

吕晓东教授在门诊治疗过程中常以苏黄止咳汤为基础治疗过敏性哮喘，疗效颇佳，自创口诀"苏黄止咳治痉挛，五味牛枇蝉地龙，麻黄二苏和前胡，咳嗽解痉有奇方"，以方便记忆。此方内外同调，散收宣降，疏畅气机，风祛痰除则喘自平。方中地龙可活血化瘀，增强祛风之功。苏黄止咳汤的现代药理作用：方中麻黄碱、苦杏仁苷、枇杷苷等均有镇咳平喘之功，其他药物的水提取物有明显的抗菌、抗炎、抗过敏、解痉祛痰之效。现代药理研究表明，大多祛风药均有抗组胺、抗过敏性炎症反应等作用，提高机体的细胞免疫功能，缓解致敏物刺激时的应激反应。此外，吕晓东教授在治疗过敏性哮喘时，常应用麻黄附子细辛汤，现代人由于过食寒凉之品，且大多数人在治疗哮喘时多口服抗生素，均对阳气有极大损伤，因此大多数人以阳虚为主，麻黄附子细辛汤虽为"虎狼"之药，三味药均性味辛烈，但近年来多被各大经方医家所应用，认为其强强联合，治疗阳虚效果显著。

第九章 风邪与肺系病

第一节 风邪与社区获得性肺炎

一、概念

肺炎是指包括终末气道、肺泡腔及肺间质等在内的肺实质炎症,由多种病原体(如细菌、病毒、真菌、寄生虫等)引起,其中以细菌、病毒最为常见,理化因素、药物和免疫损伤等也可引起。肺炎依据患病地点和时间的不同分为社区获得性肺炎(community acquired pneumonia,CAP)和医院获得性肺炎(hospital acquired pneumonia,HAP)。CAP是指在医院外罹患的感染性肺实质(含肺泡壁,即广义上的肺间质)炎症,包括具有明确潜伏期的病原体感染在入院后于潜伏期内发病的肺炎。CAP是临床中的常见病和多发病,其临床表现主要以发热、咳嗽、咯痰、胸闷气短或胸痛为主,并具有肺泡腔浸润的体征。根据CAP的病因和临床表现,在中医学中大多学者将其命名为"风温病""肺热病""风温肺热病""咳嗽""肺风"。

二、临床表现

CAP的临床表现主要为发热、咳嗽、咳痰、气短、胸闷或胸痛等。部分老年性肺炎患者可有呼吸道症状不典型,呼吸道症状轻,甚至无咳嗽、咳痰、胸痛等症状,但多有呼吸困难,感染症状不突出,可无发热、畏寒、肌肉酸痛等,以肺外表现为首发症状,如意识障碍、乏力、嗜睡、食欲缺乏、恶心、呕吐、心动过速,甚至大小便失禁等,容易掩盖呼吸系统症状。

三、辅助检查

(一)血常规

外周血白细胞 $>10\times10^9/L$ 或 $<4\times10^9/L$,伴或不伴细胞核左移。血常规白细胞及中性粒细胞比例等可用于区分细菌感染和非细菌性感染。但要注意敏感度及特异度较差,结果受多种因素的影响。例如,当出现严重感染时,可出现白细胞总数降低。

(二)炎症指标

1. C反应蛋白

CRP是由肝产生的一种非特异性急性时相蛋白,细菌感染6~12小时开始升高,24~48小时到达最高峰,敏感度优于白细胞。但是,CRP对诊断细菌感染的特异度不高,在某些病毒性感染(如传染性单核细胞增多症)、外科术后、自身免疫性疾病(如风湿热、系统性红斑狼疮等)、心血管系统疾病、恶性肿瘤中,CRP也可明显升高,因此容易造成误诊。

2. 降钙素原

降钙素原在细菌感染后4小时即可测出,6小时内急剧上升,并在6~24小时维持此水平,水平高低与感染的严重程度呈正相关。临床上,降钙素原检查主要用于细菌感染与病毒感染的鉴别诊断、帮助全身炎症反应综合征/脓毒症的早期诊断并评估疾病的严重程度和预后,以及指导抗生素的应用。

(三)病原学检测

病原学检测采用的标本通常为痰标本、血液、胸腔积液、支气管肺泡灌洗液、尿液、口咽及鼻咽拭子、下呼吸道标本及组织活检标本等。常用病原体检测方法包括痰涂片、痰培养、血培养、下呼吸道标本抗原检测、血清特异性抗体检测、核酸及尿抗原检测等。对于门诊轻症患者,一般无须进行上述病原学检测。对于经验性治疗失败的门诊患者及住院患者,病原学检测则尤为重要。其中,痰涂片、痰培养临床应用广泛,无创,可重复性强,在CAP的诊断中起着至关重要的作用。

（四）影像学检查

1. 胸部 X 线

胸部 X 线发现片状浸润阴影常作为肺炎诊断必不可少的重要标准，但部分病例普通 X 线可无明显异常，需通过高分辨率 CT 才能发现病灶，因此胸片报告正常而临床症状和体征高度怀疑肺炎时，可于 24～48 小时后重拍胸片或直接行 CT 检查。

2. 胸部 CT

胸部 CT 很少用于 CAP 的诊断，主要作用是评估可疑并发症，如脓胸或坏死性肺炎。CAP 的 CT 影像可表现为肺泡结节、磨玻璃影、实变影、支气管充气征及小叶中心或小叶周围分部斑片影。

四、诊断与鉴别诊断

（一）诊断要点

1. 参照中华医学会呼吸病学分会发布的《中国成人社区获得性肺炎诊断和治疗指南（2016年版）》，临床诊断标准符合（1）（3）及（2）中任何 1 项，并除外肺结核、肺部肿瘤、非感染性肺间质性疾病、肺水肿、肺不张、肺栓塞、肺嗜酸性粒细胞浸润症及肺血管炎等后，可建立临床诊断。

（1）社区发病在医院外生活期间发病。

（2）肺炎相关临床表现新近出现的咳嗽、咳痰或原有呼吸道疾病症状加重，伴或不伴脓痰、胸痛、呼吸困难及咯血；发热；肺实变体征和（或）闻及湿啰音；外周血白细胞 $>10×10^9/L$ 或 $<4×10^9/L$，伴或不伴细胞核左移。

（3）胸部影像学检查显示新出现的斑片状浸润影、叶或段实变影、磨玻璃影或间质性改变，伴或不伴胸腔积液。

2. 重症肺炎诊断标准符合下列 1 项主要标准或 ≥ 3 项次要标准者可诊断为重症肺炎，需密切观察，积极救治，有条件时收住 ICU 治疗。

（1）主要标准　需要气管插管行机械通气治疗；脓毒症休克经积极液体复苏后仍需要血管活性药物治疗。

（2）次要标准　呼吸频率 ≥ 30 次/分；氧合指数 ≤ 250 mmHg；多肺叶浸润；意识障碍和（或）定向障碍；血尿素氮 ≥ 7.14 mmol/L；收缩压 < 90 mmHg，需要积极的液体复苏。

（二）需与肺炎进行鉴别诊断的疾病

1. 肺结核

肺结核也可看作是 CAP 的一种，但因其病程长、全身症状多、治疗特殊等，一般并不将其纳入 CAP 之中。肺结核多有全身症状，如午后低热、盗汗、乏力、体重减轻等，女性患者可有月经紊乱。胸部 X 线片见病变多位于肺上部，密度不均，可形成空洞或肺内播散。痰中可找到结核分枝杆菌，一般抗生素治疗无效。应当注意，如将肺结核误诊为肺炎，此时若选用有抗结核作用的抗感染药（如某些喹诺酮、利奈唑胺等），"肺炎"也会好转，从而延误诊断。因此，当尚难以除外肺结核时，应避免选用上述药物。

2. 肺癌

肺癌多无急性感染中毒症状，有时痰中带血，血白细胞计数不高。伴发阻塞性肺炎时可以出现急性呼吸道感染症状。痰脱落细胞发现癌细胞；纤维支气管镜检查发现新生物，病理诊断为"金标准"。胸片或胸部 CT 发现肺内或肺门块影，有分叶或毛刺，或者厚壁偏心空洞，也可以出现肺不张、阻塞性肺炎、纵隔淋巴结肿大等间接征象。经抗生素治疗后肺部炎症不易消散，或暂时消散后于同一部位反复出现肺炎。

3. 急性肺脓肿

急性肺脓肿早期临床表现与肺炎类似。但随着病程进展，肺脓肿表现出咳出大量脓臭痰，黄绿色或带血，可以分层。血白细胞 $(20\sim30)\times10^9$/L，中性粒细胞百分比在 90% 以上。痰液检查和纤维支气管镜防污染毛刷做涂片和需氧、厌氧细菌培养可以发现致病菌。X 线片可见脓腔和液平面，脓腔内壁光滑或略有不规则。抗感染治疗恢复慢。

五、抗菌治疗方案

（一）细菌

细菌治疗方案见表 9-1。

表 9-1　细菌治疗方案

		首选方案	备选方案
肺炎链球菌	青霉素 MIC < 2 mg/L	①青霉素 G；②氨苄西林；③氨苄西林/舒巴坦	①头孢曲松；②头孢噻肟；③克林霉素
	青霉素 MIC ≥ 2 mg/L	①头孢噻肟；②头孢曲松；③左氧氟沙星	①大剂量氨苄西林（2 g 静脉滴注，每 6 小时 1 次）；②万古霉素；③去甲万古霉素
流感嗜血杆菌	不产 β-内酰胺酶	①氨苄西林；②氨苄西林/舒巴坦；③阿莫西林/克拉维酸	①喹诺酮类（左氧氟沙星、莫西沙星、吉米沙星）；②多西环素；③阿奇霉素
	产 β-内酰胺酶	①阿莫西林/克拉维酸；②氨苄西林/舒巴坦；③头孢呋辛	①喹诺酮类（左氧氟沙星、莫西沙星、吉米沙星）；②阿奇霉素；③氨基糖苷类（庆大霉素/妥布霉素；阿米卡星；依替米星；奈替米星）
卡他莫拉菌		①阿莫西林/克拉维酸；②氨苄西林/舒巴坦；③头孢呋辛	①头孢曲松；②头孢噻肟；③喹诺酮类（左氧氟沙星、莫西沙星、吉米沙星）
金黄色葡萄球菌	甲氧西林敏感	①苯唑西林；②氯唑西林；③氨苄西林	①克林霉素；②阿奇霉素；③红霉素
	甲氧西林耐药	①万古霉素；②利奈唑胺	①去甲万古霉素；②替考拉宁；③头孢洛林
		注：万古霉素目标血药谷浓度为 15～20 mg/L，一些学者推荐负荷量为 25～30 mg/kg；不同时应用万古霉素及利奈唑胺，二者有拮抗作用；如果万古霉素 MIC ≥ 2 mg/L，换用替代方案	
铜绿假单胞菌		有抗铜绿假单胞菌作用的 β-内酰胺类（替卡西林；哌拉西林；哌拉西林/他唑巴坦；氨曲南；头孢拉定；头孢吡肟；头孢哌酮；头孢哌酮/舒巴坦；亚胺培南/西司他丁；美罗培南；帕尼培南/倍他米隆；比阿培南）± 环丙沙星或 ± 左氧氟沙星或 ± 氨基糖苷类（庆大霉素/妥布霉素；阿米卡星；依替米星；奈替米星）	①氨基糖苷类（庆大霉素/妥布霉素；阿米卡星；依替米星；奈替米星）+ 环丙沙星或左氧氟沙星；②如果多重耐药：多黏菌素
		注：氨基糖苷类与环孢素、万古霉素、两性霉素 B 及放射对比剂合用时，肾毒性风险增加。重症患者可联合治疗，但治疗价值有争议	

（续表）

		首选方案	备选方案
肺炎克雷伯菌及肠杆菌科菌	不产酶	①头孢呋辛；②头孢噻肟；③头孢曲松	①头孢吡肟；②左氧氟沙星；③莫西沙星
		注：ESBL可使所有头孢菌素失效；β-内酰胺类/β-内酰胺酶抑制剂的活性难以预测；对所有喹诺酮类及大部分氨基糖苷类也耐药。四代头孢菌素、哌拉西林/他唑巴坦体外有抗菌活性，但动物模型尚未完全证明有效。喹诺酮可能对敏感株有效，但多数耐药。某些菌株体外对注射用二、三代头孢菌素敏感，但对头孢他啶耐药，这些菌株感染时，注射用二、三代头孢菌素治疗无效，替加环素在体外有活性	
	产ESBL肠杆菌科菌	①碳青霉烯类（亚胺培南/西司他丁；美罗培南；厄他培南；帕尼培南/倍他米隆；比阿培南）；哌拉西林/他唑巴坦；头孢哌酮/舒巴坦	①头孢吡肟；②替加环素
	高产AmpC酶肠杆菌	①碳青霉烯类（亚胺培南/西司他丁；美罗培南；厄他培南；帕尼培南/倍他米隆；比阿培南）	①头孢吡肟；②替加环素
	产碳青霉烯酶肠杆菌	①多黏菌素E；②多黏菌素B	①替加环素；②可选择相对敏感药联合用药
嗜麦芽窄食单胞菌		①SMZ-TMP 0.48 g（400/80 mg剂型），口服每次2~3片，每天3次；②替卡西林/克拉维酸	①头孢哌酮/舒巴坦；②哌拉西林/他唑巴坦；③头孢他啶
		注：替卡西林/克拉维酸+SMZ-TMP；替卡西林/克拉维酸+环丙沙星在体外有协同抗菌作用	
不动杆菌属		①氨苄西林/舒巴坦；②头孢哌酮/舒巴坦；③喹诺酮类（左氧氟沙星、莫西沙星、吉米沙星）+阿米卡星15 mg/kg静脉滴注，每24小时1次或+头孢他啶2 g静脉滴注，每8~12小时1次	①头孢哌酮/舒巴坦+阿米卡星或米诺环素；②多黏菌素E；③多黏菌素B

（续表）

	首选方案	备选方案
	注：氨苄西林/舒巴坦中的舒巴坦成分有抗菌活性，可用3 g静脉滴注，每6小时1次，曾报道优于多黏菌素E；我国鲍曼不动杆菌对碳青霉烯类耐药严重，一般只在MIC < 8 mg/L时使用，建议联合用药	
厌氧菌	①哌拉西林/他唑巴坦；②替卡西林/克拉维酸；③氨苄西林/舒巴坦	①克林霉素；②甲硝唑；③莫西沙星

注：MIC，最低抑菌浓度；ESBL，超光谱β-内酰胺酶；SMZ-TMP，磺胺甲噁唑-甲氧苄啶。

（二）非典型病原体

非典型病原体治疗方案见表9-2。

表9-2 非典型病原体治疗方案

	首选方案	备选方案
肺炎支原体	①多西环素；②米诺环素；③左氧氟沙星	①阿奇霉素；②克拉霉素；③吉米沙星
	注：大环内酯类药物应用可参照当地药敏试验结果。克林霉素及β-内酰胺类药物对肺炎支原体无效	
肺炎衣原体	①阿奇霉素；②克拉霉素；③红霉素	①多西环素；②米诺环素；③吉米沙星
军团菌	①阿奇霉素；②红霉素；③左氧氟沙星	①多西环素；②克拉霉素；③米诺环素
	注：喹诺酮类药物联合大环内酯类药物治疗时，应警惕发生心脏电生理异常的潜在风险	
鹦鹉热衣原体	①多西环素；②米诺环素	①阿奇霉素；②克拉霉素；③红霉素
	注：发热和其他症状一般可在48～72小时得到控制，但抗生素至少连用10天	

（三）病毒

病毒治疗方案见表9-3。

表 9-3 病毒治疗方案

	首选方案	备选方案
流感病毒或人感染禽流感病毒	奥司他韦，肥胖患者剂量增至 150 mg 口服，每天 2 次；重症流感患者考虑大剂量（150 mg，每天 2 次）和长疗程治疗（如 ≥ 10 天）；扎那米韦	金刚烷胺；金刚乙胺；严重危及生命的患者可考虑使用帕拉米韦至少 5 天
	注：慢性阻塞性肺疾病或哮喘患者，使用扎那米韦有潜在引起支气管痉挛的风险。大多数流行的病毒株对金刚烷胺和金刚乙胺耐药	
腺病毒	西多福韦	——
	注：每次输注前口服丙磺舒 2 g，然后分别在输注后 2 小时和 8 小时各服 1 g，监测肾功能，血肌酐 > 133 μmol/L、CCR ≤ 55 mL/min 或尿蛋白 ≥ 100 mg/L 时严禁使用	
呼吸道合胞病毒	目前无特效药物	利巴韦林（不常规推荐）
	注：主要是补液、吸氧对症治疗	
中东呼吸综合征冠状病毒	目前无特效药物	聚乙二醇干扰素 α-2a×2 周 + 利巴韦林首剂 2 000 mg 口服，后 1 200 mg 口服，每 8 小时 1 次 ×4 天，后 600 mg 口服，每 8 小时 1 次 ×4 ~ 6 天
	注：可引起血红蛋白降低；利巴韦林应根据肾功能调整剂量，注意监测肾功能	

注：CCR，肌酐清除率。

（四）真菌

真菌治疗方案见表 9-4。

表 9-4 真菌治疗方案

	首选方案	备选方案
曲霉	①伏立康唑；②两性霉素 B；③ALBC	①伊曲康唑；②卡泊芬净；③米卡芬净

（续表）

	首选方案	备选方案
	注：伏立康唑疗效优于两性霉素 B，CCR < 50 mL/min 的患者只能口服，不能静脉给药；卡泊芬净对侵袭性肺曲霉病有效率约为 50%，可作为补救治疗方法；联合治疗地位不清楚，不常规推荐，难治病例可考虑；经典联合治疗是棘白霉素类联合唑类或两性霉素 B 脂质体	
毛霉	① 两性霉素 B；②L-AmB；③ALBC	泊沙康唑
	注：泊沙康唑补救方案的完全或部分有效率为 60%～80%	
人肺孢子菌肺炎 — 非急性患者，能够口服药物，PaO_2>70 mmHg	①SMZ-TMP（800/160 mg 剂型）2 片口服，每 8 小时 1 次；②氨苯砜 + 甲氧苄啶	① 克林霉素 + 伯氨喹；② 阿托伐醌悬浮剂
	注：疗程为 21 天；危重患者，PaO_2<70 mmHg 时可使用糖皮质激素	
人肺孢子菌肺炎 — 急性患者，不能口服药物，PaO_2<70mmHg	在 SMZ-TMP 给药前 15～30 min 给予糖皮质激素，SMZ-TMP 15 mg/（kg·d）分次，每 8 小时 1 次（按 TMP 成分计算剂量）或 2 片，每 8 小时 1 次	① 克林霉素 + 伯氨喹；② 羟乙磺酸喷他脒
	注：疗程为 21 天；SMZ-TMP 耐药肺孢子菌虽然少见，但确实存在；卡泊芬净在动物模型有活性	

注：ALBC，两性霉素 B 脂质复合物；CCR，肌酐清除率；PaO_2，动脉血氧分压；SMZ-TMP，磺胺甲噁唑 - 甲氧苄啶。

（五）其他病原体

其他病原体治疗方案见表 9-5。

表 9-5 其他病原体治疗方案

	首选方案	备选方案
奴卡菌	SMZ-TMP 15 mg/（kg·d）（按 TMP 计算）口服，分 2～4 次，治疗 3～4 周，后 10 mg/（kg·d）口服，分 2～4 次，治疗 3～4 个月	亚胺培南/西司他丁 + 阿米卡星治疗 3～4 周，后 SMZ-TMP 治疗 3～4 个月
	注：原发肺奴卡菌病疗程为 3～4 个月	

（续表）

	首选方案	备选方案
放线菌	氨苄西林 4~6 周，后青霉素 V 钾 3~6 周	哌拉西林；阿莫西林/克拉维酸；氨苄西林/舒巴坦
	注：可用青霉素 G 代替氨苄西林疗程 4~6 周	
鼠疫耶尔森菌	庆大霉素	多西环素；米诺环素
	注：SMZ-TMP 可预防鼠疫肺炎；氯霉素有效，但毒性大；头孢菌素和喹诺酮类在动物模型中有效	
伯氏考克斯体（Q 热）	多西环素；米诺环素	红霉素；氯霉素；左氧氟沙星

六、风邪与社区获得性肺炎

（一）中医病名

在中医古籍中，由于中医对呼吸系统疾病的认识历史久远，因此，在文献中对"社区获得性肺炎"相关病名的记载有"风温"和"肺热病"。其主要病因病机是外邪袭肺、肺失宣降，内邪伤肺、脏腑功能失衡，由此产生痰、热、毒等病理产物。"风温"这个名词最早见于《伤寒论·辨太阳病脉证并治》"太阳病，发热而渴，不恶寒者，为温病。若发汗已，身灼热者，为风温"，是现今较为常见的疾病，大多起病急骤，传变较快，且多数具有程度不等的传染性、流行性。肺热病则起源于《内经》，在《素问·刺热》中言"肺热病者，先淅然厥，起毫毛，恶风寒，舌上黄，身热，热争则喘咳，痛走胸膺背，不得太息，头痛不堪，汗出而寒"。现代众多医家将"风温病"和"肺热病"二者合称为"风温肺热病"，国家中医药管理局北方热病急症协作组将其定义为由风热病邪侵犯肺卫，热壅肺气，导致肺失清肃，临床表现以发热、咳嗽、胸痛为主的一种病证。

值得一提的是，由病毒感染引发的 CAP，在病因病机、发病特点、前驱症状、主要症状及病情迁延等方面与"肺风"具有高度相似性。因此在临床治疗时，病毒性肺炎、肺性脑病可参考"肺风"辨治。

（二）病因病机

本病主要病因病机为感受外邪、肺失宣肃和脏腑功能失调，从而使痰、热、毒等病理产物积聚。

1. 病因

（1）感受外邪　因气候突变，冷热失常，或生活起居不当，寒温失调，致使风热或风寒之邪侵犯机体，因风为阳邪，其性升散、疏泄、善行而数变，其侵袭人体多从口鼻、皮毛而入。肺居高位，亦称华盖，肺叶娇嫩，又名娇脏。肺主皮毛，开窍于鼻，且肺居高位，风邪袭人，首当其冲，所以肺热证初起以邪犯肺卫为主要病因。

（2）厉风损肺　"厉"在中医学中指具有传染性的一种致病因素。对"厉"的认识自《内经》即有之，《素问·六元正纪大论》曾记载，"厉大至，民善暴死""其病温厉大行，远近咸若"。《诸病源候论》云："病无长少，率皆相似，如有鬼厉之气，故云疫疠病。"可见，唐以前医家对"厉"具有传染性就有一定的认识，而孙思邈亦首次提出"厉风损肺"，认识到肺风致病因素的传染特性，丰富和完善了中医对"肺风"病因的认识。

（3）正气内虚　《太平圣惠方》言"夫肺中风者，由腠理开疏，气血虚弱，风邪所侵，攻于脏腑也"，认为气血虚弱、腠理开疏是风邪所侵的内因。由于年老体弱或久病宿疾等，机体正气虚损、脏腑功能失调，体内痰、湿、瘀等病理产物积聚，成为老年患者病情复杂、临床表现隐匿、病情严重、恢复缓慢、预后差等的主要原因。

2. 病机

（1）肺失宣肃，正邪相争　外感之邪首先犯肺，引起肺的宣发肃降功能下降，出现咽痛、咳嗽、咳痰等症状。若肺本有伏热，外邪入侵，正气与之相搏，热、毒充斥于体内，则出现高热、口干、口渴等；甚则出现神昏、出血等征象。

（2）痰浊内生与邪气搏结　痰浊内生，复感外邪，上干于肺，肺气上逆出现咳嗽、咳痰、痰稀色白等；痰与热邪搏结，痰热壅盛出现发热、咳黄稠痰等证候；痰热伤阴耗气日久，出现气阴两虚之证，症见咳嗽、痰少、汗出、口干等。

3. 病机转化

疾病初期病邪轻浅，病在肺卫，表现为风热闭肺证。外邪袭肺，肺失清肃或正气虚损、脏腑功能失调，痰湿内生表现为痰浊阻肺证。但风为阳邪，热为火邪，风热侵袭人体，热变最速，常常是卫分阶段比较短暂，热邪已传入气分而导致肺经邪热亢盛。一旦邪热阻肺，气失宣降，则出现身热、咳喘、胸痛、舌红、脉数等典型的肺热证临床表现。痰热伤阴耗气日久，出现气阴两虚之证。若病情难以控制，疾病进一步传变，逆传心包或邪陷正脱，可表现为神昏谵语、喘脱、厥脱等。

（三）辨证分型

在2011版国家制定的社区获得性肺炎中医证候诊断标准中，其常见的临床证候分为3类8种证型，包括实证类（风热犯肺证、外寒内热证、痰热壅肺证、痰浊阻肺证）、虚证类（肺脾气虚证、气阴两虚证）、危重变证类（热陷心包证、邪陷正脱证）。关于重症肺炎，中医证候的文献研究显示，其多见的证候为痰热壅肺、肺热腑实、邪陷正脱、热陷心包证。在风温肺热病的诊断依据、证候分类、疗效评定标准中，将其证候分为风热犯肺、痰热蕴肺、肺胃热盛、热闭心包、气阴两虚、邪陷正脱证。

（四）诊断要点

《外感温病篇》："风温为病，春月与冬季居多，或恶风或不恶风，必身热咳嗽烦渴，此风温证之提纲也。"

《素问·刺热》："肺热病者，先淅然厥，起毫毛，恶风寒，舌上黄，身热，热争则喘咳，痛走胸膺背，不得太息，头痛不堪，汗出而寒。"

（五）治疗方法

治疗方面，以祛邪扶正为大法。

《素问·至真要大论》云"风淫于内，治以辛凉，佐以苦，以甘缓之，以辛散之。热淫于内，治以咸寒，佐以甘苦，以酸收之，以苦发之"，提出了风热之邪为病的治疗原则。王孟英《温热经纬·叶香岩三寸伏气外感篇》云："风温肺病，治在上焦：夫春温忌汗，初病投剂，宜用辛凉。"吴鞠通《温病条辨·上焦篇》言："太阴风温，但咳，身不甚热，微渴者，辛凉轻剂桑菊饮主之。"孙思邈《备急千金要方》引《小品方》之葳蕤汤作为治疗《伤寒论》所说风温的主方，开滋阴解表之先河。

祛邪当分表里，在表者应疏风清热或宣肺散寒；在里者宜清热化痰或燥湿化痰，时或佐以活血化瘀；扶正当益气养阴或补益肺脾。在治疗过程中着重宣降肺气以顺肺之生理特点。若出现热入心包、邪陷正脱，当需清心开窍、扶正固脱。采用中医、中西医结合治疗CAP具有明显的疗效优势。

1. 风热袭肺

症状：主症为发热，恶风，鼻塞，鼻窍干热，流浊涕，咳嗽，干咳，痰白干黏、黄，舌苔薄白干，脉数。次症为咯痰不爽，口干，咽干，咽痛，舌尖红，舌苔黄，脉浮。

诊断：①发热，恶风。②鼻塞，鼻窍干热，或流浊涕。③干咳，或痰少、白黏或黄、难以咯出。④口干甚至口渴，或咽干甚至咽痛。⑤舌尖红，舌苔薄白干或薄黄，或脉浮或浮数。具备①②中的1项，加③④⑤中的2项。

治法：疏风清热，清肺化痰。

方药：银翘散加减。

组成：金银花、连翘、炒苦杏仁、前胡、桑白皮、黄芩、芦根、牛蒡子、薄荷（后下）、桔梗、甘草。

加减：头痛目赤者，加菊花、桑叶；喘促者，加麻黄、生石膏（先煎）；无汗者，加荆芥、防风；咽喉肿痛者，加山豆根、马勃；口渴者，加天花粉、玄参；胸痛明显者，加延胡索、瓜蒌。

中成药：①疏风解毒胶囊，口服，每次4粒，每日3次。在现代医学常规治疗基础上加用疏风解毒胶囊能有效提高CAP患者痊愈率，缩短发热、咳嗽、咯痰时间，减少住院天数。②连花清瘟胶囊（颗粒），口服，每次4粒，每日3次。连花清瘟胶囊（颗粒）联合美洛西林钠治疗CAP能提高有效率，缩短咳嗽时间，减少住院天数。

2. 外寒内热

症状：主症为发热，恶寒，无汗，咳嗽，舌质红，舌苔黄、黄腻，脉数。次症为痰黄，痰白干黏，咯痰不爽，咽干，咽痛，肢体酸痛，脉浮。

诊断：①发热，恶寒，无汗，或肢体酸痛。②咳嗽。③痰白干黏或黄，咯痰不爽。④口渴或咽干，甚至咽痛。⑤舌质红，舌苔黄或黄腻，脉数或浮数。具备①②2项，加③④⑤中的2项。

治法：疏风散寒，清肺化痰。

方药：麻杏石甘汤合清金化痰汤加减。

组成：炙麻黄、荆芥、防风、生石膏（先煎）、炒苦杏仁、知母、瓜蒌、栀子、桑白皮、黄芩、桔梗、陈皮、炙甘草。

加减：恶寒无汗、肢体酸痛者，减荆芥、防风，加羌活、独活；往来寒热不解、口苦者，加北柴胡。

中成药：根据表寒里热的不同偏重，合理选择中成药。偏内热者，可参见痰热壅肺证有关内容。偏表风寒者，可选通宣理肺丸，口服，每次7g（水蜜丸）或8～10丸（浓缩丸），每日2次或3次。

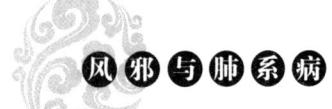

第二节 风邪与感染后咳嗽

一、概念

感染后咳嗽是指当呼吸道感染的急性期症状消失后,咳嗽仍然迁延不愈,多表现为刺激性干咳或咳少量白色黏液痰,通常持续3~8周,胸部X线片检查无异常。其中以病毒感冒引起的咳嗽最常见,又称为感冒后咳嗽。咳嗽敏感性增加的患者更容易发生感染后咳嗽。本病常为自限性,多能自行缓解,但也有部分患者咳嗽顽固,甚至发展成慢性咳嗽。

对成人感染后咳嗽发病率的报道不一,对曾有上呼吸道感染史患者的回顾性研究发现,咳嗽发生率为11%~25%。在明确为支原体和百日咳杆菌感染的患者,其感染后咳嗽发生率为25%~50%。

儿童感染后咳嗽病原体多数不明确,已经发现的有呼吸道病毒、百日咳杆菌、肺炎支原体和肺炎衣原体等。在普通人群中,平均每人每年呼吸道病毒性感染2次,但在5岁以下儿童,平均每人每年呼吸道病毒性感染3~5次,尤其是日托儿童,冬季交叉感染尤其危险,可经常引起慢性咳嗽。衣原体和支原体感染后咳嗽持续时间较长,在幼儿57%的衣原体肺炎患者和28%的支原体肺炎患者中,感染后咳嗽可持续21天以上。

感染后咳嗽偏于外感咳嗽范畴。因外感而发,往往外感症状已缓解,后遗咳嗽迁延,有向内伤咳嗽发展之趋势。正所谓"外感易治,咳嗽难医"。虽然大多数感染后咳嗽具有自限性,但病程不短,往往影响生活质量,患者常因咳嗽多次就诊。更重要的是,部分患者反复发生感染后咳嗽,可发展成慢性咳嗽、咳嗽变异性哮喘、慢性支气管炎。中医调治此类咳嗽具有明显优势,越早治疗效果越明显。

二、临床表现

(一)诊断要点

感染后咳嗽的诊断是临床性诊断,也是排他性诊断,通过仔细地询问病史和物理检查,可提供诊断线索。诊断要点如下:咳嗽持续时间短于8周;胸部X线检查无异常；肺通气功能正常；气道反应性正常或增高；无过敏性疾病；近期有呼吸道感染史，如上呼吸道病毒和细菌性支气管感染等；排除肺炎；咳嗽最终消失，且通常是自愈。

如患者曾有与百日咳患者的接触史，酶联免疫法测定百日咳特异性血清抗体阳性，这些都支持百日咳的诊断。如怀疑是肺炎支原体感染，尤其是学龄儿童、年轻患者，在夏末或秋天可行冷凝集试验，急性期和恢复期血清特异性抗体滴度增高，有助于诊断。对于病毒和沙眼衣原体感染，可进行相应的血清特异性 IgM 和 IgG 检查。

（二）临床表现

刺激性干咳，多呈阵发性，以夜间为重，感冒、冷空气、灰尘环境、刺激性气体、运动、烟雾等诱发或加重，咳嗽呈现自限性，随时间推移而自愈。

1. 风邪犯肺证

咳嗽气急，或呛咳阵作，咽痒，遇冷空气、异味等因素突发或加重，或夜卧、晨起时咳剧，多呈反复性发作，干咳无痰或少痰。舌苔薄白，脉浮或紧或弦。

2. 风寒恋肺证

咳嗽日久，遇风寒加剧，咳少量白稀痰，有夜咳，口不干。舌淡，苔白或白滑，脉浮紧或浮弦。

3. 风热郁肺证

咳嗽日久，口干，咽干，日咳较多，食辛辣燥热之品则咳少量白黏痰。舌红，苔薄黄，脉弦数或弦。

4. 风燥伤肺证

咳嗽，少痰，口干，咽干，鼻燥，鼻痒，大便干，夜间咳甚。舌淡红，少津，脉细数。

三、发病机制

近年来，现代医学对感染后咳嗽的发病原因研究发现，其主要是由流感病毒、呼吸道合胞病毒等呼吸道病毒感染所致，部分由百日咳杆菌、肺炎支原体等单一病原体或多种病原体并发感染，其具体发病机制可总结为以下几点。

（一）上、下呼吸道黏膜上皮细胞损伤

现有研究结果显示，呼吸道黏膜损伤是直接诱发感染后咳嗽的主要原因之一。

呼吸道黏膜上皮细胞是机体与外界环境交互的界面，是人体抵御外界侵害的免疫屏障，承担着修复损伤、传递抗原等功能。因此，呼吸道病毒感染的首要靶细胞即为气道上皮细胞，呼吸道感染后可刺激上皮细胞分泌大量过氧自由基和炎症趋化因子，诱发气道炎症，引发咳嗽。

（二）气道高反应性

气道高反应性（airway hyperresponsiveness，AHR）是在外界刺激下气道平滑肌出现的异常收缩反应，使得气道管腔狭窄，阻力增大，从而导致呼吸不畅，其发生的前提是呼吸道上皮细胞损伤，AHR作用时长与病毒感染后的呼吸道上皮修复所需时间呈正相关，是目前医药学界探讨的热点方向之一。有学者研究证实，呼吸道感染后的咳喘模型小鼠、大鼠均存在明显的AHR。相关研究显示，呼吸道被膜上神经氨酸酶活性异常，会使M受体功能紊乱甚至丧失，使得胆碱能神经功能亢奋，诱发气管收缩分泌大量黏液，产生AHR。

（三）炎症因素

下呼吸道的一过性炎症，也可能是出现感染后咳嗽的重要原因。气道炎症主要分为感染性炎症、应变性炎症、神经源性炎症3种。随着神经肽网广泛存在于呼吸道这一发现问世以来，人们发现感染后咳嗽的发病机制与神经源性炎症存在密切关联，因此现阶段神经源性炎症逐渐成为研究的又一热点。神经源性炎症是通过神经肽或神经递质介导的炎症反应，如P物质（substance P，SP）、降钙素基因相关肽（calcitonin gene-related peptide，CGRP）等。相关研究表明，感染后咳嗽患者神经源性介质SP水平较健康人群明显升高。另有研究发现，感染后咳嗽患者较健康人群在吸入神经源性介质SP时更易诱发咳嗽，提示了从气道神经源性炎症角度治疗感染后咳嗽的可行性。目前，对于CGRP的研究较少，只能说明CGRP与感染后咳嗽的发病机制有关，但还需进一步深入研究。

（四）咳嗽反射敏感性增高

咳嗽反射敏感性增高的特点是对吸入的刺激性物质和呼吸道内源性物质的感觉过敏或反射异常增强。目前大多数学者认为，外界环境刺激、刺激性烟雾吸入、药物刺激等都会造成呼吸道对刺激因子敏感性增高，直接引发咳嗽。此外，也有研究显示，神经源性炎症介质一方面通过刺激感受器增加血管通透性，另一方面，兴奋神经和脑干咳嗽中枢下调咳嗽阈值，从而构成咳嗽高敏状态的恶性循环。

（五）胃食管反流

虽然呼吸道感染疾病本身不会刺激胃食管造成反流，但因患者咳嗽剧烈用力，引起高腹压，就有可能诱发或加重患者原有的胃食管反流（gastroeso-phageal reflux，GER）病症，导致咳嗽症状出现甚至加剧。

四、中医病因病机

（一）外感风邪为主因

咳嗽病名起源于《内经》，其中详细论述了咳嗽的病因、症状、证候分类、病理转归、治疗等。《素问·咳论》中指出咳嗽是"皮毛先受邪气""五脏六腑皆令人咳，非独肺也"，并强调其病机为寒、暑、燥、湿、风、火六淫外邪侵袭肺系，或脏腑功能失调导致肺系内伤，肺失宣降，肺气上逆而咳嗽。现代中医学家结合临床认为，感染后咳嗽应当归于中医学"久咳""顽咳"范畴，尽管外感表证已解，但外邪未除，肺之宣降功能失调，故咳嗽迁延不愈。各大医家对于感染后咳嗽的病因病机存在独特理解，但均认为风邪乃致病之首要因素，外邪以风邪为首，内生痰瘀之邪，也常见风邪挟他邪合而致病。

（二）分期辨因

分期辨因是现代中医学家在总结以往经验基础上，归纳总结出的中医辨证治疗感染后咳嗽的一大特色，体现了"因时制宜"的中医思想精髓。在此基础上，众多医家将感染后咳嗽划分为外邪留恋期、慢性迁延期、变生他病期3个阶段。

1. 外邪留恋期

此时期表邪未除，以风邪为主，寒、热、燥等外邪合风邪侵袭肺脏，造成肺失宣降，肺气上逆而咳嗽不止。《医门法律》记载："六气主病，风、火、热、湿、燥、寒皆能乘肺，皆足致咳。"六淫外邪侵袭皆可致嗽，而风邪为百病之长，风性轻扬且挛急，且多生变化，易侵犯机体阳位，故肺为风邪易感部位。《素问·咳论》载："盖皮毛者，肺之合也，皮毛先受邪气，邪气以从其合也。"咳嗽是因邪犯肺，肺气上逆所致，治疗时首先从风立论，以疏散风邪、宣肺止咳，其次从湿立论，以宣肺理气，最后从虚立论，以扶正祛邪。

2. 慢性迁延期

此阶段机体正气损伤，无力驱邪外出，余邪留滞，肺失清肃，津液受损，燥邪内生，内外合邪。《金匮要略》中提及"夫病痼疾，加以卒病"就是指内外合

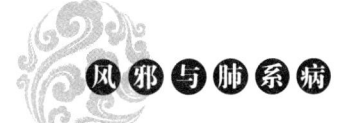

邪致病。所谓内邪，指的是伏留于人体内的致病因素，如痰饮、瘀血等。外感邪气是内外合邪致病的重要条件，外感病久治不愈，日久可转化为内伏之邪，而内邪伏留人体最易致外邪侵袭。因此，内外合邪，胶着难散解，其势愈盛则愈伤正，最终导致久咳、顽咳之症。

3. 变生他病期

感染后咳嗽久病不愈，患者正气已伤，气血亏虚，无力祛除内外之邪，以致迁延影响其他脏腑，从而导致其他疾病。正虚邪恋是变生他病期感染后咳嗽的主要病因。正虚邪恋指余邪未尽而人体正气大虚，无力对抗内外邪气，致使疾病缠绵难愈。

风邪未尽，留客犯肺，贯穿疾病发病始终。感冒后咳嗽，其临床主要表现为阵发性咳嗽，干咳无痰或少痰，伴咽痒，咽痒即咳，遇冷、热刺激，或异常刺激气味（如油烟、辣椒、花粉等）诱发，舌苔薄白，脉浮或紧或弦。感染后咳嗽的病位见于肺部及咽喉门户，符合《素问·太阴阳明论》"阳受风气""伤于风者，上先受之""风为百病之长""风为六淫之首""风性轻扬""风性挛急"的特点。咽喉为肺之门户，气体出入升降之通道，易受风邪侵袭，或风寒未得彻底透发，风邪未尽，留客犯肺，阻遏肺气，而致肺失宣肃，咳嗽不止。《素问·风论》曰："风者，善行而数变。"感染后咳嗽咽痒不适，或咳或止，呈突发性，符合风邪变化多端的特点。或疾病晚期，肺气不足，无力祛邪，邪气留滞，肺失宣降，故咳嗽。总之，风邪未尽，留客犯肺，肺气不宣，发为感染后咳嗽，故治法上当不忘以祛风宣肺为主。

肺燥津伤，失于濡润，导致疾病缠绵难愈。感染后咳嗽以刺激性、阵发性干咳或咳少量白黏痰，痰液胶黏难咳为主要临床特征。《素问·阴阳应象大论》云："燥胜则干。"感染后咳嗽，在感染初期多有发热，往往经过解表退热药，大量运用抗生素、清热解毒药等治疗，这些药物均易伤阴液，阴津耗伤，化生燥热，导致气道失于濡润，肺气失宣。正如"肺为娇脏""喜润而恶燥"。所以，感染后咳嗽患者燥热内生，肺阴亏虚，故感染后咳嗽在祛风宣肺的同时应加强养阴清热、润肺止咳。

总之，感染后咳嗽以风燥为标，阴虚为本，肺燥阴伤为主要病机，可用桑杏汤合清燥救肺汤加减。药选桑叶、杏仁、北沙参、浙贝母、桔梗、玄参、麦冬、枇杷叶、石膏、知母、火麻仁，常可取得较好的疗效。

五、中医辨治思路

本病的临床表现主要为刺激性干咳，多呈阵发性，可因冷空气、灰尘环境、刺激性气体、运动、烟雾等诱发或加重，咳嗽呈现自限性，随时间推移而自愈。患者从发病开始往往有典型的外感咳嗽过程，或有寒热，或有咽痛、咽干，多有咳黄痰到咳白痰再到干咳为主的过程。痰量因人而异，或多或少，常有咽痒等症，或有胸闷、后背紧等不适。结合本病的群体临床表现特点和病理生理机制，从中医学角度来认知，可以得出以下几点思考。

1. 感染后咳嗽介于外感与内伤之间，因此辨治本病必须重视外感和内伤之间的关系。

2. 咳嗽是标象，"见咳休治咳"，当治咳之本源。从现代医学来解释其本源是气道黏膜受损后的气道和咳嗽受体的高敏感状态。这种状态运用取类比象方法解释，可责之于风。可因虚生风，也可因痰生风。由于处于外感后，余邪未尽，或因兼夹痰、湿，其治法有别于单纯补虚息风或化痰息风。

3. 由于部分患者存在虚火喉痹、鼻鼽、反酸等内伤宿疾所致相关咳嗽机制，除针对感染后咳嗽本身外，还必须兼顾其他。

4. 加快受损黏膜的修复，尤其对初期咳黄脓痰较多的患者，适当借鉴肺痈、跌打损伤等后期促进修复的措施，如活化血瘀法、敛疮生肌法等，有助于促进修复并缩短病程。

六、风邪与感染后咳嗽

风是感染后咳嗽最重要的状态要素。原因如下。①其咳嗽症状特征与风邪发病特点相似，且往往可因受风而诱发。②通过祛风、散风治法可以提高疗效。此风特性既非单纯之外风，也非单纯中医学上常见之肝风内动等内风，与本脏的生理、病理特点及关联脏腑有关，可因痰生风、因虚生风，或因外邪未尽，虚邪留滞，遇风触冒而发。

感染后咳嗽风的状态要素的形成，一方面与病邪（如外风、虚邪、痰浊等）相关，另一方面与气机失调及脏腑相关，如肝肺相关、肺胃相关等。对于外风而言，多属余邪未尽，或属因虚受风，表现为虚邪留滞。临床上，咳嗽常因受外风而发，或因呼吸气流而诱发。感染后咳嗽为阵发性，表现似风，实与气机不平关系密切。这种气机升降异常，尤其是突发升降异常，导致肺之宣降失衡而咳嗽阵作，同样具有风的特性。患者常自诉咽痒或气上冲而咳嗽，一咳惊涛拍岸，重则言不成句，甚则出现小便失禁、呕吐、腹部肌肉拉伤等，不咳则风平浪静。痒的诱因虽多因气味刺激、气流刺激、寒热刺激而发，其内在机制则在于肺气不平，并受相关脏腑功能失调影响。例如，肝升太过，肺降不及而咳嗽；胃气上逆引动肺气上逆而咳嗽；肺与大肠相表里，腑气不通累及肺气不降而咳嗽。

七、感染后咳嗽的治疗

（一）感染后咳嗽的现代医学治疗

感染后咳嗽为自限性疾病，但对于顽固性咳嗽难以自愈者，则应尽早用药治疗。目前，现代医学临床上对感染后咳嗽的治疗主要以对症控制为主。

1. 镇咳药

咳嗽本身是机体的一种防御性反射，通过咳嗽反射来清除呼吸道的分泌物，因此轻度的咳嗽不需要使用镇咳药物。当咳嗽影响到正常的休息和工作时，需要使用镇咳药物缓解症状；但对于痰多或痰液黏稠的患者要慎用强镇咳药物，而需要使用祛痰药物或促进黏液纤毛清除功能的药物减少痰液滞留，帮助分泌物从呼吸道排出。镇咳药通常以中枢性镇咳药为主，其机制是直接作用于延髓咳嗽中枢抑制咳嗽反射，常用药包括阿片类药物、α1 受体激动剂、海罂粟碱等药物。但是随着中枢性镇咳药的运用越来越多，其相关不良反应的报道也越来越多，安全性已成为镇咳药的首要考虑重点。因此，目前中枢性镇咳药多短期运用于治疗咳嗽较为严重的患者中。

2. 口服或雾化吸入激素

激素类药物具有抗炎、抗过敏作用，能够减轻呼吸道炎症，解除支气管平滑肌痉挛，改善 AHR。研究表明，利用雾化吸入布地奈德治疗小儿呼吸道病毒感染可以明显减轻炎症反应，改善气道重塑，减轻咳嗽症状。但是由于糖皮质激素类药物疗效尚不稳定，且具有全身性不良反应，故临床建议只在其他药物疗效极差或无明显作用下，短期服用糖皮质激素。

3. 抗组胺受体拮抗剂

临床常用的为 H1 受体拮抗剂，其可以选择性与组胺靶细胞上的 H1 受体结合，发挥抗组胺作用。黏附分子是参与机体炎症反应和免疫反应的重要成分，抗组胺药物能抑制黏附分子介导的炎症反应，从而减轻气道炎症，缓解咳嗽。目前临床中也常用抗组胺药与镇咳药和β2受体激动剂联用，以进一步提高疗效。

4. 白三烯受体拮抗剂

白三烯是具有多种生物活性的脂肪酸，其能够导致呼吸道上皮破损，引发支气管平滑肌剧烈收缩，从而加剧咳嗽。目前临床广泛使用的为孟鲁司特，其可联合中药、镇咳药、抗组胺药等治疗感染后咳嗽，效果明显，可缓解咳嗽症状，降低机体炎症反应，促进免疫功能恢复，且安全性较高。

5. 抗生素

在处理非威胁生命的咳嗽时，首先需要确定患者是否由感染因素引起。在考虑感染的病原体时，要根据患者的性别、年龄、基础疾病和发病的环境等因素予以推测可能的致病源。另外，不能忽略的是结核分枝杆菌或非典型分枝杆菌的感染，目前结核病的患病率也是居高不下，应及时做相关的检查和治疗。

6. 其他复方制剂

复方甲氧那明包含多种成分，不仅可以减轻咽喉及支气管炎症等引起的咳嗽，而且可缓解哮喘发作时的咳嗽，有利于排痰，其治疗感染后咳嗽起效迅速，不良反应小，疗效确切。溴化异丙托品是一种高选择性的强效抗胆碱药，松弛支气管平滑肌作用较强，适用于临床症状较为严重，咳嗽剧烈的患者，其作用机制为调节胆碱能神经，减少呼吸道黏液分泌，且大量临床研究显示，联用溴化异丙托品和其他药物效果优于单药治疗。

感染后咳嗽具有一定的自限性，经过一段时间后通常可好转。对一些慢性咳嗽，尤其是慢性迁延性咳嗽的患者，可以短期应用组胺H1受体拮抗剂和中枢性镇咳剂，对于成人的感染后咳嗽，如果不是细菌性鼻旁窦炎或早期百日咳杆菌感染，不应使用抗生素治疗，可以尝试吸入异丙托溴铵，异丙托溴铵可减轻感染后咳嗽症状，如果吸入异丙托溴铵后咳嗽仍持续存在并影响生活质量，考虑吸入糖皮质激素。对于严重感染后的咳嗽发作，在除外其他诱因后，可考虑短期口服糖皮质激素治疗，如泼尼松 30～40 mg，3～7天，2～3周逐渐减量直到停用。大环内酯类抗生素对于衣原体和支原体感染都有效。如怀疑百日咳，可用红霉素或复方新诺明等治疗，加用糖皮质激素可明显减轻咳嗽发作次数和呕吐症状，尤其是幼儿。如经过其他治疗仍难以控制咳嗽时，可加用中枢性镇咳药，如可待因或右美沙芬等治疗。如经过系统治疗后反应较差，则应进一步考虑是否存在其他咳嗽原因，如上气道咳嗽综合征、哮喘和胃食管反流等疾病。

（二）感染后咳嗽的中医治疗

中医学在治疗咳嗽病症方面有着悠久的历史和丰富的经验，中医辨证施治和个体化治疗，兼顾整体与局部，综合运用内治法、外治法等，取得了良好的治疗效果。

1. 辨证施治

辨证施治是中医治疗感染后咳嗽的主要原则，可归纳为以下三个方面。

（1）从风论治　通过总结考查大量临床研究后发现，众多中医学家对感染后咳嗽从风邪立论，以祛风解表、宣肺止咳为法则，取得了良好的治疗效果。

（2）从脏腑论治　《素问·咳论》中提及"五脏六腑皆令人咳，非独肺也"。中医学强调整体观，风邪侵袭虽直接犯肺，但是其他脏腑功能失司也会影响"肺主宣降"的功能，以致咳嗽久治不愈，反复发作。《医学心悟》记载"肺属辛金，生于己土，久咳不已，必须补脾土以生肺金"，表明补益脾胃对于久咳顽咳已伤肺气者大有裨益。小儿"肺脾常不足"，从肺脾论治，选取六君子汤，应用培土生金法治疗小儿感染后咳嗽，取得了很好的疗效。

（3）分期论治　感染后咳嗽患病的不同阶段，其病因病机也处于变化之中，因而分期施治已成为中医治疗感染后咳嗽的一大特色。目前针对感染后咳嗽外邪留恋、慢性迁延、变生他病三个阶段的治疗，要分清标本缓急，急性期重在治标，宣肺降逆，慢性缓解期重在扶正固本，兼祛余邪。

2. 古方经方治疗

临床上使用古方经方治疗感染后咳嗽效果显著，最为常用的经方为止嗽散、养阴清肺汤、小柴胡汤、麻杏石甘汤、三拗汤、二陈汤、六君子汤、清燥救肺汤等。整理分析近十年止嗽散治疗呼吸系统方面疾病，发现临床上将止嗽散加减配伍运用，可缓解患者咳嗽症状，改善肺功能，减轻气道炎症。研究发现，养阴清肺汤用以治疗感染后咳嗽，以养阴润肺，清热解毒，取得了良好的临床疗效。

3. 中成药治疗

中成药相对于中药汤剂来说，具有携带方便、口感好、适用性广的优点。晁恩祥教授研发苏黄止咳胶囊具有祛风止咳的作用，临床使用后发现，其长于缓解咳嗽、咽喉痒痛等证候。卞文青等在金振口服液治疗呼吸道合胞病毒引发的感染后咳嗽的研究中发现，金振口服液可通过减轻气道炎症、调节咳嗽敏感性，从而改善咳嗽症状，达到治愈效果。

4. 中医外治法

中医除了内服药物外，还有许多"简、廉、便、验"的外治法，如拔罐、刮痧、针灸、穴位敷贴、推拿等，属于中医特色疗法，具有悠久的历史和临床经验。临床上观察穴位贴敷联合中药内服治疗小儿感染后咳嗽，结果发现上述治疗能够明显减轻小儿咳嗽程度，缩短病程，提高治愈率，且复发率低。运用针刺呼吸补法治疗感染后咳嗽，以 LCQ 评分为评价指标，结果显示能显著改善患者咳嗽、咯痰、咽痒症状，提高 LCQ 评分，提高患者的生活质量。此外，现代远红外技术和透皮给药技术日益成熟，理论上可以促进局部药效的吸收，以增强疗效。鉴于此，临床上观察研究了红外止咳贴治疗感染后咳嗽的临床疗效，发现临床总体有效率达到 93.33%，鲜见不良反应，治疗过程简便，安全有效。

5. 三因制宜

三因制宜是《内经》中重要的治疗思想，分为因人、因地、因时制宜三个方面。三因制宜治疗思想是在长期的医疗实践中形成的，强调了人与生存环境的协调统一，与《内经》的整体观念一致。中医学认为，时节气候、生活环境、体质差异、年龄大小等均对于疾病的产生和发展存在影响，因而在治疗上需兼顾气候、地理、患者三者之间的关系，这样才能确保疗效，体现了中医的整体观和辨证论治的特色。三因制宜的核心在于因人制宜，譬如小儿感染后咳嗽与成人感染后咳嗽应在证型、药量、剂型等方面区分治疗。

（三）中西医结合治疗

在治疗感染后咳嗽方面，中医、现代医学各有其优势及特点，但也各自存在短板与不足，因此中西医结合治疗感染后咳嗽逐渐成为研究的新方向。采用桂枝麻黄各半汤辅助西药治疗感染后咳嗽，结果显示，与单一西药治疗相比，中医结合治疗可以迅速改善患者症状，临床疗效更为显著，且不良反应小。除中医内服疗法联合现代医学治疗之外，中医外治法也可也与现代医学联合治疗。临床上发现，运用刮痧联合西药治疗上呼吸道感染后咳嗽，其疗效优于单纯西药治疗，能明显降低炎症介质水平，改善咳嗽症状。这些为中西医结合治疗感染后咳嗽的可行性提供了依据。

感染后咳嗽的发病率逐渐上升，受到了医药学界的重视。综合近几年研究，中医、西医已经在病因病机、治疗方式、治疗药物的研究上取得了一定成果，各

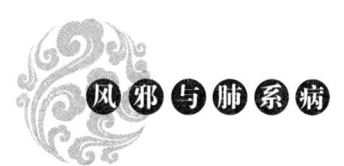

具特色与优势。现代医学在感染后咳嗽发病机制方面的研究颇丰,对于认识和治疗感染后咳嗽有指导意义,且在治疗上,现代医学能够对症治疗,短时间内快速缓解疾病症状,但存在着治标不治本、不良反应较强的弊端。中医学对于感染后嗽的治疗成果也不容忽视,这与中医学的辨证论治体系、经验传承等密不可分。中医疗效确切,不良反应较小,同时改善患者体质,降低复发率,但也存在较多问题,如中药剂型复杂,不够简便高效,使用顺应性差等。因此,为了更好地发挥治疗优势,扬长避短,除了拓展中西医结合治疗的新思路外,中医学更应该深入研究如何完善感染后咳嗽的统一辨证分型治疗,明确病因病机,使诊断治疗、疗效评价规范化。同时将中医理论和现代医学研究方法相结合,以促进中医药制剂与治法向便捷、高效、价优的方向发展。

第三节　风邪与咳嗽变异性哮喘

一、概念

咳嗽变异性哮喘(cough variant asthma,CVA)是指以慢性咳嗽为主要或唯一临床表现的一种特殊类型哮喘。全球哮喘防治倡议(Global Initiative for Asthma,GINA)中明确认为 CVA 是哮喘的一种形式,它的病理生理改变与哮喘病一样,也是持续气道炎症反应与气道高反应性(AHR)。在支气管哮喘开始发病时,有 5%~6% 是以持续性咳嗽为主要症状的,多发生在夜间或凌晨,常为刺激性咳嗽,此时往往被误诊为支气管炎。本病的发病年龄较典型哮喘高,约有 13% 的患者年龄大于 50 岁,中年女性较多见。

二、发病机制

CVA 是一种特殊类型的哮喘,其具体发病机制尚不清楚,但有研究认为 CVA 为典型哮喘的前驱状态,二者具有类似的病理特征,如与气道慢性炎症、AHR、气道重塑有关。气道慢性炎症反应由多种炎症细胞及炎症介质共同参与。肥大细胞、嗜酸性粒细胞、中性粒细胞等炎症细胞可释放神经生长因子、TNT-α 等炎症介质，导致气道上皮细胞脱落，气道黏膜增厚，黏液分泌速度加快，使平滑肌的敏感性增高，同时，激活的肥大细胞会定位于气道平滑肌束，引发AHR。在气道慢性炎症的刺激下，气道上皮细胞脱落、坏死，使胶原蛋白沉积于气管壁，引发包括上皮损伤、杯状细胞增生、上皮下层增厚、纤维化、细胞外基质沉积、气道平滑肌增生和血管生成的气道重塑，出现管腔狭窄、气流受阻、肺功能下降的现象。

三、临床表现

CVA的核心症状表现为咳嗽阵作，咽痒则咳，剧则气促，无痰或痰少难咯等。其临床特点缺乏特异性，误诊率非常高。CVA的早期诊断和早期治疗是非常重要的。因此，对于慢性反复发作的咳嗽应该想到本病的可能。

（一）病史

患者本身可有较明确的过敏性疾病史，如过敏性鼻炎、湿疹等。部分患者可追溯到有家族过敏史。

（二）发病人群

儿童发病率较高，已发现30%以上的儿童干咳与CVA有关。本病成人患病率有增长趋势。有些资料认为本病多见于儿童，此说法也广为医学界所接受。但从对大量患者的诊治观察中发现，该认识应有所改变。一些诱因，即感染、外因刺激等因素，并非小儿仅有，成人亦可因上呼吸道病毒感染、支原体感染及大气污染等其他原因而致AHR，从而诱发CVA，可以认为成人的发病率有增长趋势。在临床中，诊断CVA的患者中年纪最大者60余岁，但大部分属于中青年患者。病程大都在1～2个月，也有1～2年的，病程最长者有8年，症状反复发作。在成人中，CVA发病年龄较典型哮喘为高，约有13%的患者年龄大于50岁，中年女性较多见。

（三）症状

1. 主要临床表现

咳嗽可能是CVA的唯一症状，主要为长期顽固性干咳，常在吸入刺激性气味、冷空气、接触变应原、运动或上呼吸道感染后诱发，部分患者无任何诱因。多在夜间或凌晨加剧。有的患者发作有一定季节性，以春、秋为多。患者就诊时多已经采用止咳化痰药和抗生素治疗过一段时间，几乎无疗效，而应用糖皮质激素、抗过敏药物、β2受体激动剂和茶碱类则可缓解。

2. 症状特征

（1）一般无哮喘症状　本病以咳嗽为主症，同时可能见到干咳、少痰、咽痒、剧烈咳嗽，多有夜重昼轻等表现，遇冷空气、异味刺激而突发或加重，甚至发生呛咳或称"痉挛性咳嗽"，但并无哮喘症状出现。因具有过敏因素及各种原因而引发支气管气道高反应，与哮喘机制有相同点，因而被称为"咳嗽变异性哮喘"或"咳嗽性哮喘"，以区别于其他以咳嗽为主要表现的疾病。

（2）以咳嗽为主症　本病虽以咳嗽为主要特点，但与急、慢性支气管炎或老年性慢性支气管炎并非一致。本病也多见于上呼吸道感染之后，继而发为咳嗽，往往抗感染治疗1~2个月不愈。由于有的患者系继发于病毒或支原体感染以后，因此临床上经常与上呼吸道感染混淆，有相当多医务人员误认为本病是支气管炎，而又多以抗感染治疗。其实本病并不属于支气管炎，而是一种以咯痰不多、咳嗽较急、阵咳为特征的AHR疾病。

（3）经常与咽喉性咳嗽混淆　由于本病还有咽喉方面的临床表现，即多伴有咽中痒，痒即引发阵咳，外界冷风、空调风及异味刺激即诱发咳嗽，常伴有过敏性鼻炎。但据临床观察，这类咳嗽患者并无咽痛、咽部充血及扁桃体红肿，而是一种咽喉及气道部位的不可压抑的、极不舒服的痒感，痒便会使咳嗽突发。因而经常被诊断为"咽喉性咳嗽"，其实这也是一种误区。

（四）检验与检查

1. 血常规

发作时可见血常规外周血嗜酸性粒细胞增高。

2. 影像学检查

影像学检查多无异常，CT有助于排除早期间质性肺疾病和非典型支气管扩张。

3. 肺功能检查

肺功能和气道反应性测定是诊断CVA和判断疗效的重要指标。CVA患者肺功能下降程度不如典型哮喘明显，大部分患者肺通气功能完全正常，因此仅根据肺功能的改变难以做出判断。针对CVA存在AHR这一特点，对疑诊CVA的患者可以进行支气管激发试验或支气管舒张试验。对于$FEV_1 > 70\%$者，行支气管激发试验，$FEV_1 < 70\%$者，行支气管舒张试验。另外，利用呼气峰流速仪测定PEF，是一种简易、便携的肺功能动态监测方法，操作方便，价格低，阳性判断标准是

日内（或2周）变异率≥20%，以阳性判定为AHR来诊断CVA。

4. 气道炎症的评估

CVA的病理学改变是气道炎症，因此检测气道炎症指标，在判断气道炎症、辅助诊断方面起着重要的作用。

（1）诱导痰 诱导痰（induced sputum, IS）可行痰细胞分类和痰内可溶性物质检测，以反映气道分泌物的情况，在参与CVA气道炎症的细胞中，以嗜酸性粒细胞的浸润最为明显，诱导痰中嗜酸性粒细胞的变化可预测CVA是否发展成典型哮喘。

（2）纤维支气管镜 支气管冲洗和肺泡灌洗主要反映肺亚段以下的外周气道炎症情况，支气管黏膜活检可直接获得气道炎症的病理学依据。

（3）呼出气一氧化氮 FeNO与嗜酸性细胞的气道炎症及AHR存在相关性，CVA及哮喘患者的FeNO水平明显高于其他原因引起的慢性咳嗽。因此，FeNO对CVA的诊断具有较高的敏感度和特异性，在慢性咳嗽的病因诊断中具有重要的应用价值。

（4）呼出气冷凝液无创检测技术 与诱导痰、支气管肺泡灌洗等相比，呼出气冷凝液无创检测技术具有实时、简单、可重复等特点，可动态检测气道炎症。体征虽然也可以有支气管痉挛，但多发生在末梢的细小支气管或短暂性痉挛，因此体检时听不到或很少听到哮鸣音。

四、诊断标准

在遇到主诉仅为长期咳嗽（时间大于3周）的患者时，应当考虑到本病的可能。国内公认的诊断标准如下。

1. 咳嗽持续或反复发作＞1个月，痰少，常呈发作性痉挛性干咳，运动后加重，伴有喘息和呼吸困难。

2. 症状多发生于凌晨、夜间或就寝时，可因吸入冷空气（油烟、刺激性挥发性物质）或运动诱发。

3. 季节性发病或接触刺激性气味即出现憋气、呛咳难忍等气道反应性症状。

4. 双肺听诊未闻及哮鸣音，肺部X线检查无异常变化。

5. 抗生素、镇咳药物治疗效果不明显。

6. 排除其他慢性呼吸道疾病。

7. 经抗生素及对症治疗 >2 周症状无改善，而抗过敏及用支气管舒张剂有效。

8. 伴下列 1 项或多项变态反应性疾病或病史：既往有过敏性鼻炎或过敏性气管炎史、外周血嗜酸性粒细胞增高或血清免疫球蛋白 E（IgE）> 200 mg/L、痰中发现大量嗜酸性粒细胞、皮肤变应原试验阳性、哮喘家族史。

9. 支气管舒张试验或激发试验阳性，或 24 小时 PEF 变异率阳性。

五、西药治疗

CVA 与典型支气管哮喘的治疗原则相同。绝大多数 CVA 患者对吸入支气管舒张剂和吸入糖皮质激素（inhaled corticosteroid，ICS）治疗有效。我国的咳嗽指南推荐大多数 CVA 患者可吸入小剂量糖皮质激素联合支气管舒张剂，如 β2 受体激动剂或氨茶碱等，或用二者的复方制剂。同典型哮喘类似，短期口服小剂量糖皮质激素治疗对 CVA 的患者可能同样有效。CVA 的治疗时间应不少于 8 周。研究提示，如果不经干预，有 30%～54% 的 CVA 患者可发展成典型哮喘，而早期 ICS 治疗可以有效降低 CVA 进展为典型哮喘的风险，因此以吸入激素为主的早期规范化治疗对改善 CVA 患者的预后有重要意义。由于许多 CVA 患者存在特应质，避免相应变应原的暴露对预防 CVA 的进展也很重要。

（一）支气管舒张剂

有间断咳嗽症状的患者可按需使用支气管舒张剂，以短效 β2 受体激动剂或氨茶碱为主。有持续频繁咳嗽症状或吸入糖皮质激素仍不能有效控制症状的患者，可以加用长效 β2 受体激动剂或缓释茶碱。

（二）吸入糖皮质激素

由于 CVA 同典型哮喘都具有嗜酸粒细胞性气道炎症，因此 ICS 是其一线治疗，诊断 CVA 后就应尽快开始吸入激素治疗。一般推荐使用布地奈德，有些病例可能会需要更高的剂量。如单用糖皮质激素吸入治疗不能缓解症状，应联合支气管舒张剂治疗。对于大多数 CVA 患者，ICS 治疗可以快速缓解咳嗽症状，在咳嗽缓解后可以考虑逐渐减量降阶梯治疗。然而，终止 ICS 治疗后咳嗽可能会复发，可考虑给予 CVA 患者长期 ICS 治疗以预防其进展为典型哮喘，但是其有效性仍有待于前瞻性研究的证实。

（三）白三烯受体拮抗剂

英国胸科学会推荐的 CVA 治疗方案包括短效 β2 受体激动剂、吸入激素，以及白三烯受体拮抗剂。美国胸科医师学会（The American College of Chest Physicians，ACCP）指南建议，经吸入激素和支气管舒张剂疗效不佳的 CVA 患者，在排除依从性差等影响因素后，可在口服激素治疗前先增加白三烯受体拮抗剂治疗。有研究报道称，白三烯受体拮抗剂治疗对 CVA 患者在缓解咳嗽症状、降低气道炎症、改善肺功能等方面有效。但由于临床还未证实白三烯受体拮抗剂对气道重塑和进展为典型哮喘有预防作用，因此使用白三烯受体拮抗剂治疗 CVA 时最好同时联合 ICS 治疗。对 ICS 不能耐受或依从性差的 CVA 患者，方可考虑白三烯受体拮抗剂单药治疗。

（四）口服糖皮质激素

当 CVA 患者使用 ICS 治疗不能有效控制病情出现急性加重，或因吸入激素诱发持续咳嗽者，可考虑短期口服激素治疗，一般疗程为 1～2 周，之后继续吸入激素治疗。针对 CVA 的常规治疗后，气道炎症监测显示嗜酸性粒细胞性气道炎症持续存在的患者更容易通过升级的抗感染治疗而获益。

六、中医对咳嗽变异性哮喘的认识

（一）概述

在中医文献中，未见与 CVA 临床表现完全对应的病名记载。本病表现与中医学的"咳嗽""哮病"不完全相同。从 CVA 临床表现来看，常为慢性、剧烈的刺激性干咳、咽痒、少痰或无痰，每因受风、吸入冷空气或异常气味、活动、情绪激动等因素而使咳嗽加重，且四季均有发作，常突然发作，骤然停止，符合阵发性、痉挛性的特点，因而符合中医风证"风邪之为病，善行而数变""风盛则挛急"的特点。正如《素问·太阴阳明论》所云："伤于风者，上先受之。"本病咳嗽在凌晨及夜间较重，如《素问·风论》所述："肺风之状，多汗恶风，色皏然白，时咳短气，昼日则瘥，暮则甚。"患者常有咽痒、气道痒感等症状，痒即咳，符合"风性轻扬""风盛则痒"的特性。可见风邪是本病证发生、发展和演变过程中的主要致病因素。故有医家用"风咳"命名本病。肺气失宣，不能布散津液，脾不能运输精微，肾不能蒸化水液，以致津液凝聚成痰，伏藏于肺，成为发生本病的夙根。故本病病因主要为"风""痰"，主要病机为风邪犯肺，肺气失宣，气道挛急。

若本病反复发作，寒则伤及脾肾之阳，热则耗灼肺肾之阴，可见肺、脾、肾等脏器虚弱之候。肺气失宣，肃降无权，卫外不固则易受外邪侵袭诱发；"脾为生痰之源，肺为储痰之器"，脾虚运化水湿无权，日久酿湿生痰，上储于肺，加之金为土子，脾气虚弱，土不生金，导致肺气虚弱，升降失常；另肺病日久，伤及肾之阴阳，阳虚水泛为痰，阴虚虚火灼津成痰，上干于肺，而致肺气失宣。病理状态为因虚致实、因实致虚之虚实夹杂。

（二）病因病机

1. 风咳的病因

CVA 的发病原因是错综复杂的，除了患者本身的遗传体质、免疫状态、精神心理状态、内分泌和健康状态等主观因素外，变应原、病毒感染、职业因素、气候、药物、运动和饮食等环境因素也是导致哮喘发生、发展的重要原因。

（1）感受外邪　CVA 发病往往与感冒的发生、发展有密切关系，大多因感冒后六淫余邪未除。

（2）饮食失调　因过食生冷、清热苦寒之品及大量使用抗生素等，风寒、寒湿极易久留不去，日久化热，或风热之邪被遏，出现寒热错杂，痰湿内生，伏着于肺，咳嗽久而不愈。

（3）久病肺虚　久咳不愈首先伤肺，致肺气亏虚，肺气不足，风冷之气更易搏于肺络，留积于内，邪正相搏，气道壅涩，故久咳不止。肺虚日久则"子盗母气"，可致脾胃不足；"金水同源"，最后必致肾精亏耗之象。因此，《诸病源候论》认为"久咳嗽者，是肺极虚故也"。

2. 风咳的病机

左升右降是人体气机升降出入运动的重要表现形式，肝失疏泄，肺失肃降而上逆，肝木失制，疏泄失常；若阴气素虚，则更易伤津化燥；更加久病气郁，则致肝气未平，肝火上乘肺金，而表现出咳时面赤、烦躁易怒、胸胁胀痛、泛酸嘈杂之征象。

CVA 多继发于感冒之后，核心症状表明，CVA 的形成大多以风邪侵袭，或因失治、误治，风邪失于表散，日久邪阻肺络，则肺气壅遏不宣，清肃失常，肺气上逆，气道挛急而成，外邪之中又以风邪为首，故 CVA 常以风邪为先导。

总之，CVA 病因病机的本质当是外感失治，邪郁于肺络，肺气失宣，肺管不利，气道挛急。

（三）辨证要点

针对 CVA 的治疗，应先辨清寒热虚实，调整三焦气机，遵循三脏同调的治疗原则，其中，治肺在先，这也是在临床治疗之中常常首选的治则，宣降肺气之余，还应重视过敏因素在本病发生、发展过程中所起到的作用，根据具体辨证加用抗过敏药物治疗。但是，由于痰为 CVA 的病理因素，不可忽视健脾祛痰，调整气机的重要性，后期针对虚证的肺肾同补是整个治疗过程中，尤其是缓解期的治疗重点，即控制 CVA 的发作次数，或减轻发作时的症状。但要明确的是，CVA 治疗不同于普通的咳嗽治疗，在症状减轻或消失之后还需要进一步巩固治疗 3~6 个月。因此治疗周期较长，患者的配合和规律的用药是本病得以有效控制的关键。

1. 从病因入手

与尘螨、花粉、动物毛屑、二氧化硫等各种特异性和非特异性吸入物有关者，辨证为风毒入侵，治宜以祛风解毒为主。与鱼、虾、蛋、牛奶等食物和阿司匹林、普萘洛尔等药物有关者，辨证为风痰内壅，治宜以祛风化痰为主。与细菌、病毒、原虫、寄生虫等感染有关者，辨证为寒热邪毒入侵，治宜以清热解毒或散寒解毒为主。与神经精神因素有关者，辨证为气机郁结，治宜以疏利气机为主。与遗传因素、个体变应性体质有关者，辨证为肺脾肾阴阳亏虚，治宜以补益肺脾肾阴阳为主。

2. 从临床入手

发作期辨证为风气寒痰瘀内结，肺肾阳虚，或风气热痰瘀内结，肺肾阴虚，治宜祛风、行气、散寒、活血化痰兼补肺肾之阳，或祛风、行气、清热、活血化痰，或兼补肺肾之阴，同时配合西药（如糖皮质激素等），或以西药为主、中医为辅，以防治西药不良反应，如对 β 受体激动剂的不良反应辨证为心肝肾阴血亏虚，治宜滋阴潜阳，安神定志。缓解期辨证为肺肾阳虚、风痰瘀留恋，或肺肾阴虚、风痰瘀留恋。治宜温补肺肾之阳，兼祛风化痰活血，或滋补肺肾之阴，兼祛风化痰活血，以中药为主。

3. 宏观辨证与微观辨证相结合

肺功能下降者，辨证肺脾肾阳气亏虚，痰瘀内阻，治宜补益肺脾肾阳气，化痰活血；血气分析见低氧血症者，辨证为气滞血瘀，治宜行气活血；血中特异性 IgE 升高者，辨证为风痰毒内壅，治宜祛风活血解毒；皮肤变应原试验阳性者，辨证为风瘀毒内壅，治宜祛风活血解毒。

（四）治则治法

CVA 病位在肺，与脾、肾关系密切，病理因素主要为痰。痰有有形、无形之分，有形之痰贮之于肺，咯之即出；无形之痰则脏腑经络、四肢百骸无处不在。痰的产生当责之于肺不能布散津液，脾不能运化精微，肾不能蒸发水液，以致津停凝聚。痰伏藏于肺，成为夙根。如遇气候变化、劳累、情志失调、饮食失当等因素时，伏痰遇感引触，痰随气升，气因痰阻，痰气交搏，壅塞气道，肺气宣肃失常，气机上逆而发。在诸多因素中，尤以气候变化为主。《景岳全书·杂证谟·哮喘》云："喘有夙根，遇寒即发，或遇劳即发者，亦名哮喘。"《丹溪心法·哮喘》云："哮喘必用薄滋味，专主于痰。"在治疗上，先贤认为以祛痰为主。祛痰之法，医圣张仲景云："病痰饮者，当以温药和之。"

根据本病的主要表现，以疏风宣肺、缓急解痉、利咽止咳为主要治法，但由于本病存在较大的个体差异，因而处方又有加减变化，证变治变。如有风热者，常见有咽中痒，少许黏痰不易咯出，或合并有少量黄痰，可加入清肺疏风化痰药；又有风寒犯肺，见有寒象者，如少痰，见冷风咳嗽加重，咽中痒，常加入疏风散寒辛温之品；临床还会有阴虚肺燥，如伴有咽干、少痰、干咳，或见肠燥便干者，常又加入养阴润燥之品；由于本病常见有干咳少痰或咳嗽剧烈，咽痒较剧，异味刺激则咳嗽更剧，又常应用缓急收敛之品或敛肺止咳等药；由于有病程较长咳嗽已久者，常又加活血行瘀之品。服药后病情缓解好转，尚应继续服用以巩固效果，标本兼顾之调补肺肾，以求扶正固本。

七、风邪与咳嗽变异性哮喘

（一）病因病机

风为"百病之长""其性轻扬""善行数变""甚则挛急"。风邪上受，首先犯肺，肺失宣肃，肺管不利，气道挛急，故见突发性、阵发性、反复性咳嗽，难以自控，伴咽痒。因此，风邪是本病发生、发展和演变过程中的主要因素之一。

（二）中医内治法

1. 疏风宣肺，宣肃相济

祛风解痉为主要治疗方法之一。药用蝉蜕、地龙、僵蚕、全蝎、蜈蚣等以疏利上焦风邪，以透邪外出，舒缓气道，解痉止咳。现代研究表明，CVA 的病因与过敏因素有关，病理特征为 AHR，虽以咳嗽为主症，但其病机主要为肺气失宣，气道挛急，因此在治疗时主张开阖并用，使肺之宣肃之功得以恢复。疏风宣肺主要选用麻黄、桔梗、紫苏叶、荆芥等，既能宣肺，又能疏散表邪，麻黄、紫苏叶亦有止咳之功；祛风解痉主要选用蝉蜕、僵蚕、地龙等，咽痒不止、呛咳剧烈者适宜；肃降肺气，常选用杏仁、枇杷叶、款冬花等，不仅能肃降肺气，还有止咳化痰之功。若见鼻塞、流涕等过敏性鼻炎症状，可选用辛夷、苍耳子、细辛等祛风宣通鼻窍，若咳嗽发作前有明显眼部不适、流泪、喷嚏、咽痒等过敏症状时，临证可在辨证施治基础上同时选用乌梅、防风、地骨皮等祛风抗过敏药。

2. 清肺泻热，表里相求

痰邪伏于肺内日久，常郁而化热，又外感寒热，入侵犯肺，肺气壅塞，气道不利，故见咳嗽不止，从而发为CVA。因此治宜清热或散寒。复感外邪时易于发作，临床常见CVA患者在上呼吸道感染后病情复发或加重。现代研究表明，CVA发生、发展与致炎因子（如白三烯等）有关，此与中医的寒热内壅关系密切相关。上述清热药和散寒药能清除白三烯等致炎因子，从而使病情得到缓解。但清热散寒要给邪以出路，如邪在表者宜宣散，用麻黄、杏仁等，在里者宜降泻，用枇杷叶、枳壳、厚朴、大黄等。清肺主要选用黄芩、桑白皮、生石膏、鱼腥草等，但在应用清热药时应注重顾护脾胃，以防寒凉太过。清肝主要选用柴胡、郁金等。另外，由于肺与大肠相表里，肺气不通，内有郁热，则大肠传导失职；而大肠郁热腑气不通，则肺气失宣而咳嗽加重，临床常用全瓜蒌、枳壳等清热通腑之品，使得肺热得除。临证常选基础方有桑白皮汤、麻杏石甘汤、小陷胸汤等。

3. 健脾祛痰，升降气机

辨治CVA，痰作为凤根郁于内，无论是否有痰，都应健脾祛痰。治痰首要是使脾胃得以运化，脾胃运化则痰无所生，痰除则咳自愈。脾胃运化功能得以复健，生化之源得充，机体则能驱邪外出。临床常选用陈皮、半夏、茯苓、白术、浙贝母、薏苡仁、山药等，既能理气祛痰，又能健脾祛湿，以杜绝生痰之源，气道得畅则咳嗽自愈。亦可酌加藿香、佩兰、石菖蒲等芳香醒脾之药，行气理气之余，还有化湿祛痰之功。方剂常选用二陈汤、温胆汤、三仁汤等。

4. 疏风清肺，润燥止咳

燥邪伤人，多从口鼻而入，首犯肺卫，肺气受伤，则宣降失常，出现咳嗽。故《温病条辨》云："其由于本气自病之燥证，初起必在肺卫，故以桑杏汤清气分之燥也。"《金匮翼·燥咳》云："肺燥者，肺虚液少而燥气乘之也。其状咳甚而少涎沫，咽喉干，气哽不利。子和云：燥乘肺者，气壅不利，百节内痛，皮肤干燥，大便秘涩，涕唾稠黏。"因此，燥邪合风邪犯肺，治宜疏风润燥之法。

5. 益气养阴，肺肾同补

肺为娇脏，喜润而恶燥，因此久咳易耗损肺气，损伤肺阴，肺病日久，伤及肾之阴阳，肾阳虚则肺寒，肺肾损伤则病情迁延难愈，一般治疗方法难以奏效，因此，无论发作期还是缓解期，均应加入温肾纳气之品，祛寒除湿则可加强健脾祛痰之功。临床常选用仙茅、淫羊藿等温阳补肾纳气之品，肾阴虚者可选用熟地黄、枸杞子、何首乌等滋阴补肾之品，补益肺肾之阴血多用沙参、麦冬、黄精等，补益肺肾之阳气多用黄芪、党参、淫羊藿、补骨脂、冬虫夏草、蛤蚧等，针对缓解期虚证居多的特点，益气养阴常选用玉屏风散、四君子汤、六君子汤、六味地黄丸等基础方。且现代研究表明，上述补益肺肾之药物具有调节免疫反应、减轻变态反应的作用。

6. 活血化痰，祛痰止咳

肺主治节，即指肺治理和调节全身血液运行及津液输布和排泄的功能。若外感风寒热或情志失调，日久不解，均可导致肺主治节功能失常而使痰瘀内生发为CVA。患者虽无瘀血内阻之征象（如舌质青紫、脉涩等）和痰浊内阻之征象（如气急喘促、喉中痰鸣、咯痰量多等），但其病程日久，一般方法治疗无效，可尝试使用活血化痰之法，活血药选川芎、桃仁、水蛭、丹参、儿茶、地龙等，化痰药选半夏、白芥子、旋覆花、紫苏子、杏仁、葶苈子、桑白皮、竹茹、贝母、瓜蒌等。现代研究表明，上述活血化痰药物具有清除致炎因子的作用。

7. 祛风止咳，疏肝宣肺

《素问·咳论》言："五脏六腑皆令人咳，非独肺也。"咳嗽不止于肺，亦不离于肺。《素问·五常政大论》言："木德周行，阳舒阴布，五化宣平。"《丁甘仁医案》言："肺若悬钟，撞之则鸣，水亏不能涵木，木叩金鸣。"肝为风木之脏，内风始生于肝，多因肝郁气逆，木叩金鸣，或肝阴亏虚，血燥生风，阴虚风动，激动升腾，摇而鸣钟，或肝郁化火，木火刑金，或肝胃失和，升降失司，肺失肃降而为咳。故秦伯未指出"治肺止咳，佐以调肝"。肝与肺在经络、生理病理方面相关，CVA 的发病多与肝、肺功能失调相关，因此可通过肝肺同调治疗 CVA，"调肝"旨在疏肝清肝及息肝风，使气机调畅；"调肺"旨在使肺气宣降，津液得布。研究认为，CVA 的主要病因虽为风邪，但风邪尚有内风和外风之别。其病机与一般咳嗽的外风侵袭肺卫之表不同，本病的病机为患者内有宿邪，再遇外风，内外合邪而最终导致本病反复发作，迁延不愈，内风与外风应当并重，此二者皆是本病的治疗关键。气机调畅与肝、肺密切相关，肝主升，肺主降，肝升肺降相济才能维持气机的平衡。一旦外风入里，同气相求，内外相引，则致肝肺气机失调。"肝逆则诸气皆逆"，肺的肃降功能失常，引动肺气上逆，气道挛急而发为咳嗽。因此，治疗时应祛风通络相结合，注重治风止咳，于祛风通络解痉的虫类药之中加入宣肺理气之品，强调风邪去、气机调、肺络通则咳嗽自止。究其临床表现，CVA 以风为致病要素，而风有外风、内风之分，内风者，乃肝木化风所致，逆乘肺金，故咳嗽乃作。或由肝阳上逆，耗伤阴液，阴不制阳，阳动化风，或平素心情抑郁，情志不遂，七情内伤，而至肝气怫郁，气机不畅，气不顺则生风，或因肝之阴血亏虚，血燥生风，阴虚风动而内风上扰，木叩金鸣而咳。故治疗多从肝入手，从肝治肺，肝肺同治。肝主升气，肺主降气，二者相辅相成，对于全身气机的调节起着重要的作用。若情志失调，肝失疏泄，肺失肃降，则见咳嗽发作或加剧，多在凌晨寅卯之时发作。因此，肝气郁结为 CVA 主要病机之一，行气解郁为主要治法之一。药选柴胡、郁金、枳壳、乌梅、五味子、白芍等以疏理肝气、助肺肃降。现代研究表明，CVA 的病因与精神因素有关，病理特征为气道痉挛。此与中医的气机郁滞关系密切。上述行气解郁药物有调节自主神经功能及抗过敏作用，从而能够使小支气管由痉挛变为舒张。

（三）中医非药物疗法

"外治"一词出现已久，早在《素问·至真要大论》中便有"内者内治，外者外治"的说法。外治法亦符合中医辨证论治的特点，与内治法配合使用可以达到更好的治疗效果。

1. 穴位贴敷

穴位贴敷是在人体相应穴位上进行药物贴敷，刺激穴位，激发人体经络功能，上宁肺气，下固肾阳，调和气血，从而达到内病外治的目的。采用穴位贴敷联合宣肺平嗽汤治疗 CVA 风邪犯肺证，可促进患者免疫平衡状态的恢复，抑制机体炎症反应，改善患者咳嗽症状，提高临床疗效，且不良反应发生率低。

2. 针刺疗法

《素问·咳论》云："治脏者治其俞。"有研究者以小续命汤口服配合背俞穴针刺治疗 CVA，对比对照组，治疗后治疗组的咳嗽症状显著改善。

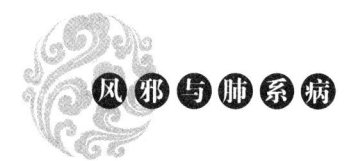

3.推拿疗法

在常规治疗的基础上,对CVA患者联用推拿疗法,发现治疗后咳嗽发作频率较前有降低,哮喘控制测试评分、最大呼气流量增加,哮喘发作间隔时间延长。

八、预防方法

CVA是临床常见疾病,如果失治误治,部分患者可发展为典型哮喘。本病以风为主因,风邪除了外感之风邪以外,还有伏藏于肺的内伤之风邪,其病机关键是肺虚风邪留恋,内外合病,肺失宣肃,气道挛急,急性期重在治风,缓解期调理脏腑以息内风,平时还宜调摄体质,增强正气。预防的方法包括:注意气候影响,防止外邪诱发,避免接触刺激性气体、灰尘,戒烟等;饮食应忌生冷、肥腻、辛辣、海鲜等物,保护好脾胃;防止过度疲劳和精神刺激等;根据小儿体质,衣被加减要适时;有过敏体质家族史者要早期调理。

第四节　风邪与哮喘

一、概念

哮喘是由多种细胞及细胞组分参与的慢性气道炎症性疾病,临床表现为反复发作的喘息、气急,伴或不伴胸闷或咳嗽等症状,同时伴有AHR和可变的气流受限,随着病程延长可导致气道结构改变,即气道重塑。哮喘是一种异质性疾病,具有不同的临床表型。

二、发病机制

(一)气道炎症机制

1.气道炎症产生的途径

当变应原进入机体后,被抗原递呈细胞(如树突状细胞、单核巨噬细胞等)内吞并激活T细胞,活化的辅助性T细胞(主要是Th2细胞)产生白细胞介素(IL-4、IL-5、IL-3等),进一步激活B淋巴细胞,由B淋巴细胞分泌的特异性

IgE可借助肥大细胞和嗜碱性粒细胞表面的高亲和力受体和在中性白细胞、巨噬细胞和NK细胞表面的低亲和力IgE受体，固定在细胞表面，使细胞处于"致敏状态"。当再次接触同种变应原，就会引起异染性细胞释放多种介质和细胞因子。这些介质会引起气道平滑肌痉挛，黏膜微血管通透性增加，气道黏膜水肿、充血，黏液分泌亢进，并诱发AHR。

2. Th1/Th2免疫失衡

Th2免疫应答占优势的Th1/Th2免疫失衡是哮喘重要的发病机制之一。活化的Th2细胞分泌的细胞因子，如IL-4、IL-5、IL-3等，可以直接激活肥大细胞、嗜酸性粒细胞及肺泡巨噬细胞等多种炎症细胞，使之在气道浸润和聚集。这些细胞相互作用可以分泌出许多种炎症介质和细胞因子，如组胺、前列腺素、白三烯、嗜酸性粒细胞趋化因子、中性粒细胞趋化因子、转化生长因子、血小板活化因子等，构成了一个与炎症细胞相互作用的复杂网络，使气道收缩，黏液分泌增加，血管渗出增多。

3. 细胞因子网络的形成及其作用

哮喘气道炎症反应涉及炎症细胞、炎症介质和细胞因子的相互作用。细胞间的相互作用是维持这种炎症的重要基础，而介导细胞间的相互作用主要由两个免疫"通信"系统来完成，即可溶性蛋白质分子（细胞因子和脂质类介质）及白细胞表面受体与靶细胞表面分子（配体）之间的相互作用。这两个系统密切联系构成复杂的细胞因子网络，通过增强或诱导细胞间的作用或控制细胞对炎症介质的反应，实现细胞特异性和选择性地转移到炎症反应部位。许多细胞因子在哮喘的气道炎症中起重要作用，尤其是IL-5可能在控制嗜酸性粒细胞介导的气道炎症反应中起核心作用，IL-4在B细胞合成IgE的调节过中起关键作用，IL-17、调节性T细胞等均在哮喘气道炎症发生中起重要作用。但由于细胞因子网络错综复杂，所谓网络的"启动子"至今尚未能确定，因此，进一步从细胞水平和分子水平研究细胞因子作用的调节机制将对哮喘的防治起到重大推动作用。

（二）气道重塑机制

1. 气道炎症

参与哮喘发生的多种炎症细胞，包括嗜酸性粒细胞、肥大细胞、Th2细胞、巨噬细胞等一系列与气道重构发生相关的炎症因子，促进成纤维细胞增生、胶原沉积、平滑肌增生肥大及微血管增生。多种炎症介质参与哮喘的气道重构过程，其中最主要的有 TGF-β、血管内皮生长因子（vascular endothelial growth factor，VEGF）、白三烯、基质金属蛋白酶 9（matrix metalloproteinase 9，MMP-9）、解整合素样金属蛋白酶 33（a disintegrin and metalloproteinase 33，ADAM-33）。

（1）TGF-β　可来源于气道上皮细胞、平滑肌细胞和炎症细胞，如嗜酸性粒细胞、中性粒细胞等，具有广泛的调节细胞增殖分化、促进结缔组织蛋白合成的作用，在哮喘气道重构中起着重要作用。TGF-β 刺激成纤维细胞分泌细胞外基质蛋白（胶原、纤维粘连蛋白），同时又抑制细胞外基质降解酶（如胶原酶）的产生，从而促进细胞外基质的沉积。表达 TGF-β 的嗜酸性粒细胞是气道重构的一个重要促进因素。在气道嗜酸性粒细胞浸润明显的重症哮喘患者中，TGF-β 表达尤其增高。

（2）VEGF　哮喘患者肺组织血管增生，痰液、支气管肺泡灌洗液和支气管活检标本中 VEGF 及其受体表达增加。研究发现，肺组织靶向的 VEGF 转基因小鼠出现哮喘样改变，不仅表现有血管增生，还有气道炎症、水肿、黏液化生、肌细胞增生及 AHR，表明 VEGF 不仅是血管重构的介质，也是血管外重构、气道炎症的介质。

（3）白三烯　白三烯 D4 能促进表皮生长因子诱导平滑肌细胞增殖。应用白三烯抑制剂能显著抑制卵清蛋白诱导的小鼠哮喘模型气道上皮下纤维化、平滑肌增生和杯状细胞增生。

（4）MMP-9　MMP-9 属细胞外蛋白酶家族，在组织重构过程中负责细胞外基质的降解。哮喘患者支气管肺泡灌洗液、血液、痰中 MMP-9 水平明显增高。

（5）ADAM-33　与 MMP-9 一样，ADAM-33 也是一种金属蛋白酶，在慢性气道损伤和修复中起作用。中重度哮喘患者肺组织表达 ADAM-33 mRNA 水平较轻度哮喘患者和正常人明显增高，免疫组化显示重度哮喘患者气道上皮、黏膜下细胞和平滑肌细胞表达 ADAM-33 较轻度哮喘患者明显增高。

2. 气道上皮损伤/修复

除气道炎症外，由环境因素或变应原直接导致的气道上皮损伤及伴随发生的修复过程在气道重构的发生、发展中起了重要作用。Plopper 等最先提出了上皮间质营养单位这一概念，指出气道上皮受环境刺激损伤后，一些炎症介质（如 TGF-β、表皮生长因子等）分泌增加，同时细胞间粘连蛋白减少，上皮细胞发生变形，并高分泌基质金属蛋白酶和细胞外基质，该过程称为上皮间质转化。

(三)气道高反应性机制

AHR 的发生与气道炎症、气道重构和神经调节的异常相关。

1. 气道炎症

气道炎症是导致 AHR 的重要机制之一,多种炎症细胞与 AHR 发生相关,最主要的有嗜酸性粒细胞,T 淋巴细胞(尤其是 Th2 淋巴细胞)和肥大细胞。

2. 气道重构

气道重构,尤其是气道周围平滑肌层的增厚也在 AHR 中发挥重要作用。气道平滑肌中含有多种收缩功能蛋白,如平滑肌肌动蛋白等,当受到变应原或炎症因子刺激后,气道平滑肌收缩致使气道狭窄,气道反应性增高。采用影像学手段研究发现,气道重构可使哮喘患者的支气管树收缩出现广泛不一致,这种现象称为气道收缩的异质性。部分区域气道平滑肌严重收缩致气道陷闭。研究表明,AHR 的发生不仅是因为气道狭窄,气道收缩异质性和气道陷闭的存在同样起了重要的作用。气道收缩异质性和气道陷闭越明显的哮喘患者,其 AHR 越高。部分哮喘患者在气道炎症消退后仍存在明显的 AHR,即可能与气道重构的存在相关。但也有研究认为,当气道重构发展到一定程度后,增厚的气道壁变得坚固而影响平滑肌的收缩,反而降低气道反应性。因此,气道重构对 AHR 的影响可能还与重构的严重程度有关。

3. 神经调节的异常

异常的神经调节也在 AHR 中发挥作用。支气管受复杂的自主神经支配。除胆碱能神经、肾上腺素能神经外,还有非肾上腺素能非胆碱能(non-adrenergic non-cholinergic,NANC)神经系统。支气管哮喘与 β-肾上腺素受体功能低下和迷走神经张力亢进有关,并可能存在 α-肾上腺素能神经的反应性增加。NANC 能释放舒张支气管平滑肌的神经递质,如血管活性肠肽、NO,以及收缩支气管平滑肌的介质,如 P 物质、神经激肽,二者平衡失调,则可引起支气管平滑肌收缩。

(四)免疫与变态反应机制

Ⅰ型变态反应被公认为是过敏性哮喘的重要发病机制。Ⅰ型变态反应指的是已免疫机体在再次接触同样变应原刺激时所产生的反应。它主要涉及变应原、抗体、细胞、受体和介质 5 个环节。当外源性变应原通过吸入、接触或食入途径进入机体,在 T 淋巴细胞协助下,使 B 淋巴细胞转化为浆细胞,产生 IgE 抗体。

IgE 黏附于支气管黏膜下肥大细胞和血液循环中的嗜碱性粒细胞表面的 IgE-Fc 受体上，使这些效应细胞致敏。当机体再次接触相同抗原时，抗原即以抗原桥联形式与效应细胞上的 IgE 结合，通过抗原-抗体相互作用，使肥大细胞和嗜碱性粒细胞脱颗粒。近年来，还发现嗜酸性粒细胞、巨噬细胞、淋巴细胞和血小板上还存在第二类 IgE 受体，它虽属于低亲和力 IgE 受体，但在 IgE 与抗原存在的情况下，可使这些效应细胞直接地、特异性地参与变态反应及其炎症反应过程。

（五）气道的神经-受体调节机制

20 世纪中叶以前，人们一直认为哮喘发病是由神经机制所致，此后免疫学及炎症发病学说逐渐占优势。最近由于证实呼吸道广泛存在神经肽网，故又重提神经异常发病机制，认为气道的炎症反应可影响神经和神经肽调控机制，而神经机制反过来又影响炎症反应。

1. 肾上腺素能神经-受体失衡机制

肾上腺素能神经系统包括交感神经、循环儿茶酚胺、α 受体和 β 受体，任何一方面的缺陷或损伤均可导致 AHR，并引起哮喘发病。

2. 胆碱能神经-受体失衡机制

胆碱能神经系统是引起人类支气管痉挛和黏液分泌的主要神经，包括胆碱能神经（迷走神经）、神经递质乙酰胆碱（acetylcholine，ACh）、胆碱受体。从大气道到终末细支气管的气道平滑肌和黏液腺体内均有胆碱能神经分布，但随着气道变小，胆碱能神经纤维的分布也越来越稀疏，至终末细支气管只有极少的胆碱能神经纤维分布，而在肺泡壁则缺如。当胆碱能神经受刺激，其末梢释放 ACh，后者与 M 受体结合引起气道痉挛和黏液分泌增加。其作用大小与胆碱能神经的分布相似，即胆碱能神经对大气道的作用显著大于对小气道的作用，同样抗胆碱药物对大、中气道的扩张作用亦明显大于对小气道的作用。

3. 非肾上腺素能非胆碱能神经功能失调与神经源性炎症

气道的自主神经系统除肾上腺素能和胆碱能神经系统外，尚存在第三类神经，即 NANC 神经系统。NANC 神经系统又分为抑制性 NANC 神经系统（i-NANC）及兴奋性 NANC 神经系统（e-NANC）。NANC 神经系统与气道平滑肌功能、肺的生理功能及其调节有密切关系，其在哮喘发病中的作用已日益受到重视。

（六）神经源性炎症

气道的感觉神经末梢受到刺激时，通过传入神经元轴突的其他分支引起感觉神经末梢释放介质（如 SP、CGRP 等），引起多种末梢反应，该过程称为局部轴突反射。从感觉神经末梢释放的 SP、CGRP 等导致血管扩张、血管通透性增加和炎症渗出，此即为神经源性炎症。神经源性炎症能通过局部轴突反射释放感觉神经肽而引起哮喘发作。

三、病理改变

疾病早期，肉眼观解剖学上很少见器质性改变。随着疾病的发展，病理学变化逐渐明显。肉眼可见肺膨胀及肺气肿，肺柔软疏松有弹性，支气管及细支气管内含有黏稠痰液及黏液栓。支气管壁增厚、黏膜肿胀充血形成皱襞，黏液栓塞局部可出现肺不张。显微镜下，支气管哮喘气道的基本病理改变为气道炎症和气道重构。气道炎症表现为上皮下多种炎症细胞（包括肥大细胞、巨噬细胞、嗜酸性粒细胞、淋巴细胞与中性粒细胞）浸润，气道黏膜下组织水肿、微血管通透性增加、支气管内分泌物潴留、支气管平滑肌痉挛、纤毛上皮细胞脱落、基底膜露出、杯状细胞增生及黏液分泌增加等病理改变。若哮喘长期反复发作，则出现气道重构的改变，表现为支气管平滑肌层增厚，气道上皮下纤维化、气道与血管周围胶原沉积增加、基底膜增厚和透明样变、血管增生等。

四、临床表现

（一）典型哮喘

1. 典型哮喘的临床症状和体征

（1）反复发作性喘息、气促，伴或不伴胸闷或咳嗽，夜间及晨间多发，常与接触变应原、冷空气、物理、化学性刺激及上呼吸道感染、运动等有关。

（2）发作时及部分未控制的慢性持续性哮喘，双肺可闻及散在或弥漫性哮鸣音，呼气相延长。

（3）上述症状和体征可经治疗缓解或自行缓解。

2. 可变气流受限的客观检查

（1）支气管舒张试验阳性（吸入支气管舒张剂后，FEV_1 增加 >12%，且 FEV_1 绝对值增加 >200 mL）；或抗感染治疗 4 周后与基线值比较 FEV_1 增加 >12%，且 FEV_1 绝对值增加 >200 mL（除外呼吸道感染）。

（2）支气管激发试验阳性，一般应用吸入激发剂为醋甲胆碱或组胺，通常以吸入激发剂后 FEV_1 下降 $\geq 20\%$，判断结果为阳性，提示存在 AHR。

（3）PEF 平均每日昼夜变异率 >10%，或 PEF 周变异率 >20%。

符合上述症状和体征，同时具备气流受限客观检查中的任何一条，并除外其他疾病所引起的喘息、气促、胸闷及咳嗽，可以诊断为哮喘。

（二）不典型哮喘

临床上还存在着无喘息症状也无哮鸣音的不典型哮喘，患者仅表现为反复咳嗽、胸闷或其他呼吸道症状。

1. 咳嗽变异性哮喘

咳嗽作为 CVA 的唯一或主要症状，无喘息、气促等典型哮喘的症状和体征，同时具备可变气流受限客观检查中的任何一条，除外其他疾病所引起的咳嗽，按哮喘治疗有效。

2. 胸闷变异性哮喘

胸闷作为胸闷变异性哮喘的唯一或主要症状，无喘息、气促等典型哮喘的症状和体征，同时具备可变气流受限客观检查中的任何一条，除外其他疾病所引起的胸闷。

3. 隐匿性哮喘

隐匿性哮喘指无反复发作喘息、气促、胸闷或咳嗽的表现，但长期存在气道反应性增高者。随访发现有 14%~58% 的无症状气道反应性增高者可发展为有症状的哮喘。

（三）哮喘的分期

根据临床表现，哮喘可分为急性发作期、慢性持续期和临床控制期。哮喘急性发作期是指喘息、气促、咳嗽、胸闷等症状突然发生，或原有症状加重，并以呼气流量降低为特征，常由接触变应原、刺激物或呼吸道感染诱发。慢性持续期是指每周均不同频度和（或）不同程度地出现喘息、气促、胸闷、咳嗽等症状。临床控制期是指患者无喘息、气促、胸闷、咳嗽等症状 4 周以上，1 年内无急性发作，肺功能正常。

（四）哮喘的评估

1. 症状

了解患者有无胸闷、气促、咳嗽、夜间憋醒等哮喘症状。

2. 肺功能

肺通气功能指标 FEV_1 和 PEF 反映气道阻塞的严重程度，是客观判断哮喘病情最常用的评估指标。呼气峰流速仪携带方便、操作简单，患者可以居家自我监测 PEF，根据监测结果及时调整用药。

3. 哮喘控制测试问卷

哮喘控制测试（asthma control test，ACT）问卷是评估哮喘患者控制水平的问卷，ACT 得分与专家评估的患者哮喘控制水平具有较好的相关性。ACT 适用于缺乏肺功能设备的基层医院推广适用，但仅反映哮喘症状。

4. 呼出气一氧化氮

哮喘未控制时 FeNO 升高，糖皮质激素治疗后降低。FeNO 测定可以作为评估气道炎症类型和哮喘控制水平的指标，可以用于预判和评估吸入激素治疗的反应。

5. 痰嗜酸性粒细胞计数

大多数哮喘患者诱导痰液中嗜酸性粒细胞计数增高（>2.5%），且与哮喘症状相关。抗感染治疗后可使痰嗜酸性粒细胞计数降低，诱导痰嗜酸性粒细胞计数可作为评价哮喘气道炎症指标之一，也是评估糖皮质激素治疗反应性的敏感指标。

6. 外周血嗜酸性粒细胞计数

部分哮喘患者外周血嗜酸性粒细胞计数增高，可作为诱导痰嗜酸性粒细胞的替代指标，但是外周血嗜酸性粒细胞计数增高的具体计数值文献报道尚不统一，多数研究界定的参考值为≥300/μL 为增高，也有研究界定为≥150/μL 为增高。外周血嗜酸性粒细胞增高可以作为判定以嗜酸性粒细胞为主的哮喘临床表型，以及作为评估抗感染治疗是否有效的指标之一。

7. 血清总 IgE 和变应原特异性 IgE

有很多因素会影响血清总 IgE 水平，可以使血清总 IgE 水平增高，如其他过敏性疾病，寄生虫、真菌、病毒感染，肿瘤和免疫性疾病等。血清总 IgE 没有正常值，其水平增高缺乏特异性，需要结合临床判断，但可以作为使用抗 IgE 单克隆抗体治疗选择剂量的依据。变应原特异性 IgE 增高是诊断过敏性哮喘的重要依据之一，其水平高低可以反映哮喘患者过敏状态的严重程度。

8. 变应原检测

变应原检测有体内皮肤变应原试验及体外特异性 IgE 检测，通过检测可以明确患者的过敏因素，宣教患者尽量避免接触变应原，以及用于指导变应原特异性免疫疗法。

五、鉴别诊断

（一）左心衰竭引起的喘息样呼吸困难

左心衰竭引起的喘息样呼吸困难过去称为心源性哮喘，发作时的症状与哮喘相似，但其发病机制与病变本质与支气管哮喘截然不同，为避免混淆，目前已不再使用"心源性哮喘"一词。患者多有高血压、冠心病、风湿性心脏病和二尖瓣狭窄等病史和体征。阵发性咳嗽，常咳出粉红色泡沫痰，两肺可闻及广泛的湿啰音和哮鸣音，左心界扩大，心率增快，心尖部可闻及奔马律。病情许可做胸部X线检查时，可见心脏增大，肺淤血征，有助于鉴别。若一时难以鉴别，可雾化吸入β2肾上腺素受体激动剂或静脉注射氨茶碱缓解症状后，进一步检查。

（二）慢性阻塞性肺疾病

COPD多见于中老年人，有慢性咳嗽史，喘息长期存在，有加重期。患者多有长期吸烟或接触有害气体的病史。有肺气肿体征，两肺或可闻及湿啰音。但临床上严格将COPD和哮喘区分有时十分困难，肺功能检查及支气管激发试验或舒张试验有助于鉴别。COPD也可与哮喘同时存在。

（三）上气道阻塞

上气道阻塞可见于中央型支气管肺癌、气管支气管结核、复发性多软骨炎等气道疾病或异物气管吸入，导致支气管狭窄或伴发感染时，可出现喘鸣或类似哮喘样呼吸困难、肺部可闻及哮鸣音。但根据临床病史，特别是出现吸气性呼吸困难，以及痰液细胞学或细菌学检查，胸部X线摄片、CT或支气管镜检查等，常可明确诊断。

（四）变态反应性肺浸润

变态反应性肺浸润见于热带嗜酸性粒细胞增多症、肺嗜酸性粒细胞增多性浸润、多源性变态反应性肺泡炎等。致病原为寄生虫、原虫、花粉、化学药品、职业粉尘等，多有接触史。胸部X线片可见弥漫性肺间质病变成斑片状浸润，血嗜酸性粒细胞显著增高，有助于鉴别。

（五）变态反应性支气管肺曲菌病

变态反应性支气管肺曲菌病常以反复哮喘发作为特征，伴咳嗽、咳痰，痰多为黏液脓性，有时伴血丝，可分离出棕黄色痰栓，常有低热，肺部可闻及哮鸣音或干啰音，X线检查可见浸润性阴影，节段性肺不张，牙膏征或指套征（支气管黏液栓塞），周围血嗜酸性粒细胞明显增高，曲菌变应原皮肤点刺可出现双向皮肤反应（即刻及迟发型），血清IgE水平通常比正常人高2倍以上。

（六）胃食管反流

在食管贲门迟缓症、贲门痉挛等疾病中，常出现胃或十二指肠内容物通过食管下端括约肌反流入食管的现象，反流物多呈酸性。只要有少量被吸入气管，就会即刻刺激上气道感受器，通过迷走神经反射性地引起支气管痉挛，而出现咳嗽和喘鸣。有报道认为，严重哮喘患者GER的发生率可接近50%，说明GER至少是使哮喘患者不断发作、症状难以控制的重要诱因，对GER进行针对性治疗，可明显改善哮喘症状。

（七）鼻后滴漏综合征

鼻后滴漏综合征（postnasal drip syndrome，PNDS）常见于慢性鼻窦炎，其分泌物常在患者平卧时通过后鼻道进入气管，可引起类似哮喘的咳嗽和喘鸣症状，同时也是部分哮喘患者反复发作及治疗不佳的重要因素。

（八）高通气综合征

高通气综合征是一组因通气过度超过生理代谢所需而引起的病症，通常可由焦虑和某种应激反应引起。过度通气的结果是呼吸性碱中毒，从而表现呼吸深或快、呼吸困难、气短、胸闷、憋气、心悸、头昏、视物模糊、手指麻木等症状。严重者可出现手指甚至上肢强直，口周麻木发紧，晕厥，精神紧张，焦虑，恐惧等症状。这组综合征不同于哮喘，它不由器质性疾病所引起。因此，各项功能检查一般正常，无变应原诱发因素，肺部听诊无哮鸣音，支气管激发试验阴性。

六、哮喘的治疗

控制药物：需要每天使用并长时间维持的药物，这些药物主要通过抗炎作用使哮喘维持临床控制，其中包括ICS、全身性激素、白三烯调节剂、长效β2受体激动剂（long-acting beta2-agonist，LABA）、缓释茶碱、甲磺司特、色甘酸钠等。

缓解药物：又称急救药物，这些药物在有症状时按需使用，通过迅速解除支气管痉挛从而缓解哮喘症状，包括速效吸入和短效口服β2受体激动剂、吸入性抗胆碱药物、短效茶碱和全身性激素等。

附加治疗药物：主要为生物靶向药物，如抗 IgE 单克隆抗体、抗 IL-5 单克隆抗体、抗 IL-5 受体单克隆抗体和抗 IL-4 受体单克隆抗体等，其他还有大环内酯类药物等。

（一）糖皮质激素

糖皮质激素是最有效的控制哮喘气道炎症的药物。慢性持续期哮喘主要通过吸入和口服途径给药，吸入为首选途径。

1. 吸入给药

ICS 局部抗炎作用强，药物直接作用于呼吸道，所需剂量较小，全身性不良反应较少。ICS 可有效控制气道炎症，降低 AHR，减轻哮喘症状，改善肺功能，提高生活质量，减少哮喘发作的频率和减轻发作时的严重程度，降低病死率。其他治疗药物和治疗方案如 ICS+LABA 复合制剂、ICS+ 福莫特罗复合制剂，用于维持加缓解治疗，均可明显提高治疗效果。对那些需要使用大剂量 ICS 来控制症状或预防急性发作的患者，应当特别关注 ICS 相关的不良反应。

2. 口服给药

对于大剂量 ICS+LABA 仍不能控制的慢性重度持续性哮喘，可以附加小剂量口服糖皮质激素维持治疗。一般使用半衰期较短的激素（如泼尼松等），推荐采用每天或隔天清晨顿服给药的方式，以减少外源性激素对下丘脑 – 垂体 – 肾上腺轴的抑制作用。

（二）β2 受体激动剂

此类药物较多，可分为短效（维持时间 4~6 小时）、长效（维持时间 10~12 小时）及超长效（维持时间 24 小时）β2 受体激动剂。长效制剂又可分为快速起效的 LABA（如福莫特罗、茚达特罗、维兰特罗及奥达特罗等）和缓慢起效的 LABA（如沙美特罗）。

（三）吸入糖皮质激素 + 长效 β2 受体激动剂复合制剂

ICS+LABA 具有协同的抗炎和平喘作用，可获得相当于或优于加倍剂量 ICS 的疗效，并可增加患者的依从性、减少大剂量 ICS 的不良反应，尤其适合于中至重度慢性持续哮喘患者的长期治疗。

（四）白三烯调节剂

白三烯调节剂包括白三烯受体拮抗剂（leukotriene receptor antagonists，LTRA）和 5- 脂氧合酶抑制剂，是除 ICS 之外可单独应用的长期控制性药物之一，可作为轻度哮喘的替代治疗药物和中、重度哮喘的联合用药。在我国，主要使用 LTRA。LTRA 可减轻哮喘症状、改善肺功能、减少哮喘的恶化，但其抗炎作用不如 ICS。

（五）茶碱

茶碱具有舒张支气管平滑肌及强心、利尿、兴奋呼吸中枢和呼吸肌等作用，低浓度茶碱具有一定的抗炎作用。

（六）抗胆碱药物

吸入性抗胆碱药物，如短效抗胆碱药物（short-acting muscarinic antagonist，SAMA）异丙托溴铵和长效抗胆碱药物（long-acting muscarinic antagonist，LAMA）噻托溴铵，具有一定的支气管舒张作用，但较 β2 受体激动剂弱，起效也较慢。抗胆碱药物可通过气雾剂、干粉剂和雾化溶液给药。本品与 β2 受体激动剂联合应用具有互补作用。雾化吸入 SAMA 异丙托溴铵与短效 β2 受体激动剂（short-acting Beta 2 agonist，SABA）沙丁胺醇复合制剂是治疗哮喘急性发作的常用药物。哮喘治疗方案中的第四级和第五级患者在吸入 ICS+LABA 治疗基础上可以联合使用吸入 LAMA。妊娠早期、患有青光眼、前列腺肥大的患者应慎用此类药物。

（七）甲磺司特

甲磺司特是一种选择性 Th2 细胞因子抑制剂，可抑制 IL-4、IL-5 的产生和 IgE 的合成，减少嗜酸性粒细胞浸润，减轻 AHR。该药为口服制剂，安全性好，适用于过敏性哮喘患者的治疗。

（八）生物靶向药物

已经上市的治疗哮喘的生物靶向药物包括抗 IgE 单克隆抗体、抗 IL-5 单克隆抗体、抗 IL-5 受体单克隆抗体和抗 IL-4 受体单克隆抗体，这些药物主要用于重度哮喘患者的治疗。

（九）变应原特异性免疫疗法

变应原特异性免疫疗法通过皮下注射常见吸入变应原（如尘螨、豚草等）提取液，可减轻哮喘症状和降低 AHR，适用于变应原明确，且在严格的环境控制和药物治疗后仍控制不良的哮喘患者。

（十）其他治疗哮喘药物

第二代抗组胺药物（H1 受体拮抗剂）如氯雷他定、阿司咪唑、氮卓斯汀、特非那定，其他口服抗变态反应药物如曲尼司特、瑞吡司特等，抗组胺药物在哮喘治疗中作用较弱，主要用于伴有变应性鼻炎的哮喘患者，不建议长期使用抗组胺药物。

七、中医对哮喘的认识

（一）概述

哮病是一种发作性痰鸣气喘性疾病，发时喉中哮鸣有声，呼吸气促困难，甚则喘息不能平卧。本病是指因宿痰伏肺，遇诱因引触，痰随气升，气因痰阻，导致痰气搏结，壅阻气道，气道挛急，肺气宣肃失司，气出入不利所致的一种发作性痰鸣气喘疾病。哮是指呼吸急促似喘，喉间有哮鸣音。因喘未必兼哮，但哮必兼喘，临床上哮与喘常同时出现，常并称为哮喘。

《内经》中虽无哮病之名，但许多篇章里有关于哮病的症状、病因、病机的记载。如《素问·阴阳别论》曰："阴争于内，阳扰于外，魄汗未藏，四逆而起，起则熏肺，使人喘鸣。"《素问·太阴阳明论》曰："犯贼风虚邪者阳受之……不时卧，上为喘呼。"《灵枢·本神》言："实则喘喝，胸盈仰息。"《素问·生气通天论》云："因于暑、汗，烦则喘喝。"上述《内经》中所记载的"喘鸣""喘呼""喘喝"即是对哮病症状的最早描述。汉代张仲景在《伤寒论》和《金匮要略》中不仅描述了本病发作时的典型症状，还提出了相关治疗方药，如《金匮要略·肺痿肺痈咳嗽上气病脉证治》云："咳而上气，喉中水鸡声，射干麻黄汤主之。"《伤寒论》中记载有"喘家作，桂枝加厚朴杏子佳"。此处的"喘家"除了指素有喘证者外，还可能包括素有哮病者。《金匮要略·痰饮咳嗽病脉证并治》云"膈上病痰，满喘咳吐，发则寒热，背痛腰疼，目泣自出，其人振振身瞤剧，必有伏饮"，从病理上将其归属于痰饮病中的"伏饮"。此后还出现了"呷嗽候""齁""齁喘""哮吼"等命名，均为哮病的异名。隋代巢元方《诸病源候论》有"呷嗽候""上气鸣息候""上气喉中如水鸡鸣候"等命名。元代朱丹溪首创"哮喘"病名，把本病从笼统的"喘鸣""上气"中分离出来。在朱丹溪弟子戴元礼整理丹溪手稿而撰成的《金匮钩玄》一书中，首次把哮病单独列为一病证，并将其置于本书的卷一中，而不是将其依附于喘或上气病之下，标志着哮病作为一种单独病证存在于中医学病证体系中。他还阐明其病机专主于痰，如"哮喘必用薄滋味，专主于痰"，并提出"未发以扶正气为主，既发以攻邪气为急"的治疗原则。到了明代，大部分医学著作将哮病单独列出，与喘、短气相区别，分别论述。如龚廷贤的《寿世保元·哮吼》、秦景明的《症因脉治·哮病论》、陈文治的《诸症提纲·哮证》、孙一奎的《赤水玄珠·哮门》等。虞抟《医学正传》则进一步对哮与喘做了明确的区分，曰"大抵哮以声响名，喘以气息言。夫喘促喉中如水鸡声者，谓之哮；气促而连属不能以息者，谓之喘"。至此，哮病这一病名被众医家认可、接受，哮病正式从喘、上气等病证中分离出来。而后世医家鉴于哮必兼喘，故一般通称"哮喘"。

(二) 病因病机

1. 病因

哮病的发生，乃宿痰内伏于肺，每因外邪侵袭、饮食不当、情志失调、体虚劳倦等诱因引触，以致痰气交阻于气道，肺宣肃功能失常，肺气出入不利而致哮病。

（1）外邪侵袭　风为六淫之长。肺主皮毛，外邪易从皮毛而入，内犯于肺。外感风寒、风热或暑湿之邪，未能及时表散，邪气内蕴于肺，壅遏肺气，气失宣降，津液不布，聚液生痰，正如《临证指南医案·哮》所云："宿哮……沉痼之病……寒入背俞，内合肺系，宿邪阻气阻痰。"此外，尚有某些体质、禀赋特殊者，吸入花粉、烟尘、异味等，影响肺气之宣降，致津液凝聚，痰浊内生，而发为哮病。

（2）饮食不当　贪食生冷，寒饮内停；或嗜食酸、咸、肥甘，积痰生热；或因进食鱼、虾、蟹等发物，而致脾失健运，水湿运化失常，痰浊内生，上干于肺，壅阻肺气而致哮。《医碥·哮喘》说："哮者……得之食味酸咸太过，（幼时多食盐醋……）渗透气管，痰入结聚，一遇风寒，气郁痰壅即发。"由于体质、禀赋特异，可因进食某些食物而发病，故古又有"食哮""鱼腥哮""卤哮""糖哮""醋哮"等称谓。

（3）情志失调　从气机升降论，肺主气、司呼吸，主宣发肃降，以降为顺。肝主疏泄，为气之枢，条达气机，其气以升发条达为顺。从气血论，肝藏血，主疏泄；肺朝百脉，肺为血脏，二者相互作用，调节全身血量。肺主气，肝主疏泄，二者在调畅气机方面起着重要作用，共司气机升降。气机郁滞，肝气不升，使肺气不得下降，遂致胸闷胀满；肺金轻清，最畏火，"气有余便是火"，若情志郁结，气郁化火，肝木升发之气太过，木火旺盛，熏灼肺金，必使肺宣降失职，出现胸闷时作；或肝之阴血不足，血燥生风，阴虚风动，皆可上扰肺金，使肺气肃降无权。另外，肝气郁结，疏泄失职，木不疏土，或木旺乘土，均可致脾失健运，运化转输不能，酿液为痰。此皆因肝郁而生之痰，谓之"郁痰"。郁痰上贮于肺，阻遏肺气，痰气相搏，风火相煽即可发生哮病。

（4）病后体虚　病后素体禀赋薄弱，或病后体弱（如幼年患麻疹、顿咳，或反复感冒、咳嗽日久等）导致肺、脾、肾虚损。若肺气耗损，气不布津，痰饮内生；或阴虚火旺，蒸津为痰，痰热胶固；脾虚水湿不运，聚湿生痰，肾虚水失蒸化，痰浊内生，均可成为哮病之因。一般先天体质薄弱多以肾虚为主，多见于幼儿，故有"幼稚天哮"之名；而病后所致者以肺脾虚为主。

2. 病机

哮病分为发作期和缓解期，不同时期的病理变化不同。发作期为"伏痰"遇诱因引触，痰随气升，气因痰阻，痰气搏结，壅塞气道，肺失宣降，故致痰鸣如吼，气息喘促，正如清代李用粹《证治汇补·哮病》所云："哮即痰喘之久而常发者，因内有壅塞之气，外有非时之感，膈有胶固之痰，三者相合，闭拒气道，抟击有声，发为哮病。"本病发作期以邪实为主，病位主要在于肺系，病理环节为痰气交阻，气道挛急，故见呼气困难，自觉呼出为快。发作期根据病因及体质差异，可分为寒哮、热哮、寒包热哮、风痰哮、虚哮、郁哮。若素体阳虚，病因于寒，寒痰为患，发为寒哮。若素体阳盛，又感热邪，属痰热为患，发为热哮。若痰热内蕴，风寒外束引发者，可以表现为外寒内热的寒包热哮。痰浊伏肺，肺气壅实，风邪触发者表现为风痰哮。反复发作，正气耗损或素体虚弱，可表现为虚哮。若因情志失调而诱发，气郁痰阻突出者为郁哮。

若哮病长期反复发作，寒痰损伤脾肾之阳，痰热耗伤肺肾之阴，病变则可从实转虚，在缓解期容易表现为肺、脾、肾等脏虚损之候。肺虚不能主气，气不化津，则痰浊内蕴，又因卫外不固，更易受外邪侵袭而诱发；脾虚运化失司，水谷精微不化，反积湿生痰，上贮于肺，影响肺气升降，常因饮食不当诱发；肾虚精气亏乏，摄纳失常，阳虚则水泛为痰，阴虚则虚火灼津成痰，上干于肺，而致肺气出纳失司，每遇情志劳倦诱发。肺主通调水道，脾主运化水液，肾主水，三者均与水液运化密切相关。三者在病理上也相互影响，常相兼为病，表现为不同程度的气血阴阳亏虚。一旦急性发作，常不易缓解，邪实与正虚错综并见，肺肾两虚而痰浊壅盛。严重者因肺气闭阻，不能治理调节心血之运行，心失所养，命门火衰，不能上济于心，则心阳亦同时受累，甚至发生"喘脱"危候。

（三）辨证要点

首先要弄清楚哮病临床特点，哮病具有发作性、反复性、顽固性等特点，发时喉中哮鸣有音，憋喘气促，且具有遗传倾向，临证不仅要区别发作期、缓解期之不同，更要对病程长短、病情程度、发病诱因、既往治疗情况及家族史等详细询问。

治疗上需辨分期之不同，注重治肺与他脏同治。哮病发作期和缓解期的病理变化不同。发作期病位主要在于肺系，与肝关系密切，气候变化、嗅闻异味、情绪波动极易诱发，病理环节为痰阻气闭，气道挛急，为邪实之证或邪实正虚，有寒哮、热哮、寒包热哮、风痰哮、虚哮、郁哮、风哮之别。寒哮常为寒邪诱发，尤其体质阳虚之人极易受寒引触哮病发作；热哮常为感受热邪或者体质阴虚之人感受风热、暑热之邪引发，或者寒邪入里化热；寒包热哮为痰热蕴肺，复感风寒。上述常由感冒诱发，平时发作情况较少，平时防寒保暖，减少感冒是预防哮病发作的重要因素。风痰哮起病较急，反复咳嗽、气促憋喘较重。偏风盛者常以咳嗽为著，临床常与咳嗽变异性哮喘关系较密切，治宜祛风解痉，止咳化痰；风盛痰阻者，治宜祛风解痉平喘，祛痰止咳利气。郁哮常为情志诱发，在五脏之中与肝关系密切，与现代医学不典型哮喘中的胸闷变异性哮喘关系密切，结合个人体质，调畅气机、疏肝理肺为重要的论治方法。虚哮反复发作，病程较长，为邪实正虚，而缓解期病机常为正虚而邪不实，治疗上应该祛邪扶正，辨证时要辨别肺、脾、肾之脏腑及阴阳气血之偏虚。缓解期以正虚为主，正虚邪弱，与肺、脾、肾关系密切，有肺虚、脾虚、肾虚之偏及气虚、阳虚、阴虚之异，同时结合肺主气、司呼吸、朝百脉的生理特性，并且肺与全身血液循环也有密切关系，肺脏不仅是气脏，也是血脏，与血液运行相关，同时久病入络，而常导致血瘀的病机变化，所以在补虚的同时兼以活血化瘀可更好地稳定病情，改善预后。

八、风邪与哮喘

（一）病因病机

古代医家对风有"善行而数变""风盛则挛急"及"风邪为患可致瘙痒"等理论，哮病多发作于春秋气候突变和花粉、尘螨较多的风气偏盛季节，发作前常有鼻痒、眼痒、鼻塞、喷嚏、流涕等先兆症状，或见肌肤风团疹块，发作时喉中如吹哨笛声，具有起病较快、病情多变等特点，与风邪"善行而数变"特性相似，风邪侵袭是引发哮病的重要因素，中医学"风邪"的含义非常广泛，包括吸入性、食入性、接触性等多种外在致敏原，并与气候因素、精神因素等具有一定关系。肺为华盖而处高位，易受阳邪侵袭；且风为阳邪，其性具有向上向外、升散开泄的特性。故风邪外犯易侵袭人体的肌表及上部，损伤肺气。正所谓"伤于风者，上先受之"。肺居上焦，又属娇脏，易被外风侵袭而引动内风，导致壅塞之气与胶固之痰交互为患，发为哮病。肺气壅闭不宣也可致肝气郁结，木火刑金而加剧肺逆之证。正所谓外风引邪，致喘发作；内风急作，加剧哮喘。风盛则痉，风邪与支气管痉挛及气道高反应性有关，风盛时常会伴有眼痒、鼻痒、咽痒，阵发性咳嗽，临证当注意外风、内风之别，外风可见于外邪中的风邪，吸入性、食入性、接触性等多种外在致敏原，或者气候因素等。肝阳上亢引动内风或者肝郁化火而动风，再者熬夜、劳累耗伤精血，肝主藏血，肝血亏虚，阴虚动风。

（二）名家经验

1. 韩树人

韩树人教授从事中医临床工作40余年，有扎实的中医药理论基础和丰富的医疗经验。韩树人教授在研究继承传统理论的基础上形成了自己的学术观点，提出了"哮喘专主于风"的理论。韩树人教授认为，哮喘发作的特点是呈突发性，发作与缓解迅速，来去匆匆，符合风为阳邪、善行数变的特征。由此可见哮喘的病因病机皆与风邪有关。然而，风邪有外风与内风之分，外风多指风伤于肺，内风又有脾风、肝风之别。

（1）肺风　外风始受于肺。《丹溪心法》谓："风之伤人，在肺脏为多。"肺开窍于鼻，与天气相通。《医学心悟》指出："鼻塞者，肺寒也，鼻流清涕者，肺风也。"肺又主皮毛，易感风邪（夹寒夹热等）。故外感风邪，当属肺风范畴。外感风邪，肺失宣肃，津液不布，凝聚为痰，阻塞气道，可致咳、致喘、致哮。

（2）脾风　脾风之说，始载于《素问·风论》，且与外感有关。但《证治要诀》又谓"有人一生不可食鸡肉及獐鱼动风等物，才食则丹随发，以此见得系是脾风"，明确指出脾风与饮食（致敏）有密切联系。观之临床哮病患者亦然。《本草纲目》载"诸鱼在水，无一息之停，多能动风动火"，虾"动风热，有病人勿食"，又谓蟹"寒……此物极动风，风疾人不可食，屡见其事"等。由此可见，对过敏体质的人来说，诸兽、禽、鱼、虾及肥甘等物，食之均可助湿生痰，化火动风，均有可能引起食物过敏，引发哮喘（热哮）。若属脾虚之体，恣食生冷致脾阳不振，痰饮内停，阴寒内生，寒主收引，亦可引起支气管痉挛，诱发哮喘（寒哮）。

（3）肝风　肝为风木之脏，风气通于肝，风易入之，五脏虽皆有风，而犯肝经者多，此系外风。内风始生于肝，肝为刚脏，体阴用阳，肝阴（血）不足，筋脉失养，血虚生风，虚风暗动。此时若遇外感，外风极易引动内风，同气相求也；或遇饮食不慎，助湿生痰化热；或因情志不悦，肝气失调，郁而化火，皆可资助或鼓动肝风，风胜则痉也，若引起支气管痉挛，则引发哮喘。

韩树人教授指出，外感与饮食致病为外因，外风引动内风，肝风挟痰升腾，气道痉挛狭窄，气机升降受阻，为其喘鸣有声的病理机制。脏腑阴阳失调是其发病的内因，是发病的实质。其病理属性为本虚标实。病理演变为寒热、虚实邪正消长转化的过程。病变过程中易形成寒热与虚实夹杂的病理局面。因此，在治疗哮喘时，发时治标，以祛邪为主，重在祛风（抗敏）化痰，解痉平喘，应分寒热；迁延日久，正虚邪恋，多为本虚标实，治当扶正祛邪，标本兼治，当分主次。平时多为正虚，易招外邪，故重在治本（重在肺脾、肺肾），但亦不忘祛风（化痰）御邪。

2. 王烈

王烈教授临证60余年，擅长从外风论治小儿肺系疾病，并取得了较好的临床疗效。对于外风引起的哮喘，王烈教授提出解表散风、化痰除风、活血祛风、解毒消风四法。

（1）解表散风法　适用于外感风邪初期所形成的卫表不固、营卫失和证。常见症状有发热、恶寒、恶风、头痛、鼻塞、流涕、咽痛、咳嗽等。此诸多症状多由于外感风邪袭表，卫表不固，肺气失宣，在治疗时应解表散风，同时根据寒热变化散寒除热。

（2）化痰除风法　适用证有两类。一类是外感风邪入里，引起肺、脾、肾三脏运化水液失常形成的痰饮证；另一类是患儿异禀体质，风邪引动伏痰。常见症状有鼻塞、流涕、喷嚏、咳嗽、痰声辘辘、喘息、喉间哮鸣等。

（3）活血祛风法　适用于久病后痰瘀互结，风邪引触发病之证候。常见症状有喘息、气促、呼吸困难等。此法主要适用于反复发作喘息，迁延不愈的异禀体质患儿。

（4）解毒消风法　适用于外感风邪，入里化毒，与体内伏痰相结合而引起的

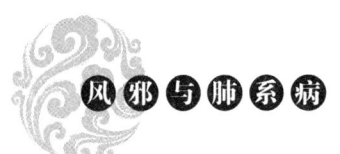

肺气痹阻证候。常见症状有发热、咳嗽、喘息、气促、痰鸣等。此类症状多由外感风寒、风热之邪入里阻滞肺气宣发，痹阻气道而化为毒。

第五节　风邪与慢性阻塞性肺疾病

一、概念

慢性阻塞性肺疾病（COPD）是一种常见的、可预防和治疗的慢性气道疾病，其特征是持续存在的气流受限和相应的呼吸系统症状；其病理学改变主要是气道和（或）肺泡异常，通常与显著暴露于有害颗粒或气体相关，遗传易感性、异常的炎症反应及与肺异常发育等众多的宿主因素参与发病过程；严重的合并疾病可能影响疾病的表现和病死率。

二、发病机制

COPD 的发病机制复杂，尚未完全阐明。吸入烟草烟雾等有害颗粒或气体可引起气道氧化应激、炎症反应及蛋白酶/抗蛋白酶失衡等多种途径参与 COPD 发病。多种炎症细胞（包括巨噬细胞、中性粒细胞及 Tc1、Th1、Th17 和 ILC3 淋巴细胞等）参与 COPD 的气道炎症。激活的炎症细胞释放多种炎症介质作用于气道上皮细胞，诱导上皮细胞杯状化生和气道黏液高分泌；慢性炎症刺激气道上皮细胞释放生长因子，促进气道周围平滑肌和成纤维细胞增生，导致小气道重塑；巨噬细胞基质金属蛋白酶和中性粒细胞弹性蛋白酶等引起肺结缔组织中的弹性蛋白破坏，Tc1 淋巴细胞释放颗粒酶穿孔素损伤肺泡上皮，导致不可逆性肺损伤，引发肺气肿。此外，自身免疫调控机制、遗传危险因素及肺发育相关因素也可能在 COPD 的发生、发展中起重要作用。上述机制的共同作用导致 COPD 的形成。

三、病理生理改变

COPD 主要病理生理学改变包括气流受限、气体陷闭和气体交换异常。可伴有黏液高分泌、气道上皮纤毛功能障碍、全身的不良效应等。严重者可合并肺动脉高压、慢性肺源性心脏病和呼吸衰竭。COPD患者往往同时存在多种全身合并疾病，并与疾病严重程度相关。

（一）气流受限及气体陷闭

进行性发展的不可逆的气流受限为COPD病理生理的核心特征，表现为FEV_1/FVC及FEV_1降低，与小气道阻力增加和肺泡弹性回缩力下降相关。气流受限使呼气时气体陷闭于肺内，致肺过度充气和胸膜腔内压增高，导致肺泡通气量下降及心室充盈异常，进而引起劳力性呼吸困难和活动耐量下降。过度充气在COPD早期即可出现，是劳力性呼吸困难的主要机制。

（二）气体交换异常

COPD的气体交换异常存在多种机制。气流受限致肺过度充气和肺容量增加，降低吸气肌力；气道阻力增加导致呼吸负荷增加。二者的共同作用可导致呼吸负荷与肌力之间的失衡，通气驱动力减弱，使肺泡通气量明显下降。肺实质的广泛破坏，肺毛细血管床减少，使通气/血流比率失调，气体交换进一步恶化，出现低氧血症常同时伴有高碳酸血症。这一系列的病理生理改变在COPD急性加重时会进一步紊乱，导致患者出现严重的呼吸困难。

（三）黏液高分泌和纤毛功能失调

烟草烟雾和其他有害物质刺激导致杯状细胞数量增加，黏膜下腺体增大，进而出现黏液高分泌；吸烟可使柱状上皮鳞状化生，纤毛变短而不规则，引起纤毛运动障碍。黏液高分泌和纤毛功能失调是导致慢性咳嗽咳痰的重要原因。但并非所有的COPD患者都有黏液高分泌，黏液高分泌也不一定都伴随气流受限。

（四）肺动脉高压

随着COPD的进展，慢性缺氧导致肺小动脉缺氧性收缩，内皮细胞功能障碍及平滑肌肥大、增殖，共同参与了缺氧性肺动脉高压的发生、发展，进而出现慢性肺源性心脏病和右心衰竭，提示预后不良。

四、临床表现

（一）病史

诊断COPD时，为减少漏诊，应全面采集病史，包括症状、危险因素暴露史、既往史、系统回顾和合并疾病等。

1. 危险因素

（1）个体因素

①遗传因素　COPD 有遗传易感性。

②年龄和性别　年龄是 COPD 的危险因素，年龄越大，COPD 患病率越高。COPD 患病率在男、女性别之间的差异报道不一致，但是，有文献报道女性对烟草烟雾的危害更敏感。

③肺生长发育　妊娠、出生和青少年时期直接和间接暴露于有害因素时可以影响肺的生长，肺的生长发育不良是 COPD 的危险因素。

④支气管哮喘和气道高反应性　哮喘不仅可以和 COPD 同时存在，也是 COPD 的危险因素，AHR 也参与 COPD 的发病过程。

⑤低体重指数　低体重指数也与 COPD 的发病有关，体重指数越低，COPD 的患病率越高。

（2）环境因素

①烟草　吸烟是 COPD 最重要的环境致病因素。

②燃料烟雾　柴草、煤炭和动物粪便等燃料产生的烟雾中含有大量有害成分，如碳氧化物、氮氧化物、硫氧化物和未燃烧完全的碳氢化合物颗粒与多环有机化合物等。

③空气污染　空气污染物中的细颗粒物和有害气体物质（二氧化硫、二氧化氮、臭氧和一氧化碳等）对支气管黏膜有刺激和细胞毒性作用。

④职业性粉尘　当职业性粉尘（二氧化硅、煤尘、棉尘和蔗尘等）的浓度过大或接触时间过久，可导致 COPD 的发生。

⑤感染和慢性支气管炎　呼吸道感染是 COPD 发病和加剧的重要因素，病毒和（或）细菌感染是 COPD 急性加重的常见原因。

⑥社会经济地位　COPD 的发病与患者的社会经济地位相关。室内外空气污染程度不同、营养状况等与社会经济地位的差异可能存在一定内在联系。

2. 既往史

既往史包括哮喘史、过敏史、结核病史、儿童时期呼吸道感染及呼吸道传染病史，如麻疹、百日咳等。

3. 家族史

COPD 有家族聚集倾向。

4. 发病规律

COPD 起病隐匿，呈缓慢渐进性进展，常有反复呼吸道感染及急性加重史，随着病情进展，急性加重愈渐频繁。

5. 发病年龄、与季节的关系

COPD 多于中年以后发病，秋、冬寒冷季节症状明显。

6. 合并疾病

合并疾病如心脏病、骨质疏松、骨骼肌肉疾病、肺癌、抑郁和焦虑等。

7. 慢性呼吸衰竭和肺源性心脏病史

COPD 后期出现低氧血症和（或）高碳酸血症，可合并慢性肺源性心脏病和右心衰竭。

（二）症状

1. 主要临床表现

COPD 的主要症状是慢性咳嗽、咳痰和呼吸困难。早期 COPD 患者可以没有明显的症状，随病情进展日益显著；咳嗽、咳痰症状通常在疾病早期出现，而后期则以呼吸困难为主要表现。

2. 症状特征及演变

（1）慢性咳嗽　慢性咳嗽是 COPD 常见的症状。咳嗽症状出现缓慢，迁延多年，以晨起和夜间阵咳为著。

（2）咳痰　多为咳嗽伴随症状，痰液常为白色黏液浆液性，常于晨起时剧烈阵咳，咳出较多黏液浆液样痰后症状缓解；急性加重时痰液可变为黏液脓性而不易咳出。

（3）气短或呼吸困难　早期仅在劳力时出现气短或呼吸困难，之后逐渐加重，以致日常活动甚至休息时也感到呼吸困难。活动后呼吸困难是 COPD 的标志性症状。

（4）胸闷和喘息　部分患者有明显的胸闷和喘息，此非 COPD 特异性症状，常见于重症或急性加重患者。

（三）体征

COPD 的早期体征可不明显，随着疾病进展，胸部体检可见以下体征。

1. 视诊及触诊

胸廓前后径增大、剑突下胸骨下角（腹上角）增宽；呼吸变浅、呼吸频率增快、呼气时相延长、辅助呼吸肌（如斜角肌和胸锁乳突肌）参与呼吸运动，重症患者可见胸腹呼吸矛盾运动，部分患者在呼吸困难加重时采用缩唇呼吸方式和（或）前倾体位；合并低氧血症时可见患者黏膜和皮肤发绀；触诊可有剑突下心脏抬举感等。

2. 叩诊

胸部叩诊可呈过清音，心浊音界缩小，肺肝界降低，均系肺过度充气所致。

3. 听诊

双肺呼吸音减低，呼气延长，可闻及干啰音或哮鸣音和（或）湿啰音；心音遥远，剑突下心音较清晰响亮。此外，合并肺源性心脏病时患者可见下肢水肿、腹水和肝大并压痛等体征；合并肺性脑病时偶可引出神经系统病理体征。

（四）检验与检查

1. 肺功能检查

肺功能检查是目前检测气流受限公认的客观指标，是COPD诊断的"金标准"，也是COPD的严重程度评价、疾病进展监测、预后及治疗反应评估中最常用的指标。COPD的肺功能检查除了常规的肺通气功能检测（如FEV_1、FEV_1/FVC）以外，还包括容量和弥散功能测定等，有助于疾病的评估和鉴别诊断。吸入支气管舒张剂后$FEV_1/FVC < 70\%$是判断存在持续气流受限，诊断COPD的肺功能标准。在临床实践中，如果FEV_1/FVC在$68\% \sim 70\%$，建议3个月后复查是否仍然符合$FEV_1/FVC < 70\%$的条件，减少临界值病例的过度诊断。在明确COPD诊断的前提下，以FEV_1占预计值的百分比来评价气流受限的严重程度。气流受限导致的肺过度充气，使肺总量（total lung capacity，TLC）、残气量（residualvolume，RV）、功能残气量（functional residual capacity，FRC）、RV与TLC比值（RV/TLC）增高，肺活量（vital capacity，VC）降低。深吸气量（inspiratory capacity，IC）是潮气量与补吸气量之和。在COPD中，IC的下降与呼气末肺容量增加有关，可作为肺容量变化的简易评估指标。IC与TLC之比（IC/TLC）可以反映COPD呼吸困难程度，预测死亡风险。肺泡间隔破坏及肺毛细血管床丧失可使弥散功能受损，肺一氧化碳弥散量降低。

2. 胸部影像学检查

（1）胸部X线检查　COPD早期胸部X线片可无明显变化，随后可出现肺纹理增多和紊乱等非特征性改变。主要X线征象为肺过度充气，表现为肺野透亮度增高，双肺外周纹理纤细稀少，胸腔前后径增大，肋骨走向变平，横膈位置低平，心脏悬垂狭长，严重者常合并有肺大疱的影像学改变。胸部 X 线片对确定肺部并发症及与其他疾病（如肺间质纤维化、肺结核等）鉴别具有重要意义。

（2）胸部 CT 检查　高分辨率 CT 对辨别小叶中心型和全小叶型肺气肿及确定肺大疱的大小和数量有较高的敏感度和特异度，多用于鉴别诊断和非药物治疗前评估。对预测肺大疱切除或外科减容手术等的效果有一定价值。利用高分辨率 CT 计算肺气肿指数、气道壁厚度及功能性小气道病变等指标，有助于 COPD 的早期诊断和表型评估。

3. 脉搏氧饱和度监测和动脉血气分析

当患者临床症状提示有呼吸衰竭或右心衰竭时，应监测脉搏氧饱和度。如果脉搏氧饱和度 < 92%，应该进行动脉血气分析检查。呼吸衰竭的动脉血气分析诊断标准为静息状态下海平面呼吸空气时 PaO_2 < 60 mmHg，伴或不伴有 $PaCO_2$ > 50 mmHg。

4. 心电图和超声心动图检查

心电图和超声心动图检查对于晚期 COPD 及 COPD 急性加重的鉴别诊断、并发肺源性心脏病及 COPD 合并心血管系统疾病的诊断、评估和治疗具有一定的临床意义与实用价值。

五、诊断标准

COPD 的诊断主要依据危险因素暴露史、症状、体征及肺功能检查等临床资料，并排除可引起类似症状和持续气流受限的其他疾病，综合分析确定。肺功能检查表现为持续气流受限是确诊 COPD 的必备条件，吸入支气管舒张剂后 FEV_1/FVC < 70% 即明确存在持续的气流受限。

六、西药治疗

（一）支气管舒张剂

支气管舒张剂是 COPD 的基础一线治疗药物，通过松弛气道平滑肌扩张支气管，改善气流受限，从而减轻 COPD 的症状，包括缓解气促、增加运动耐力、改善肺功能和降低急性加重风险。与口服药物相比，吸入制剂的疗效和安全性更优，因此多首选吸入治疗。主要的支气管舒张剂有 β2 受体激动剂、抗胆碱药物及甲基黄嘌呤类药物，可根据药物作用及患者的治疗反应选用。联合应用不同作用机制及作用时间的药物可以增强支气管舒张作用，更好地改善患者的肺功能与健康状况，通常不增加不良反应。

1. 受体激动剂

β2 受体激动剂分为短效和长效两种类型。SABA 主要有特布他林、沙丁胺醇及左旋沙丁胺醇等，常见剂型为加压定量吸入剂。LABA 作用时间持续 12 小时以上，较 SABA 能更好地持续扩张小气道，改善肺功能和呼吸困难症状，可作为有明显气流受限患者的长期维持治疗药物。早期应用于临床的药物包括沙美特罗和福莫特罗，其中福莫特罗属于速效和长效 β2 受体激动剂。近年来新型 LABA 起效更快、作用时间更长，包括茚达特罗、奥达特罗和维兰特罗等。

2. 抗胆碱药物

抗胆碱药物通过阻断 M1 和 M3 胆碱受体，扩张气道平滑肌，改善气流受限和 COPD 的症状，可分为短效和长效两种类型。SAMA 主要品种有异丙托溴铵。LAMA 能够持久结合 M3 受体，快速与 M2 受体分离，从而延长支气管扩张作用时间超过 12 小时，新型 LAMA 作用时间超过 24 小时，常用 LAMA 包括噻托溴铵、格隆溴铵、乌美溴铵和阿地溴铵等。

3. 茶碱类药物

茶碱类药物可解除气道平滑肌痉挛，在我国 COPD 治疗中使用较为广泛。缓释型或控释型茶碱每天口服 1~2 次可以达到稳定的血浆药物浓度，对治疗稳定期 COPD 有一定效果。低剂量茶碱在减少急性加重方面尚存在争议。

（二）吸入糖皮质激素

COPD 稳定期长期单一应用 ICS 治疗并不能阻止 FEV_1 的降低趋势，对病死率亦无明显改善；因此不推荐对稳定期 COPD 患者使用单一 ICS 治疗。在使用 1 种或 2 种长效支气管舒张剂的基础上可以考虑联合 ICS 治疗。

稳定期 COPD 患者在 1 种或 2 种长效支气管舒张剂使用的基础上考虑联合 ICS 治疗的建议。

1. 存在下列因素之一，推荐使用

（1）有 COPD 急性加重住院史和（或）≥ 2 次 / 年中度急性加重。

（2）外周血嗜酸性粒细胞计数 ≥ 300/μL。

（3）合并支气管哮喘或具备哮喘特征。

2. 存在下列因素之一，考虑使用

（1）有每年1次中度急性加重。

（2）外周血嗜酸性粒细胞计数为100～300/μL。

3. 存在下列因素之一，不推荐使用

（1）反复发生肺炎。

（2）外周血嗜酸性粒细胞计数＜100/μL。

（3）合并结核分枝杆菌感染。

（三）其他药物

1. 祛痰药及抗氧化剂

祛痰药及抗氧化剂的应用可促进黏液溶解，有利于气道引流通畅，改善通气功能。黏液活性药物种类较多，但并非所有的黏液活性药物都同时具有祛痰和抗氧化的特性。临床常用祛痰抗氧化药物主要有 N-乙酰半胱氨酸（N-acetylcysteine，NAC）、羧甲司坦、厄多司坦、福多司坦和氨溴索等。研究结果显示，长期使用 NAC（1200 mg/d）可以减少 COPD 急性加重风险。对于有气道黏液高分泌的 COPD 患者，无论稳定期评估分组如何，均可在起始治疗中加用祛痰剂。

2. 免疫调节剂

采用常见呼吸道感染病原菌裂解成分生产的免疫调节药物，两项随机对照试验研究均显示，该类药物降低了 COPD 急性加重的严重程度和频率，在有反复呼吸道感染的 COPD 患者中建议使用。

七、非药物干预

非药物干预包括患者管理呼吸康复治疗、家庭氧疗、家庭无创通气、疫苗、气道内介入、外科治疗等，是稳定期 COPD 治疗的重要组成部分，与药物治疗起到协同作用。

（一）呼吸康复治疗

呼吸康复的定义是在全面评估基础上，为患者提供个体化的综合干预措施，包括但不限于运动锻炼、教育和行为改变，目的是改善慢性呼吸疾病患者的生理及心理状况，并促进健康行为的长期保持。呼吸康复可减轻患者呼吸困难症状、提高运动耐力、改善生活质量、减轻焦虑和抑郁症状、减少急性加重后4周内的再住院风险。对于有呼吸困难症状的患者，呼吸康复应作为常规推荐。相对禁忌证包括不稳定型心绞痛、严重的心律失常、心功能不全、未经控制的高血压等，或存在影响运动的神经肌肉疾病、关节病变、周围血管疾病等，或严重的认知功能或精神障碍等。

（二）氧疗

慢性呼吸衰竭患者进行长期氧疗（long-term oxygen therapy，LTOT）可以提高静息状态下严重低氧血症患者的生存率，对血流动力学、血液学特征、运动能力、肺生理和精神状态都会产生有益的影响。LTOT 一般经鼻导管吸入，流量 1.0~2.0 L/min，>15 h/d。接受 LTOT 的稳定期患者应有如下之一特征。

1. $PaO_2 \leq 55$ mmHg 或 $SaO_2 \leq 88\%$，伴或不伴有 3 周发生 2 次高碳酸血症的情况。

2. PaO_2 为 55~60 mmHg，患者出现肺动脉高压，外周水肿（有充血性心力衰竭迹象），或红细胞增多症（血细胞比容 >55%）。

3. 开始 LTOT 后，在 60~90 天，应对患者的疗效进行重新评估，以判断氧疗是否有效及是否需要继续治疗。LTOT 的目的是使患者在海平面水平，静息状态下，达到 $PaO_2 \geq 60$ mmHg 和（或）SaO_2 达到 90%，以维持重要器官的功能，保证周围组织的氧气供应。

（三）家庭无创正压通气

家庭无创正压通气治疗稳定期 COPD 患者经历了一段时间的争论，近期大样本临床对照研究证实，对于存在严重二氧化碳潴留（$PaCO_2 \geq 52$ mmHg，pH > 7.30）的重度或极重度 COPD 患者，家庭无创正压通气可以改善症状、降低住院需求和病死率。尤其适合于合并阻塞性睡眠障碍的患者。

（四）疫苗接种

疫苗接种是预防相应病原体感染的有效手段。流行性感冒（流感）疫苗接种可降低 COPD 患者的严重程度和病死率。23 价肺炎球菌多糖疫苗接种可降低 65 岁以下 COPD 患者社区获得性肺炎的发病率。在 COPD 患者中，尤其是年龄 >65 岁的患者，推荐每年接种流感疫苗和每 5 年接种肺炎球菌疫苗。

（五）内科介入治疗

COPD 的内科介入治疗是基于外科肺减容术的原理和患者获益分析，为减少外科肺减容术相关并发症及病死率，而开展经支气管镜肺减容术。

（六）外科干预

外科干预包括肺移植和外科肺减容术。

八、中医对慢性阻塞性肺疾病的认识

（一）概述

COPD 属于中医学"肺胀"范畴。肺胀是多种慢性肺系疾病反复发作，迁延不愈，致肺气胀满，不能敛降的一种病证。临床表现为胸部胀满，憋闷如塞，气促喘息，咳嗽痰多，甚者可出现烦躁、心悸、唇甲发绀、面色晦暗、脘腹胀满、肢体浮肿等。危重者可出现心动悸、面唇发绀、神昏、惊厥、喘脱等症状。

"肺胀"一词最早出现在《内经》中，在《灵枢》中出现两处，两处"肺胀"不同。《灵枢·胀论》言："肺胀者，虚满而喘咳。"《灵枢·经脉》言："肺手太阴之脉，起于中焦，下络大肠，还循胃口，上膈属肺，从肺系横出腋下……是动则病，肺胀满，膨膨而喘咳，缺盆中痛。"手太阴肺经起于中焦胃脘部，穿过横膈膜，联属于本经所属脏腑肺脏，再沿气道横出腋下，经气发生异常变动就会出现肺部胀满、气喘、咳嗽、缺盆中痛的症状。可见这里的"肺胀"指的是肺部胀满的一种症状，不是病名。《灵枢·胀论》是专论胀病的病因、病机、诊断、治法和分类的，其中也比较详细地论述了五脏胀病与六腑胀病的证治内容。从中可以看出，此处"肺胀"是指病位在肺之胀病，为病名。此病名突显了疾病病机及病位，也明确了肺胀的症状为肺部胀满、咳嗽、喘。

《金匮要略·肺痿肺痈咳嗽上气病脉证治》中明确将"肺胀"作为病名来论述，曰"上气喘而躁者，属肺胀""咳而上气，此为肺胀。其人喘，目如脱状，脉浮大者，越婢加半夏汤主之""肺胀，咳而上气，烦躁而喘，脉浮者，心下有水，小青龙加石膏汤主之"，提出肺胀的主症除了肺部胀满、咳嗽、喘之外，还有烦躁、短气、目如脱状、脉浮等。

"肺胀"一词除代表症状、病名含义外，在历代的文献中亦表示病机，或证候与病机同现，或病名与病机同现，或即为咳嗽上气等含义。如《伤寒论条辨·辨太阳病脉证并治中篇》云："胸满者，肺胀也。"此处"肺胀"为病机，即由肺气胀满所致的胸膈胀满之症。《伤寒悬解·太阳经上篇》云："或火升金燥而为渴，或气阻肺胀而为喘。"此句火升金燥是渴症之发病机制，气阻肺胀则为喘证之发病机制，即"肺胀"作为病机而论。《伤寒悬解·阳明经上篇》云："太阳

与阳明合病，经迫腑郁，胃逆，肺胀，故喘而胸满。"此句"肺胀"既有病名之义，又有致喘而胸满病机之义。

《诸病源候论》提出肺胀的发病有虚、实两个方面，虚证的发病机制"肺虚为微寒所伤，则咳嗽。嗽则气还于肺间，则肺胀。肺胀则气逆，而肺本虚，气为不足，复为邪所乘，壅痞不能宣畅，故咳逆短乏气"。而实证的发病机制则是"肺主气，肺气有余，即喘咳上气。若又为风冷所加，即气聚于肺，令肺胀，即胸满气急也"。

《太平圣惠方》曰"夫肺气不足，为风冷所伤，则咳嗽。而气还聚于肺，则肺胀……痰饮留滞，喘息短气，昼夜常嗽，不得睡卧也"，提示痰饮留滞是肺胀的主要致病因素。《丹溪心法·咳嗽》曰"肺胀而嗽，或左或右，不得眠，此痰挟瘀血碍气而病"，论述了肺胀的病机为痰挟瘀血，阻碍气机。《证治汇补》对肺胀病因病机认识更为全面，诸如"痰挟瘀血碍气""风寒郁于肺中，不得发越""停水不化，肺气不得下降""肾虚水枯，肺金不敢下降而胀""气散而胀""气逆而胀"等，且明确指出对肺胀病的治疗"当参虚实而施治"。

（二）病因病机

1. 肺胀的病因

（1）久病肺虚　如内伤久咳、支饮、哮喘、肺痨等肺系慢性疾病，迁延失治，痰浊潴留，壅阻肺气，气之出纳失常，还于肺间，日久导致肺虚，气阴耗伤，成为肺胀发病的基础。

（2）感受外邪　肺虚久病，卫外不固，六淫乘袭，可诱发并加重诸多肺系慢性疾病，导致病机的转化，逐渐演变成肺胀。故感受外邪为肺胀的外在诱因。

（3）年老体虚　年老体虚，肺肾俱衰，正虚不能卫外，是六淫外邪反复乘袭的基础，感邪后正不胜邪而病益重，反复罹病而正更虚，如是循环往复，从而导致肺胀形成，故肺胀患者虽可见于青壮年，但终归以年老患者居多。

2. 肺胀的病机

肺胀的基本病机为肺气胀满，不能敛降。年老体虚，或久病肺虚，导致肺肾俱衰，气阴耗伤，正虚不能卫外，复为外邪所诱发，而致气道壅塞，肺气胀满，不能敛降，发为肺胀。

肺胀的病变首先在肺，继则累及脾、肾，后期及心，亦可涉及肝。肺主气，开窍于鼻，外合皮毛，主表卫外，故外邪从口鼻、皮毛入侵，首先犯肺，以致邪气壅肺，肺气宣降不利，气逆于上而为咳，升降失常则为喘。久则肺虚不能主气，影响气机升降出入，肺气壅滞，还于肺间，导致肺气胀满，不能敛降，可见胸部膨满、憋闷如塞、喘息上气。若肺病及脾，子盗母气，脾失健运，可导致肺脾两虚，可见纳减呕恶、脘腹胀满、便溏。肺为气之主，肾为气之根，若久病肺虚及肾，金不生水，致肾气衰惫，摄纳无权，则气喘日益加重，呼吸短促难续，吸气尤为困难，动则更甚。心脉上通于肺，肺气辅佐心脏治理、调节心血的运行，心阳根于命门真火，故肺虚治节失职，或肾虚命门火衰，均可病及心，使心气、心阳衰竭，甚则可以出现喘脱等危候。肺胀日久，耗伤阴液导致肝阴亏虚，肝阳上亢，虚风内动，可见抽搐、震颤。

肺胀的病理因素主要为痰浊水饮与血瘀互相影响，相兼为病。痰的产生，病初由肺气郁滞，脾失健运，津液不归正化而成；渐因肺虚不能化津，脾虚不能转输，肾虚不能蒸化，痰浊潴留益甚，喘咳持续难已。久延阳虚阴盛，气不化津，痰从阴化为饮为水，饮留上焦，迫肺则咳逆上气，凌心则心悸气短；痰湿困于中焦，则纳减呕恶、脘腹胀满、便溏；饮溢肌肤则水肿、尿少；饮停胸胁、腹部而为悬饮、水鼓之类。痰浊潴肺，病久势深，肺虚不能治理、调节心血的运行，"心主"营运过劳，心气、心阳虚衰，无力推动血脉，则血行涩滞，可见心动悸、脉结代、唇、舌、甲床发绀，颈脉动甚。肺脾气虚，气不摄血，可致咳血、吐血、便血等。心主血而肝藏血，肝主疏泄，为调血之脏，心脉不利，肝脏疏调失职，血郁于肝，瘀结胁下，则致癥积。

肺胀的病理性质多属本虚标实，且有偏实、偏虚的不同。本病以肺、肾、心、脾脏气亏虚为本，痰浊、水饮、血瘀互结为标。外感诱发时则偏于邪实，平时偏于本虚。早期由肺而及脾、肾，多属气虚、气阴两虚；晚期以肺、肾、心为主，气虚及阳，或阴阳两虚，但纯属阴虚者罕见。正虚与邪实每多互为因果。如阳虚卫外不固，则易感外邪，痰饮难蠲；若痰饮壅盛，复感风寒，则易伤阳气，阳虚更甚。再如阴虚则外邪、痰浊易从热化。反之，痰热蕴蒸则更伤阴津，故虚实诸候常夹杂出现，每致愈发愈频，甚则持续不已。

（三）辨证要点

1.明主诉

首先要明确最主要的症状，本病常以胸部胀满，憋闷如塞，气促喘息，咳嗽痰多为主症，有较长喘咳病史。

2. 辨病位

病位主要在肺、脾、肾，病久可涉及心、脾、肝、脑。喘息急促，咳吐白痰，病位在肺；呼多吸少，喘声浊恶，病位在肾。实证多责之于肺，虚证多责之于肾。气喘伴大汗淋漓，当属心阳虚脱。

3. 定病性

肺胀的病性当分虚实，实证以寒、热、痰、湿为主，虚证以气阴两虚为主。实证者呼吸深长有余，呼出为快，气粗声高，张口抬肩，咳吐黄白痰；虚证者呼吸短促难续，深吸为快，气怯声低；喘作不重、活动后气难接续，咳嗽无力，咳痰不爽，甚至神志恍惚，属虚实夹杂。一般病久多属虚中夹实。

九、风邪与慢性阻塞性肺疾病

（一）病因病机

COPD 发病的主要外因是外邪侵袭。肺主气，司呼吸，上连气道，开窍于鼻，外合毛皮，内为五脏华盖，其气贯通他脏，不耐寒热，是为娇脏。故外邪无论从口鼻还是皮毛入侵，都易袭肺，导致肺失宣降，上逆而咳，升降失常则为喘。

COPD 可由外邪侵袭、饮食不当、劳倦过度、情志失常等原因而诱发，但是以外邪侵袭为主要发病原因。肺为娇脏，又为华盖，外感邪气经皮毛、口鼻入侵，肺先受之，由于反复感邪，导致肺气日益胀满，最终发为肺胀。

COPD 患者若外感风寒，引动痰瘀宿根，气道阻塞，肺失宣降，临证见咳嗽、咯痰，痰清稀或呈泡沫状，胸闷喘促，或兼见寒热，背冷，四肢不温，身痛，苔白滑或腻，脉弦紧。宜以温肺散寒、利气平喘为基本治疗大法。

（二）名家经验

诸多医家从风邪论治 COPD，疗效显著。

1. 王胜

王胜教授临床工作 20 余年，诊疗 COPD 经验丰富。王胜教授认为，祛风解表是本病诊疗的首要环节，常选麻黄、苦杏仁、桔梗等宣肺疏风之品。麻黄性刚烈，擅祛风，宣阳气，入肺经，宣通肺气；苦杏仁性柔润，降肺气，与麻黄合用，共复肺宣降之用；桔梗为诸药之舟楫，肺部之引经，常为引药上行之用，桔梗亦有宣肺作用，与麻黄相伍，加大了宣肺之功。久咳者，肺气必伤，虚喘并存，宣发之药单行，必伤肺太过，配伍五味子上敛肺气、下滋肾阴，增敛肺止咳之效，顾护肺气。

2. 蔡宛如

蔡宛如教授认为，风邪是影响COPD发生、发展及预后的重要因素。风为阳邪，其性轻扬，具有升发、向上的特性，肺为五脏六腑之华盖，亦为娇脏，故"风邪上受，首先犯肺"，临床上很多COPD患者因感受风邪后诱发。风为百病之长，六淫之首，寒、热、燥邪常常依附于风邪而侵袭人体。痰既是致病因素，又是病理产物，痰随风动，停滞于脏腑经脉，阻碍气血运行，引发多种病症。此外，风盛挛急，"风盛"是哮喘病的主要因素，蔡宛如教授在临床中发现气道黏液高分泌COPD患者常常合并有支气管哮喘，发作时患者表现为气道狭窄、痉挛，不利于痰液排出。因此，蔡宛如教授在治疗COPD时常加用防风、荆芥、金银花、麻黄、蝉蜕等祛风解痉之品。

3. 王鹏

王鹏教授从医40余年，治疗COPD经验丰富。王鹏教授观察564例COPD患者，发现90%是由气候变化而诱发，初期除咳嗽、咯痰、气喘外，常伴有畏冷、发热等外感症状。治疗除宣肺化痰外，常加入祛风散邪的中药，如蝉蜕、防风等，偏于风热者加金银花、连翘等。

第六节　风邪与结缔组织病相关性间质性肺疾病

一、概述

间质性肺疾病（interstitial lung disease，ILD）是结缔组织病（connective tissue disease，CTD）患者的常见肺部并发症。CTD相关性ILD可见于多种CTD，如系统性硬化病（systemic sclerosis，SS）、多发性肌炎（polymyositis，PM）/皮肌炎（dermatomyositis，DM）、类风湿关节炎、干燥综合征和系统性红斑狼疮，患病率由于检测方法的不同而差异较大，为3%~70%，且不同CTD的ILD可在临床表现、影像学和病理特征上表现为不同类型，呈现各自不同的发展与转归，导致诊断和治疗困难。部分ILD患者可发展为进展性肺纤维化，使肺功能严重受损，最终引起呼吸衰竭，严重影响患者的生活质量，甚至危及生命。

二、诊断

（一）临床表现

1. 呼吸系统症状与体征

呼吸困难和咳嗽是中度或进展期 ILD 患者的主要症状。早期或有轻微疾病的患者可以无症状。听诊时两肺底部可闻及 Velcro 啰音。临床上出现明显肺间质纤维化时可见杵状指（趾）。

2. 全身性或多脏器损害的表现

如发热、皮疹、关节痛、蛋白尿和血尿等。

（二）辅助检查

1. 一般性检查

包括血常规、尿常规、肝肾功能检查、红细胞沉降率（血沉）和 C 反应蛋白等。

2. 特异性检查

包括自身抗体、补体和关节液的检查等。

（1）自身抗体　抗核抗体、类风湿因子、抗中性粒细胞胞质抗体、抗磷脂抗体、抗角蛋白抗体谱等检查相应异常。

（2）补体测定　主要指血清总补体（CH50）、C3 和 C4，可有相应异常。

3. 胸部 X 线检查

胸部 X 线片在 CTD 肺间质受累的检测上价值有限。典型表现多类似于特发性肺间质纤维化（idiopathic pulmonary fibrosis，IPF），主要显示两肺底部的间质渗出，蜂窝肺和肺容积缩小，偶见灶性磨玻璃样变。

4. 胸部 CT/ 高分辨率 CT

胸部 CT/ 高分辨率 CT（high resolution，HRCT）显示不同程度的蜂窝肺、磨玻璃样变、网格状阴影、线状阴影，病变主要分布在肺外带（胸膜下）和两肺基底部，还可以有胸腔积液或胸膜肥厚。

5. 肺功能

主要表现为限制性通气功能障碍，VC、FVC、TLC、一氧化碳弥散量及一氧化碳弥散量 / 肺泡通气量均降低。静息或运动时低氧血症。

6. 支气管肺泡灌洗检查

支气管肺泡灌洗检查在 CTD 相关性 ILD 诊断中的作用还没有得到证实，其临床价值在于除外感染、结核、肿瘤、肺泡出血、嗜酸细胞性肺炎、外源性过敏性肺泡炎等其他弥漫性肺实质疾病。虽然支气管肺泡灌洗液（bronchoalveolar lavage fluid，BALF）的成分对 CTD 相关性 ILD 的诊断不具有特异性，但许多 ILD 都有特征性的细胞学分类改变。特发性间质性肺炎 BALF 鉴别要点亦基本适用于 CTD 相关性 ILD。

7. 肺活检/病理

多数病例根据临床、HRCT、肺功能及 BALF 检查均能确诊，对诊断困难者应行肺活检。目前肺组织病理学仍然是 ILD 诊断的"金标准"。

（1）经支气管镜肺活检术　经支气管镜肺活检术（transbronchial lung biopsy，TBLB）对 ILD 的诊断价值远不如 HRCT 大，但其有创伤小、易操作、可重复性强等优点，并对除外结核、肿瘤、肉芽肿等疾病仍有重要作用。对诊断困难者，可选择外科肺活检。

（2）外科肺活检　外科肺活检包括开胸肺活检和胸腔镜肺活检，后者损伤小，多被优先选择。对于诊断明确的 CTD 患者，如果有 ILD 的典型临床表现和 HRCT 特征，相应的 BALF 和 TBLB 检查结果，就可以做出 CTD 相关性 ILD 的诊断，很少需要外科肺活检。

（3）病理　CTD 相关性 ILD 的组织病理学改变与 IPF 相似，表现为弥漫的肺泡损害和（或）炎症，如细胞性间质性肺炎表现为间质中有淋巴浆细胞浸润；淋巴细胞性间质性肺炎、普通型间质性肺炎、闭塞性细支气管炎伴机化性肺炎等病理改变。

（三）诊断要点

1. 已经确诊为全身结缔组织病。
2. 呼吸系统的特征性临床表现和（或）影像学改变。
3. 特征性 BALF 和 TBLB 表现。
4. 排除继发感染、肿瘤和药物等引起的胸膜肺损害。
5. 对于首发或局限于肺和胸膜的结缔组织病，其诊断必须以免疫学和组织学检查为依据。

三、现代医学治疗

目前现代医学对 CTD 相关性 ILD 的治疗仍采用以糖皮质激素为中心，免疫抑制剂、细胞毒性药物为辅助的治疗方法。针对参与炎症反应的特异性细胞因子和基因靶向治疗的生物制剂有了新进展，为临床治疗提供了更有效的药物。CTD 相关性 ILD 患者伴严重的肺功能损害或临床症状加重，应该经验性地使用糖皮质激素或免疫抑制剂，但需强调治疗个体化。

对于糖皮质激素治疗无效或不能耐受的病例，可选用硫唑嘌呤、环磷酰胺等，应注意避免其毒性。

细胞因子调节治疗：TNF-α 阻滞剂已广泛应用于对甲氨蝶呤治疗耐受的类风湿关节炎患者。

抗纤维化药物治疗：如吡非尼酮已用于治疗 IPF 患者，对 CTD 相关性 ILD 的疗效尚需进一步观察。

肺移植：目前，肺移植已成为终末期肺或心肺疾病患者的一种治疗方式，系统性疾病和终末期肺纤维化的患者可能能进行肺移植，移植后的结果与因其他疾病移植的结果相近，慢性排斥反应是影响长期存活率的重要因素。

康复治疗：作为整体治疗的一部分，包括运动训练、营养支持、心理咨询、患者教育等，康复训练可改善患者的运动能力和健康状态。

四、中医对结缔组织病相关性间质性肺疾病的认识

CTD 相关性 ILD 中医多从"肺痿""肺痹"论治。

（一）肺痿

本病基本病机为气虚、痰阻、血瘀、毒滞，并且痰瘀毒痹阻肺络贯穿疾病始终。病位首先在肺，继则影响脾、肾，后期病及心。因肺主气，开窍于鼻，外合皮毛，职司卫外，为人身之藩篱，故外邪、邪毒从口鼻、皮毛入侵，每多首先犯肺，以致肺之宣降功能不利，气逆于上则咳，升降失常则喘。若肺病及脾，子盗母气，脾失健运，则可导致肺脾两虚。肺为气之主，肾为气之根，若肺病及肾，金不生水，肾气衰惫，肺不主气，肾不纳气，则气喘日益加重。心脉上通于肺，肺气助心行血，心阳根于命门真火，故肺虚治节失职，或肾虚命门火衰，均可病及心，使心气、心阳衰竭，甚则可以出现喘脱等危候。

本病病理因素主要为痰毒、瘀毒，且二者之间相互转化，兼夹为病。内外邪干肺，或灼津为痰，或气不化津，津聚为痰，痰浊瘀阻，气机郁滞，血行不利，滞则为瘀，痰瘀互结伏肺，伏而待发。另"病久入深，营卫之行涩""久发之恙，必伤及络，络乃聚血之所，久病必瘀闭"。故痰浊与瘀血互为因果，交融凝聚蕴毒，致病多顽恶。病理性质多属本虚标实，但有偏实、偏虚的不同，且多以标实为急。外感诱发时偏于邪实，平时偏于本虚。素体亏虚，外邪犯肺，入里伤络，耗气伤津，邪实本虚，以实为主；子盗母气，病及脾，痰瘀毒痹阻，多属虚实夹杂；肺肾两虚，病及心，气虚及阳，或阴阳两虚，渐成危候。治疗应抓住治本、治标两个方面，扶正与祛邪并举，依其标本缓急，有所侧重。标实者，根据病邪的性质，宜采取祛邪宣肺、降气化痰等方法。本虚者，应以补肺、益肾、健脾为主，或气阴兼调，或阴阳两顾。益气、化痰祛瘀、解毒通络法应当贯穿疾病治疗始终。

（二）肺痹

痹证主要是由机体气血痹阻不通，经络阻滞，筋脉关节失于濡养所致。"肺痹"为五脏痹（心痹、脾痹、肝痹、肺痹、肾痹）之一，首见于《内经》，其中诸多篇章皆对肺痹进行了相关描述，如《素问·痹论》载"凡痹之客五脏者，肺痹者，烦满喘而呕"，《素问·玉机真脏论》言"肺痹，发咳上气"，《灵枢·邪气脏腑病形》述"微大为肺痹，引胸背，起恶见日光"。《辨证录》曰："人有咳嗽不宁，心膈窒塞，吐痰不已，上气满胀，不能下通，人以为肺痹也。"古书中所述之肺痹以咳嗽、咳痰气喘、胸闷、呕吐、发热、恶寒、胸背痛、恶日光、脉微大等为常见症状，现代医学中的肺间质纤维化患者多表现为咳嗽、咳痰、进行性呼吸困难、乏力、恶寒等不适，与肺痹之症状相符合，故将肺间质纤维化归为肺痹有据可循。

关于肺痹的病因，古代医家有诸多论述。如《素问·四时刺逆从论》曰"少阴有余病皮痹隐疹，不足病肺痹"，认为足少阴肾经亏虚可导致肺痹的发生。《症因脉治》认为："肺痹之因，或形寒饮冷，或形热饮热，肺为华盖，恶热恶寒，或悲哀动中，肺气受损，而肺痹等症作矣。"皇甫中认为"风湿寒邪相杂至，袭人经络因成痹……或中皮脉肌骨筋，内舍心肝脾肾肺"是导致肺痹发生的原因。《临证指南医案》将肺痹之因解释为"得之忧愁思虑，辛热酒毒，所以肺脏受病，上焦不行、下脘不通，周身气机皆阻"。可见，肺痹病因复杂，无论外感邪气、七情不畅、饮食所伤，还是肺肾亏虚、五体痹内传于肺等，皆可导致本病的发生。

五、从风论治结缔组织病相关性间质性肺疾病

（一）风邪与肺痿、肺痹

肺为华盖，主皮毛，开窍于鼻，六淫多从皮毛、口鼻侵入人体，其中风邪与肺痿和肺痹的发生、发展关系密切。

1. 肺痿

反复感受外邪是肺痿发生的外因。肺痿的发病，在外感邪气中，主要与风关系密切。风性善行而数变，根据其致病特点属于阳邪，多侵袭人体阳位。因肺居高位，为五脏之华盖，在人体居于上焦，因此肺脏易为风邪侵扰。风邪袭肺，肺络失调，气血津液濡养失用，日久肺燥津伤或肺中虚冷，肺叶痿而不用，终致肺痿。巢元方《诸病源候论》曰"虚邪中于肺，肺痿之病也"，指出风邪伤于脏腑可致肺痿；《景岳全书》明言"风邪乘肺"可致肺痿。风邪所致肺痿发病，主要表现为两点：一是风为百病之长，易挟燥、热之邪侵及肺卫；二是风性轻扬开泄，腠理不固，易致诸邪来犯，肺病丛生，转归成痿。

2. 肺痹

六淫邪气在痹证的形成过程中起重要作用，《素问·痹论》曰"荣卫之气亦令人痹乎……逆其气则病，从其气则愈，不与风寒湿气和，故不为痹"，提示风、寒、湿邪在痹证形成中的重要性。而《素问·玉机真脏论》中言"风寒客于人，使人毫毛毕直，皮肤闭而为热，当是之时，可汗而发也，或痹不仁、肿痛，当是之时，可汤熨及火灸刺而去之，弗治，病入舍于肺，名曰肺痹，发咳上气"，此种论述与"皮痹不已，内舍于肺"的病机类似，但外感邪气，尤其是风寒之邪起着极为重要作用。清代王孟英在《潜斋医话·辨指南十六条》中言"虽《经》言风寒湿三气杂至合而为痹，而暑燥二气亦何尝不侵肺而为痹乎？所以病机之诸气膹郁、诸痿喘咳，喻氏谓即生气通天论秋伤于燥之注脚，则喘咳气逆之隶于肺痹，亦不为谬"，提出无论风寒还是暑燥，皆外感邪气。可见，风邪与肺痹的发生具有一定的联系。

（二）从风分期论治结缔组织病相关性间质性肺疾病

1. 早期以疏风为主

体痹初传变至肺，或兼机体禀赋不足，邪气壅滞，气津受损，表现为肺气失

宣，卫外不固，风邪伏藏肺络，正虚甚，症见发热、微恶风寒、咳嗽、少汗、头痛、全身不适等。因机体本有气虚、阴虚之候，加重了肺气之不足，加之风邪外感，携他邪后易入里化热，热邪上扰于肺，下络大肠，可有咳嗽伴有黄痰、咯痰不利、腹胀、便秘等症。早期应疏散外风、解除表邪，以恢复肺脏正常的宣发肃降为要，同时也要注意顾护气阴。此期可用有疏风散邪之性的风药，如麻黄、荆芥、紫苏、防风等辛温解表药。表热明显，用薄荷、菊花、桑叶、蔓荆子等辛凉解表药；若痰热明显，可用贝母、瓜蒌、竹茹等清热化痰药；若火热之象显著，可用生麻、僵蚕、柴胡宣达伏火，此期代表方有麻杏石甘汤、止嗽散、桑杏汤等。赵兰才等总结出早期ILD多见肺脾气虚证，方用麻黄连翘赤小豆汤合桂枝汤加减以益气活血，宣肺化痰。范伏元认为，早期疏风宣肺能缓解炎症，控制病程进展，方药常用银翘散合麻杏石甘汤加减。张念志考虑此期因肺气不通，致大肠传导失司，便结难下，治疗时配伍大黄、黄连、黄芩等通腑泻下，以防肺气闭阻。因病变早期仍以外风壅塞气机为主，宫晓燕善用温宣、清宣二法，给邪以出路，助开宣肺气、清散肺瘀。

2. 中期以搜风为宜

疾病日久耗伤气阴，肺气虚甚，中气亏虚；或是素体痰盛，脾运化失常，痰湿内生，加之气血不畅，痰瘀阻于肺络，肺络虚滞并见。肺脏作为"华盖"，易被外风侵袭，风与痰瘀互结，甚至化生毒邪，使得病程迁延难愈，症见咳嗽、咯痰、喘息、气促、呼吸困难、胸闷胸痛，伴有体痹症状加重，甚则发绀、咯血等。此期本虚和标实并见，以气阴亏虚、痰瘀内阻为主，治宜搜内风、通肺络、化痰瘀、补气阴，常选用地龙、全蝎、蜈蚣等行搜风通络之效，另加桔梗、前胡、射干、化橘红、胆南星等行气化痰、活血散瘀类药，如川芎、郁金、三七等，代表方有补阳还五汤、血府逐瘀汤、补中益气汤等。赵珊通过临床研究证实了活血法联合激素治疗痰瘀阻络型CTD相关性ILD的有效性。在活血化瘀、清热解毒基础上，王守法等选用解毒安络汤中的陈皮、茯苓、白术、扁豆健脾益气和胃、培土生金，临床疗效较佳。热毒炽盛可化为毒邪，毒甚时可用"以毒攻毒"之法，以虎杖、土茯苓除湿，白附子化痰，乌梢蛇解寒毒，紫花地丁解热毒，可择而用之。此期需重视补益气阴，可合用生脉散、清燥救肺汤、参苓白术散等。有对比试验发现，辅以养阴益气治疗能明显改善患者运动耐力。然而，补气阴也不可一味用寒凉滋润药物，胡荫奇认为加入陈皮、砂仁等醒脾行气之风药可滋而不腻，使药物发挥更好的疗效。

3. 晚期以息风为要

晚期因久病及肾，阴阳俱虚，表现为寒热并见、虚实夹杂、阴阳不调的复杂证候，可见咳痰喘加重、呼多吸少、咳吐涎沫、心悸气短、四肢水肿、五心烦热等。肝和肺在生理上共主气血调畅，共司气机升降，足厥阴肝经分支流注于肺，与手太阴肺经相接，若气机不畅，血流不通，则肝、肺生理功能均会失调，晚期或有急性加重的情况，引起肝风内动，甚至出现筋惕肉瞤、震颤、四肢抽搐等快速变化、动摇不定之症。治疗应遵循急则治其标、缓则治其本的原则，急性加重时应注重祛邪，治宜息风止痉、顾护寒热阴阳，以防病情进一步加重，可用天麻、钩藤、白蒺藜、龙骨、牡蛎、石决明、僵蚕等平肝息风类药物，代表方有镇肝熄风汤、羚角钩藤汤等；若邪气上扰神明，出现神昏谵妄，还需配伍开窍醒神类药物。张从正曾言"开玄府而逐邪气……此皆前人用之有验者""凡上喘中满……痞气上下不能宣畅……轻泻三四行，使上下无碍，气血宣通，并无壅滞"，即利用风药辛散之性宣通玄府，化血瘀、行滞气、利水湿。病情平稳后则以扶正补虚为主，注重补益脏腑，兼以行气活血、纳气养心，代表方有苓桂术甘汤、真武汤、参蛤散、补肺汤、右归饮等。基于肝肺相关理论，王檀在治疗邪盛痹重期肺痹时善用平肝法，且强调潜镇肝阳易堆积郁热，善用宣散之药物外敷以辅助治疗。柔肝息风药还可配伍茯苓、半夏之品，以燥湿化痰，恢复津液正常输布。稳定期应重用补益类风药，实验发现，疾病晚期加入黄芪、甘草等补气类药可抑制成纤维细胞增殖，减少细胞外基质的沉积。研究证实，基于肾着汤及苓桂术甘汤而创制的苓桂育肺汤对于晚期患者补肾的疗效较好。一些温性风药（如桂枝）既能温通行痹，还可助阳化气，常配伍肉苁蓉、巴戟天等补肾助阳药，也有"阳中求阴"之意。潘继波等还发现，晚期 CTD 相关性 ILD 患者常伴宗气亏虚，乃至宗气下陷之候，以基础治疗配合升补宗气法可明显改善患者肺功能，提高生活质量。

第七节 风邪与隐源性机化性肺炎

一、概述

隐源性机化性肺炎（cryptogenic organizing pneumonia，COP）指原因不明的机化性肺炎，是一种迅速起病的特发性间质性肺炎，以肺部炎症、阻塞小气道（细支气管）和肺部气囊（肺泡）瘢痕形成为特征。本病常亚急性起病，多有干咳、不同程度的呼吸困难等症状，胸部 X 线影像学的多肺叶浸润影的多形性和多变性具有一定特点；肺组织病理学主要表现为终末呼吸单位腔内的机化性肉芽组织形成。COP 对糖皮质激素治疗反应良好。

二、病因病机

COP 病因不明。需要强调的是，诸多原因，如感染、药物、风湿性疾病、移植后抗宿主疾病等，皆可导致机化性肺炎（继发性机化性肺炎），应在临床中予以注意。COP 的发病机制尚不明确。一般认为，不明原因导致的细支气管和肺泡损伤，在组织修复过程中，气道内肉芽组织过度增生和肺泡渗出物的机化是本病的主要机制。其过程为，在不明原因作用下，细支气管、肺泡管及肺泡上皮细胞坏死脱落，基底膜通透性改变，富含纤维蛋白原等物质的渗出液进入终末呼吸单位；成纤维细胞和炎症细胞向肺泡内游走；成纤维细胞在淋巴细胞、巨噬细胞和嗜酸性粒细胞释放的细胞因子的作用下形成胶原纤维等细胞外基质，并与渗出物一起完成机化过程，形成同心圆样交替排列的板层小体（马松小体）、机化物和息肉状肉芽结缔组织；终末呼吸单位表面因脱落的上皮细胞被纤维组织代替而变厚、细支气管平滑肌层肥厚致管腔狭窄。

三、临床表现

COP 患者发病年龄为 20～80 岁，平均年龄为 50～60 岁，但也有儿童发病的报道。无明显的性别差异，与吸烟关系不大。多数患者呈亚急性起病，发病初期可有流感样症状，如发热、周身乏力等。最常见的症状为干咳和不同程度的呼吸困难，部分患者可伴厌食和体重减轻。较少见的症状有气道分泌物增多、盗汗、咯血、胸痛和关节痛等。临床中偶见起病急、病情进展较快的患者。多数 COP 患者肺部可闻及 Velcro 啰音，有时还可闻及支气管呼吸音，发绀和杵状指少见。大约 1/4 的患者无阳性体征。

四、辅助检查

（一）实验室检查

血沉明显增快，大约 1/3 的患者可超过 60 mm/h；部分患者白细胞轻至中度增多，并可有嗜酸性粒细胞增多；多数患者 C 反应蛋白增加；有部分患者非特异性自身抗体阳性。BALF 检查常表现为淋巴细胞增多，$CD4^+/CD8^+$ 降低。

（二）肺功能检查

主要表现为限制性通气功能障碍和弥散功能降低。多数患者动脉血气分析呈低氧血症。

（三）X 线检查

COP 患者的 X 线检查所见最为千差万别，归纳起来主要有以下表现。

1. 多发性斑片状肺炎型

双肺多发性斑片状浸润影是最常见且最具特征性的表现，阴影大小不等，可从数厘米至整个肺野。HRCT 示阴影为磨玻璃或实变影。阴影的游走性是最重要的特征。

2. 弥漫性间质性肺炎型

双肺弥漫性不对称浸润影还可表现为网状、结节状或网状结节状。虽然有时肺间质阴影中可见小肺泡影，但无蜂窝肺。

3. 孤立局灶性肺炎型

孤立局灶性肺浸润阴影多发生于肺上野，边缘清楚，呈叶段分布，病灶内常见支气管气相，偶有空洞。

五、风邪致病特征与隐源性机化性肺炎的相关性

（一）风为阳邪，易袭肺

风为阳邪，易袭阳位。风邪善动而不居，具有升发、向上、向外的特点。

《素问·太阴阳明论》云"犯贼风虚邪者，阳先受之""伤于风者，上先受之"。外风侵犯最易伤肺，影响肺宣降功能，出现咳、喘等病症。风邪易袭阳位，易伤及人体的上部及肌表腠理，引起机体上部阴阳失和，功能失调而为病，腠理失于致密而不固。肺在脏腑中居高位，为五脏六腑之"华盖"。肺覆盖于脏腑之上，又宣发卫气布散于体表，可护卫诸脏避免外邪侵袭。肺为娇脏，清虚而娇嫩，不耐寒热燥湿诸邪之侵；肺又上通鼻窍，外合皮毛，与自然界息息相通，易受外邪侵袭。肺位最高，邪必先伤；肺为清虚之脏，轻清肃静，不耐外邪侵袭；肺外合皮毛，邪气易从皮毛腠理而入。故风邪侵袭，首先伤肺。风邪袭肺是导致COP发生的重要病因。

（二）风性善行而数变

《素问·风论》云："风者，善行而数变。""善行"，指风邪致病具有善动不居，游走不定的特征。"数变"，指风邪致病具有变化无常和发病疾速的特征。风邪致病，发无定处，此起彼伏，时隐时现。且以风邪为先导的疾病，起病多急，传变亦较快。COP有明显的游走性，肺部X线或CT表现多种多样，病灶大小和形态易变化，且在激素治疗后症状可快速改善，影像学病灶的吸收相对其他间质性肺炎较快。这些特性都似风邪致病特点，变化无常，病位不定。如《素问·风论》云："故风者百病之长也，至其变化乃为他病也，无常方，然致有风气也。"

（三）风为百病之长

风为百病之长，风邪致病，复杂多样，常夹他邪合而伤人，为外邪致病的先导。《临证指南医案》云："盖六气之中，惟风能全兼五气，如兼寒则曰风寒，兼暑则曰暑风……由此观之，病之因乎风而起者自多也。"COP病灶形态多种多样，且COP的中医病机复杂，与风邪密切相关。

六、风邪致隐源性机化性肺炎的过程

（一）外风袭肺为隐源性机化性肺炎的首要病因

李雯雯等指出风邪是引发肺系疾病的始发及首要病因。外风袭肺，肺卫不固，失于宣降，出现恶寒、发热、汗出及不同程度的咳嗽、憋喘等症状，此时相当于部分COP急性起病的早期。且临床上，部分好转COP患者多因感受外风而复发。秦宇等记载了1例COP复发患者，表现为反复发热，伴畏寒、咳嗽、胸闷、喘息、活动后加重，此皆外风袭肺之表现。可见，无论COP始发还是复发，外风皆为重要病因。

（二）风伏肺脏为隐源性机化性肺炎进展、复发之关键

《灵枢·刺节真邪》曰："邪气者，虚风之贼伤人也，其中人也深，不能自去。"风邪袭人可逐渐入里，伏藏不去。《黄帝内经太素·诸风数变》记载"风入于脏腑之内为病，遂名脏腑之风"，此即风伏于脏腑，伺机而发，潜消暗损，败坏脏腑。此外，《素问·风论》还提出了"肺风"之说。目前多项研究表明，哮喘、慢性咳嗽等多种疾病表现为反复发作、缠绵迁延，并认为其与风伏肺脏密切相关，风伏肺脏是其发生、发展的重要病机。风伏肺脏亦为COP进展、复发的关键病因。人体感受风邪，或因先天体质因素，或因基础疾病等导致肺气亏虚，无力鼓舞风邪外出，风邪稽留于体内，伏于肺脏；稽留日久，必与痰瘀搏结，进一步影响肺生理功能的正常发挥，加重咳嗽、憋喘等症状。另外，风邪伏藏于肺脏，为COP复发的关键环节。"伏风"为"外风"引动，内外合邪，使肺失宣降，肺气上逆，出现咳嗽、喘息，引起COP复发，迁延难愈。

（三）风毒入络致隐源性机化性肺炎后期病理变化

清代尤在泾《金匮要略心典·百合狐惑阴阳毒病证治》说："毒者，邪气蕴蓄不解之谓。"风邪伤人，亦可化为毒邪，而为风毒。毒邪致病常见表现：发病急骤，传变迅速；证候危重；毒邪，其性暴烈，常可侵及脏腑，致使病情急速进展；病程迁延，缠绵难愈。COP后期，咳嗽、咳痰、呼吸困难等症状较重，肺功能进一步下降，肺一氧化碳弥散功能明显降低，可出现严重的低氧血症，这些表现与毒邪致病表现相似，风毒即已产生。陈云等指出，肺络中气络类同于肺内支气管树，气管分为左、右支气管进入两肺，后经反复分支，逐次分为各级支气管、肺泡管、肺泡囊和肺泡；而血络类似于肺内微循环网络。黄雁西等研究5例COP患者病理表现，结果显示为肺泡结构部分改建，肺泡隔增宽，伴纤维组织、组织细胞增生。不难看出，毒邪已深入肺络。此外，患者常兼有唇甲紫暗、身体消瘦、乏力、舌暗、脉涩等一系列症状，此皆风毒深入肺络之佐证。风毒久蕴，影响血液正常运行而出现血瘀，故唇甲紫暗、舌暗脉涩；血不能发挥其濡养功能，故身体消瘦、乏力。叶天士在《临证指南医案》中言"大凡经主气，络主血，久病血瘀"，血病则络亦病。

七、从风论治隐源性机化性肺炎

"风为百病之长",风邪是多种外邪之先导,邪气常依附风邪而袭人致病。在COP疾病早期,配伍风药(如防风、徐长卿、蜂房等)治疗,以疏风解表,或单独使用,或配伍应用,颇有疗效。疏风散邪为风药之专长。防风质松而润,祛风之力较强,为"风药之润剂""治风之通用药",辛温发散,气味俱升,以辛散祛风解表为主,且甘缓微温而不峻烈,外感风寒、风热、风湿表证均可配伍应用。徐长卿、蜂房亦有很好的祛风作用,且能止痛,可用于多种与风邪相关的病证。另外,在疾病的稳定期,临床多见肺气损伤、卫气不足、肌表不固等症状表现,可配伍防风、黄芪、白术等益气固表类中药,取玉屏风散之意。

针对疾病后期"风伏肺脏"及"风毒入络"证,在治疗这类疾病的处方中,常配伍地龙、水蛭、全蝎、蜈蚣、僵蚕等虫类药物。此时病机多为风邪或风毒伏藏于内,闭阻肺络,较为难治,非一般草木类祛风药所能祛除。而虫类祛风药能攻能补,作用迅猛,还可直接作用于血分,入于络脉,从而推动络血运行,起到活血化瘀、祛风通络的作用。地龙不仅能通络解毒,清热平喘之功亦佳;水蛭善逐瘀破血,荡涤瘀毒;僵蚕、蜈蚣、全蝎更是搜风通络、攻毒散结之佳品。且虫类药为血肉有情之品,内含人体所需氨基酸及球蛋白等,易于被人体吸收利用。同时,其性喜攻逐走窜,通达经络,祛邪散毒,搜剔疏利,无处不至。临床应根据实际情况选择,或单用,或联用。有医家认为风药辛散走窜,易助火,耗伤气津,若滥用、久用、过用或配伍失当,均可出现不良反应,临床使用时应准确把握每种风药的性味、功效、用法用量等。

八、现代医学治疗隐源性机化性肺炎

糖皮质激素是治疗COP的有效药物。关于COP,糖皮质激素应用的剂量和疗程目前尚缺乏公认的国际、国内统一标准,但临床中多选择以下方案。

初治非重症COP患者时可采用如下方案:以口服泼尼松 $0.75 \, mg/(kg \cdot d)$ 开始,4周左右;然后 $0.5 \, mg/(kg \cdot d)$,4~6周;再 $20 \, mg/d$,4~6周,此后可根据病情的稳定情况逐渐减至维持剂量 $5 \sim 10 \, mg/d$,总疗程一般为6~12个月。对于病情较重的病例,可先用甲泼尼龙 $2 \, mg/(kg \cdot d)$,静脉注射3~5天,之后改为泼尼松 $0.75 \, mg/(kg \cdot d)$,口服,疗程及减量方案同上。一般糖皮质激素治疗

48小时后可出现临床症状的改善，肺部浸润影在治疗数周后吸收、消散。应注意当剂量减至 20 mg/d 以下时易出现复发，应加强随访。复发并不影响生存率和肺功能。因复发多在减量至 20 mg/d 以后，再用糖皮质激素仍然有效，因此复发时的治疗多从泼尼松 20 mg/d 开始，2~3 个月后缓慢减量。

需要强调的是，肺结核、特殊病原体引起的肺炎，甚至是细支气管肺泡癌等疾病经糖皮质激素治疗后部分病例可能出现短暂的病情缓解和肺部阴影明显减少，但随后的病情恶化是严重的。因此，对肺部有多发阴影，经抗感染治疗无效后就简单武断地考虑 COP，并在无充分证据的情况下又施以糖皮质激素治疗是不可取的。

第八节　风邪与急性气管支气管炎

一、概述

急性气管支气管炎是由生物、物理、化学刺激等致病因素引起的急性气管支气管黏膜炎症，临床症状主要为咳嗽和咳痰，秋冬季易发。病毒感染是急性气管支气管炎的常见病因，主要病毒包括流感病毒 A 和 B、副流感病毒、呼吸道合胞病毒、冠状病毒、腺病毒和鼻病毒，百日咳杆菌、肺炎支原体及肺炎衣原体也是本病的重要病因。细菌可从少部分患者分离，但其致病作用尚不明确。多种因素，包括是否处于疾病流行期、季节及是否接受流感疫苗接种，均会影响急性气管支气管炎的病原体分布。非生物因素如冷空气、粉尘、刺激性气体或烟雾的吸入，均可刺激气管、支气管黏膜导致急性损伤和炎症反应。

病理改变主要为气管支气管黏膜充血水肿，纤毛上皮细胞损伤、脱落，上皮基底膜裸露，淋巴细胞和中性粒细胞在炎症部位浸润。病变一般仅限于气管及近端支气管，严重者可蔓延至细支气管和肺泡，引起微血管坏死和出血。炎症消退后，气管、支气管黏膜的结构和功能可恢复正常。

二、临床表现

咳嗽是急性气管支气管炎的主要表现，开始为干咳，后出现咳痰，病程后期可出现黏液脓性痰。许多急性支气管炎患者也伴有气管炎，表现为呼吸及咳嗽时胸骨后剧烈疼痛感。咳嗽通常持续10~20天，偶尔会延至4周甚至更长。不同病因的急性支气管炎临床表现不同。流感病毒感染表现为起病较急，有发热、寒战、头痛及咳嗽，肌痛常见，还可能伴有肌炎、肌红蛋白尿和血清肌酶水平升高；副流感病毒感染常在秋季流行；呼吸道合胞病毒感染常有毛细支气管炎患儿接触病史，常在冬春季节暴发，20%的患者有耳痛；冠状病毒感染常导致老年患者严重的呼吸道症状；腺病毒感染与流感病毒症状类似，表现为突起的发热；鼻病毒感染发热少见，症状常常轻微；百日咳杆菌感染潜伏期为1~3周，常见于青少年，偶见喘鸣，发热少见，以淋巴细胞为主的血白细胞升高常见；肺炎支原体感染的潜伏期为2~3周，与流感病毒感染起病急不同；肺炎衣原体感染的潜伏期为3周，首发症状表现为逐步出现的咳嗽前声嘶。

肺部体检可发现两肺呼吸音粗，黏液分泌物在较大支气管时可闻及粗的干、湿啰音，部位不固定，咳嗽后啰音消失。支气管痉挛时可闻及哮鸣音。无并发症者不累及肺实质。胸部X线检查无异常或仅有肺加深。

三、中医论治急性气管支气管炎

（一）病因病机

急性气管支气管炎在任何季节均可发病，以秋冬季或季节交替时发病率更高，多由受寒、劳累诱发。

急性气管支气管炎的基本病机是邪犯于肺，肺失宣肃，肺气上逆。病位主要在肺。外感者为实证；内伤者虽有虚有实，但多虚实夹杂。咳嗽是急性气管支气管炎的主要症状，轻者咳嗽轻微偶发，数日可愈；重者咳嗽频繁剧烈，如不及时治疗，还将导致其他变证。病之初期，在肺病轻，经过正确治疗与调护，均可痊愈。若失治误治，外邪入里，则向风寒化热、风热化燥、损伤肺阴等病理转化，由外感转为内伤，由实证转为虚证，或虚中兼实，使病情缠绵难愈。

（二）治法治则

治疗方面，一是以宣降肺气止咳为总的治疗原则。可随风寒、风热、风燥等邪气不同而分别予以疏风散寒、疏风清热、疏风润燥等治法；二是重视降气化痰，使气顺痰消，则咳嗽易止；三是注意顾护正气，老年患者体弱多伴正气不足，发散清解不宜过重，注意顾护正气使邪去而不伤正，或对于肺气虚或气阴两虚者应以扶正为主兼以祛邪；四是注意长期调补预防发病，素体正虚，卫外不固，容易受邪而反复发病者，则在未发病时可根据正虚性质不同而分别予以益气或益气养阴等治疗。

四、风邪与急性气管支气管炎

（一）中医辨证

风、寒、暑、湿、燥、火六淫之邪和吸入烟尘秽浊之气，皆可侵袭肺系发病。由于四时气候变化的不同，人体感受的外邪亦有所不同，临床上以风寒、风热、风燥为多见。外邪犯肺不外二途，一是从口鼻直接犯肺，二是从皮毛侵入而内舍于肺。外邪袭于肺系，壅遏肺气而不得宣降，痰邪（痰热、痰湿）内生，肺气上逆而发病。风寒入里可化热或风热袭肺而成痰热内蕴。病久反复，伤及正气；或年老体弱，正气不足，卫外不固，容易受邪而使疾病反复发作且病程较长，常显正虚邪恋，正气不足多表现为肺气虚或气阴两虚。

（二）分证论治

1. 风寒袭肺证

（1）主症 咳嗽，痰白，痰清稀，恶寒，舌苔薄白，脉浮或浮紧。

（2）次症 鼻塞，流清涕，咽痒，发热，无汗，肢体酸痛。

（3）诊断 ①咳嗽，痰白，痰清稀，或干咳。②鼻塞，流清涕。③恶寒，无汗或合并发热。④肢体酸痛。⑤舌苔白，或脉浮或浮紧。具备①项，加②③④⑤中的2项。

（4）治法 疏风散寒，宣肺止咳。

（5）方药 三拗汤合止嗽散加减。炙麻黄6 g，苦杏仁9 g，白前9 g，荆芥9 g，防风9 g，紫苏叶9 g，陈皮9 g，桔梗6 g，百部12 g，款冬花12 g，炙甘草3 g。

（6）加减 往来寒热者，宜与小柴胡汤化裁。素有寒饮内伏，胸闷气逆、痰液清稀者，可与小青龙汤加减。痰多、舌苔白厚腻者，加厚朴9 g、姜半夏9 g、茯苓12 g。风寒入里化热者或风寒束表而内有蕴热者，加生石膏（先煎）20 g、黄芩9 g、桑白皮12 g。咳嗽阵发、气急、喘鸣、胸闷者，加僵蚕9 g、枳壳12 g、紫苏子9 g。头痛明显者，加白芷6 g、藁本9 g。周身酸楚甚至酸痛者，加羌活9 g、独活9 g。气虚者，气短、乏力，加党参12 g、黄芪15 g。阳虚者，畏寒、四肢不温，加细辛2 g、炮附片（先煎）9 g。

（7）中成药　苏黄止咳胶囊，口服，每次3粒，每日3次。三拗片，口服，每次2片，每日3次。通宣理肺丸（片），口服，大蜜丸每次2丸，每日2～3次；片剂每次4片，每日2～3次。

2. **风热犯肺证**

（1）主症　咳嗽，痰黄，咽干甚则咽痛，发热，恶风，舌尖红，舌苔黄，脉浮或浮数。

（2）次症　痰黏稠，咯痰不爽，鼻塞，流浊涕，鼻窍干热，咽痒，口渴，舌苔薄。

（3）诊断　①咳嗽，痰黄或白黏，或痰少、咯痰不爽，或干咳。②鼻塞，流浊涕，或鼻窍干热。③恶风，或并发热。④咽干，甚则咽痛。⑤口干渴。⑥舌尖红，或舌苔薄黄或薄白干，或脉浮数。具备①项，加②③④⑤⑥中的3项。

（4）治法　疏风清热，宣肺化痰。

（5）方药　桑菊饮加减。桑叶9 g，菊花6 g，杏仁9 g，连翘12 g，牛蒡子12 g，前胡12 g，黄芩9 g，薄荷（后下）6 g，桔梗9 g，芦根12 g，甘草3 g。

（6）加减　头痛、目赤者，加夏枯草12 g、栀子9 g。咳甚，加百部15 g、枇杷叶9 g、浙贝母9 g。喘促、汗出、口渴者，加炙麻黄6 g、生石膏（先煎）20 g。全身酸楚、无汗者，加荆芥9 g、防风9 g。咽喉肿痛者，加山豆根6 g、玄参9 g、马勃6 g。口渴者，加天花粉12 g、玄参9 g。咳嗽阵作，加白蒺藜12 g、僵蚕9 g、蝉蜕6 g、白芍12 g。气急、喘鸣、胸闷者，加僵蚕9 g、紫苏子9 g。夏令兼夹暑湿，心烦、口渴、舌红者，减牛蒡子，加六一散9 g调服。阴虚者，手足心热、口干、盗汗，加麦冬12 g、北沙参9 g、地骨皮12 g。

（7）中成药　急支糖浆，口服，每次20～30 mL，每日3～4次。疏风解毒胶囊，口服，每次4粒，每日3次。

3. **其他治法**

（1）中医外治　针刺、穴位贴敷、灸法、拔罐、单验方等多种中医特色疗法治疗急性气管支气管炎均有一定的临床疗效。穴位贴敷可提高急性气管支气管炎患者临床痊愈率，缩短发热时间、咳嗽持续时间，且降低不良反应发生率。可用疏风宣肺、止咳化痰药贴敷胸背部腧穴，取穴天突、大椎、肺俞（双）、中府，每日换1次药贴，连续10日。

（2）预防调摄　防寒保暖，避免受凉，老年人和免疫功能低下者尤应注意。保持空气清新，经常开窗通风，避免接触诱发因素和吸入变应原，避免到空气污浊的环境中去，避免有害气体和烟尘的吸入，吸烟者应戒烟。呼吸系统疾病流行期间，正确合理地佩戴口罩。忌食辛辣、刺激性食物。气虚反复咳嗽者，可服用玉屏风散等。

五、现代医学治疗

（一）止咳、化痰等对症治疗

止咳、化痰等对症治疗是本病的主要措施，常用的止咳药有枸橼酸喷托维林，成人每次 25 mg，每日 3～4 次；右美沙芬，成人每次 15～30 mg，每日 3～4 次。祛痰剂主要有氨溴索，成人每次 30 mg，每日 3 次。

（二）支气管舒张剂

由于部分患者气道反应性增高，导致支气管痉挛，临床上出现喘息症状，此时可应用 β 受体激动剂，如沙丁胺醇气雾剂吸入，成人每次 0.1～0.2 mg，每日 3～4 次。或应用氨茶碱等药物解痉平喘，成人每次 0.1～0.2 g，每日 3 次。或应用抗胆碱药物，如异丙托溴铵气雾剂，成人每次 0.5 mg，每日 2～3 次，根据病情可用药 1～2 周。

（三）抗菌药物

本病不宜常规使用抗菌药物，特别是对病因未明者，不应盲目使用抗菌药物。目前认为使用抗菌药物并不能缩短病程或减轻病情，应注意滥用抗菌药物可导致耐药菌的产生及二重感染等严重后果。如有细菌感染的依据或合并有严重基础疾病的患者，注意合理使用抗菌药物。常用的抗菌药物为 β-内酰胺类、喹诺酮类，亦可根据痰细菌培养药敏结果选择抗菌药物。如为肺炎支原体或肺炎衣原体感染时，首选大环内酯类或氟喹诺酮类抗菌药物。

第九节 风邪与急性上呼吸道感染

上呼吸道感染是最常见的呼吸道感染性疾病，某些病种或病原体感染（如流行性感冒）具有较强的传染性。凡是上呼吸道的感染都属于上呼吸道感染。急性呼吸道感染常常由病毒引起，是先前健康的成人和儿童易患的最常见的疾病，病原体以病毒最常见，而细菌、支原体、衣原体、真菌、螺旋体亦有所见。RNA病毒和DNA病毒均可引起此类感染，所产生的临床症状严重程度可表现为轻至感冒，重至肺炎或致死。每种病毒也可因宿主的年龄和免疫状态的不同而表现为不同的临床症状。

急性上呼吸道感染主要包括普通感冒和流行性感冒。中医学认为，感冒是以鼻塞、流涕、喷嚏、头痛、恶寒、发热、全身不适为主症的病证，是最常见的外感病之一。四季皆可发病，以冬、春季节多见。本病又有伤风、冒风、冒寒、小伤寒、重伤风之别名。病情较轻者多为感受当令之气，称为冒风、伤风、冒寒；病情较重者多为感受非时之邪，称为重伤风。

感冒的病位在肺卫，其基本病机是外邪侵袭。以风为首的六淫病邪或时邪病毒侵袭人体，或从口鼻而入，或从皮毛而入。因风性轻扬，为病多犯上焦，故《素问·太阴阳明论》云"伤于风者，上先受之"。肺为脏腑之华盖，其位最高，开窍于鼻，职司呼吸，外合皮毛，其为娇脏，不耐邪侵，故外邪从口鼻、皮毛入侵，肺卫首当其冲。肺卫功能失调，导致卫表不和，肺失宣肃，尤以卫表不和为主要方面。卫表不和，故见恶寒、发热、头痛、身痛、全身不适等表卫症状；肺失宣肃，故见鼻塞、流涕、喷嚏、喉痒、咽痛等不适。外感淫邪不同，证候表现亦有所区别，临床以风寒、风热和暑湿兼夹之证较为多见。

一、普通感冒

普通感冒大多为散发性，在全世界范围内分布极普遍，热带地区少见。一般一年四季都可发生，冬、春季节发病有增加倾向。气温、降雨量、湿度等气象条件的变化和感冒的发生未证实有显著的关系，但有观点认为气温的急剧变化可以

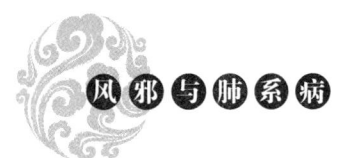

增加呼吸道黏膜的敏感性，是感冒的诱因。

理论上，呼吸道病毒主要以咳嗽和喷嚏为媒介，通过呼吸道飞沫气溶胶传播，在人群密集的环境中更易发生感染，也可通过直接接触或间接接触而发生感染。自然条件下人是唯一的宿主，病原体是由人传染人的。在发病前24小时到发病后2天传染性最强，同一个患者鼻黏液的病毒滴度往往比咽部要高10～100倍。鼻黏膜对鼻病毒十分敏感，比下呼吸道敏感性大很多，但在一些无并发症的感冒人群中也能在下呼吸道检出病毒。感染症状受宿主生理状况的影响，过劳、抑郁、鼻咽过敏性疾病和月经期等均可加重症状。

（一）临床表现

本病潜伏期1～3天不等，随病毒而异，肠病毒较短，腺病毒、呼吸道合胞病毒等较长。感冒大多呈自限性，成年患者病程的中位期大约是7天，大约有1/4的患者持续2周。多数学者认为，普通感冒主要包括鼻咽和不同程度的咽炎症状。大多先有鼻和喉部灼热感，鼻黏膜变红、水肿，出现鼻塞、打喷嚏、流涕、全身不适和肌肉酸痛。症状在48小时达高峰，患者在发病前1天至发病后5天具有传染性。普通感冒通常不发热或仅有低热，尤其是鼻病毒或冠状病毒感染时，可有眼结膜充血、流泪、畏光、眼睑肿胀、咽喉黏膜水肿，频繁咳嗽并常为阵发性或持续性。鼻腔分泌物初始为大量水样清涕，以后变为黏液性或脓性。黏脓性分泌物不一定表示继发细菌感染。咳嗽通常不剧烈，持续时间可达2周。脓性痰或严重的下呼吸道症状提示鼻病毒以外的病毒合并或继发细菌性感染。小儿感冒时，比成人的临床表现严重，发热可达39℃以上，可出现某些下呼吸道和消化道症状。

（二）诊断

大多数普通感冒与鼻病毒或其他微小RNA病毒感染有关，其他经常引起感冒的病原体还包括冠状病毒、副流感病毒、呼吸道合胞病毒等，也偶有涉及其他多种病原。但引起感冒的病毒种类繁多，一般临床实验室不易开展病原诊断，因此常根据临床症状特点做出诊断，主要依据为出现鼻炎、流涕、打喷嚏、鼻塞、轻度咽炎和咳嗽等上呼吸道症状明显而全身症状相对较轻，并排除过敏性鼻炎等非感染性上呼吸道炎。

需与以下疾病进行鉴别诊断。

1. 流行性感冒

流行性感冒鼻炎症状不明显，全身不适、肌痛等症状多见。

2. 鼻腔疾病

鼻腔疾病包括变应性鼻炎、血管运动性鼻炎、萎缩性鼻炎、鼻中隔偏曲、鼻息肉、鼻窦炎、鼻咽炎等。变应性鼻炎产生的症状和普通感冒最相似。变应性鼻炎是一种非传染性疾病，有典型的喷嚏、鼻漏和鼻塞症状，而且有明确的过敏史。学龄前儿童变应性鼻炎常与感染性鼻炎相混淆。然而症状持续 2 周以上提示应寻找感染以外的其他病因，除了喷嚏、鼻痒、流涕及鼻塞外，中重度变应性鼻炎的儿童还可能会发展为呼吸音粗、反复清嗓、打鼾及嗅觉、味觉丧失，在病史上充分了解儿童特应症家族史与特应症发展进程亦有助于疾病的鉴别。

3. 某些急性传染病

某些急性传染病如麻疹、脑炎、流行性脑膜炎、脊髓灰质炎、伤寒、斑疹伤寒和人类免疫缺陷病毒（human immunodeficiency virus，HIV）感染的前驱期等，也可能表现出上呼吸道炎症相关症状。

（三）中医辨证论治

普通感冒的证候分类有基础证和临床常见证。基础证可见风寒证、风热证、风燥证、暑湿证、气虚证、阴虚证 6 种。基础证（如风寒证等）可单独存在，也常以复合形式呈现，临床常见证候如体虚感冒的气阴两虚证等。普通感冒临床常见证候包括实证感冒类（风寒证、风热证、风燥证、暑湿证）、虚体感冒类（气虚证、气阴两虚证）2 类 6 种证候。证候分类虽然有虚实之别，但可相互夹杂，如体虚感邪的气虚风寒证、气阴两虚风热证等，常见于老年、体虚患者。

1. 实证感冒

（1）风寒证

主症及舌脉：鼻塞，流清涕，恶寒，肢体酸楚甚则酸痛，舌苔薄白，脉浮或浮紧。

次症：喷嚏，咽痒，咳嗽，发热，无汗，头痛。

诊断：①恶寒，无汗，或并发热。②鼻塞，流清涕。③头痛，或肢体酸楚甚则酸痛。④脉浮或浮紧。具备①②2 项，加③④中的 1 项。

治法：辛温解表，宣肺散寒。

方药：荆防败毒散加减。荆芥 9 g，防风 9 g，羌活 9 g，柴胡 6 g，紫苏 9 g，枳壳 9 g，桔梗 9 g，炙甘草 6 g。

加减：表寒重者，加炙麻黄 9 g、桂枝 9 g。风寒轻症见汗出、脉浮缓等，宜疏风解表、调和营卫，用桂枝汤加减。鼻塞流涕重者，可加辛夷（包煎）9g、苍耳子9g。头项强痛，加白芷6g、葛根9g。周身酸楚甚至酸痛，加独活9g。风寒夹湿而头胀痛、肢体酸重者，加苍术9g、藁本9g、薏苡仁15g。内有痰湿而胸闷、舌苔白厚腻者，加姜半夏9g、陈皮9g、茯苓15g。风寒入里化热者或风寒束表而内有蕴热者，加黄芩9g、桑白皮12g、栀子9g。往来寒热不解者，宜与小柴胡汤合用。兼气虚证见气短、乏力者，加党参12g、炙黄芪15g。兼阳虚者，畏寒、四肢不温，加细辛2g、炮附片（先煎）9g。

（2）风热证

主症及舌脉：发热，恶风，咽干甚则咽痛，舌尖红，舌苔薄白干或薄黄，脉浮或浮数。

次症：鼻塞，流浊涕，鼻窍干热，口干，口渴，咽痒，咳嗽，肢体酸楚，头痛。

诊断：①恶风或并发热。②鼻塞，流浊涕，或鼻窍干热。③头昏、胀甚至头痛，或肢体酸楚。④口干甚则口渴。⑤咽干甚则咽痛。⑥舌尖红，或舌苔薄白干或薄黄，或脉浮数。具备①②2项，加③④⑤⑥中的2项。

治法：辛凉解表，疏风清热。

方药：银翘散合桑菊饮。金银花9g，连翘12g，荆芥6g，桑叶6g，菊花9g，牛蒡子9g，薄荷（后下）6g，苦杏仁9g，淡竹叶6g，桔梗6g，甘草6g。

加减：头痛、目赤者，加夏枯草12g、谷精草9g。全身酸楚、无汗者，加防风9g。咽痒者，加蝉蜕6g、白蒺藜12g。咽喉肿痛者，加山豆根6g、黄芩9g。口渴者，加天花粉12g、北沙参9g、玄参12g。咯黄痰者，加浙贝母9g、桑白皮12g。阴虚，手足心热、盗汗、舌红、少苔、脉细数者，加麦冬12g、玉竹12g、南沙参12g。

（3）风燥证

主症及舌脉：唇鼻干燥，咽干甚则咽痛，干咳，舌尖红，舌苔薄白干或薄黄，脉浮或浮数。

次症：口干，咽痒，鼻塞，发热，恶风。

诊断：①恶风或并发热。②唇鼻干燥。③口干燥，甚则口渴。④咽干燥，甚则咽痛。⑤干咳。⑥舌尖红，或舌苔薄白干或薄黄，或脉浮或浮数。具备①②2项，加③④⑤⑥中的2项。

治法：辛凉宣透，润燥生津。

方药：桑杏汤加减。桑叶9g，苦杏仁9g，瓜蒌皮12g，浙贝母12g，沙参9g，淡豆豉6g，栀子6g，梨皮9g。

加减：头痛者，加菊花9g、薄荷（后下）6g、蔓荆子9g。口鼻干燥甚者，减淡豆豉，加玄参12g、麦冬12g。咽痒者，加蝉蜕6g、僵蚕6g。咽干痛者，加玄参12g、山豆根6g、青果9g。烦热口渴者，加麦冬12g、天花粉12g。干咳者，加炙枇杷叶9g、紫菀9g、百部15g。痰中带血者，加白茅根15g、藕节15g。咳甚胸痛者，加枳壳9g、延胡索9g、白芍15g。凉燥者，见发热、恶寒、无汗、头痛，应轻宣凉燥，可用杏苏散加减。

（4）暑湿证

主症及舌脉：发热，恶风，身热不扬，汗出不畅，肢体困重，头重如裹，胸闷，纳呆，口黏腻，舌苔白腻或黄腻。

次症：鼻塞，流涕，头痛，无汗，少汗，口渴，心烦，舌质红，脉濡或滑或濡数。

诊断：①恶风，或并发热、身热不扬。②头重如裹，或肢体困重。③口黏腻或纳呆，或口干甚则口渴。④汗出不畅或无汗。⑤胸闷，或心烦。⑥舌质红，或舌苔白腻或黄腻，或脉濡或滑或濡数。具备①②2项，加③④⑤⑥中的2项。

治法：清暑祛湿解表。

方药：藿香正气散加减。藿香9g，佩兰9g，金银花12g，紫苏9g，白芷6g，淡豆豉9g，桔梗6g，淡竹叶6g，茯苓15g，滑石（包煎）15g，陈皮9g，生姜6g。

加减：里湿偏重，加苍术9g、厚朴9g、豆蔻（后下）6g。小便短赤，加六一散（包煎）6g。偏于暑热兼湿者，宜选用新加香薷饮加减。汗出而伤气阴者，加西洋参6g、麦冬12g。

2.虚证感冒

（1）气虚证

主症及舌脉：鼻塞，流涕，发热，恶风寒，气短，乏力，神疲，自汗，动则加重，平素畏风寒、易感冒，舌质淡，脉缓。

次症：脉沉细或细弱。

诊断：①恶风寒或并发热。②鼻塞，流涕。③神疲或乏力或气短，动则加重。④自汗，动则加重。⑤平素畏风寒，或易感冒。⑥舌质淡，或脉沉细或沉缓或细弱。具备①②中的1项，加③④⑤⑥中的2项。

治法：益气解表，调和营卫。

方药：参苏饮加减。党参15 g，荆芥9 g，紫苏9 g，葛根9 g，前胡9 g，桔梗9 g，陈皮12 g，炙甘草6 g。

加减：表虚自汗明显，加黄芪15 g。寒热起伏，肢体酸楚者，减荆芥，加桂枝9 g、白芍9 g。纳差食少者，加神曲15 g、炒麦芽12 g。脘腹胀闷，加木香9 g、枳壳12 g。自汗甚者，加浮小麦20 g、煅牡蛎（先煎）20 g。气虚甚而阳虚者，畏寒、四肢欠温，加细辛（先煎）2 g、炮附片9 g。

（2）气阴两虚证

主症及舌脉：鼻塞，流涕，发热，恶风寒，气短，乏力，神疲，自汗，盗汗，手足心热，口干，口渴，平素畏风寒、易感冒，脉沉细或细数。

次症：舌体胖大甚至舌边齿痕或舌体瘦小，舌质淡或红，舌苔薄少或花剥。

诊断：①恶风寒或并发热。②鼻塞，流涕。③神疲或乏力或气短，动则加重。④平素畏风寒，或易感冒。⑤自汗或盗汗。⑥手足心热。⑦口干甚则口渴。⑧舌体胖大甚至边有齿痕或舌体瘦小，或舌质淡或红，或舌苔薄少或花剥，或脉沉细或细数。具备①②中的1项，加③④⑤中的2项及⑥⑦⑧中的2项。

治法：益气滋阴解表。

方药：生脉散合加减葳蕤汤加减。党参15 g，麦冬12 g，淡豆豉9 g，葛根9 g，薄荷（后下）6 g，白薇12 g，玉竹12 g，桔梗9 g，炙甘草6 g。

加减：心烦口渴较甚，加栀子9 g、天花粉12 g。咽干、咯痰不爽者，加牛蒡子9 g、沙参15 g、百部15 g。咳甚者，可加白前12 g、百部15 g、炙枇杷叶12 g。盗汗明显者，减葛根，加煅牡蛎（先煎）20 g、糯稻根须20 g。纳差食少者，加炒麦芽12 g、鸡内金9 g。腹胀者，加莱菔子9 g、香橼皮9 g。气阴两虚而感受风寒者，减薄荷，加荆芥9 g、防风9 g。

（四）现代医学治疗

普通感冒的药物治疗应以对症治疗药物为主。临床常用的药物种类如下。

1. 减充血药

此类药物可以使感冒患者肿胀的鼻黏膜和鼻窦的血管收缩，有助于缓解感冒引起的鼻塞、流涕和打喷嚏等症状。伪麻黄碱能选择性收缩上呼吸道血管，对血压的影响较小，是普通感冒患者最常用的减充血药。

2. 抗组胺药

此类药物具有抗过敏作用，通过阻断组胺受体抑制小血管扩张，降低血管通透性，有助于消除或减轻普通感冒患者的打喷嚏和流涕等症状。

3. 镇咳药

常用的镇咳药根据其药理学作用特点分为中枢性镇咳药和周围性镇咳药两大类。中枢性镇咳药为吗啡类生物碱及其衍生物。该类药物直接抑制延髓咳嗽中枢而产生镇咳作用。如可待因、右美沙芬等。周围性镇咳药通过抑制咳嗽反射弧中的感受器、传入神经及效应器中的某一环节而起到镇咳作用。这类药物包括局部麻醉药和黏膜防护剂。如那可丁、苯丙哌林等。

4. 祛痰药

祛痰治疗可提高咳嗽对气道分泌物的清除率。祛痰药的作用机制包括增加分泌物的排出量，降低分泌物黏稠度，增加纤毛的清除功能。常用祛痰药包括愈创甘油醚、氨溴索、溴己新、乙酰半胱氨酸、羧甲司坦等。

5. 解热镇痛药

此类药物主要针对普通感冒患者的发热、咽痛和全身酸痛等症状。此类药物如对乙酰氨基酚、布洛芬等，通过减少前列腺素合成，使体温调节中枢产生周围血管扩张、出汗与散热而发挥解热作用，通过阻断痛觉神经末梢的冲动而产生镇痛作用。

普通感冒是一种自限性疾病，多由病毒感染引起，抗菌药物不能杀灭病毒，故不建议用抗菌药物治疗普通感冒，且抗菌药物预防细菌感染是无效的。虽然抗菌药物治疗普通感冒无效，但据报道约有 50% 的患者在无医生指导下应用抗菌药物治疗普通感冒，而抗菌药物应用过程中会产生消化道不良反应，滥用抗菌药物还易诱导细菌耐药发生。只有当合并细菌感染时，才考虑应用抗菌药物治疗，如鼻窦炎、中耳炎、肺炎等。

感冒患者使用药物治疗时应首选口服药物，避免无根据盲目静脉补液。静脉补液仅适用于以下几种情况：因感冒导致患者原有基础疾病加重，或出现并发症，需要静脉给药；患者严重腹泻或高热导致脱水、电解质紊乱，需补充水和电解质；由于胃肠不适、呕吐而无法进食，需要通过补液维持身体基础代谢。

二、流行性感冒

流行性感冒,简称流感,是流感病毒引起的急性呼吸道传染病。流感病毒的主要特点为抗原多变性、季节流行性强,以及对人群和社会都影响巨大。流感病毒在各个年龄组均可引起呼吸系统的感染性疾病,常可造成高死亡率,其中老年人和慢性病患者是主要高发人群。流感病毒有全球性分布的特点,每年都会发生强度不一的暴发。突然暴发和感染性传播是流行性感冒的特点。这些特点与流感的潜伏期短及发病初期呼吸道分泌物中病毒滴度高有关。潜伏期的平均天数为2天,一般为1~5天。流感病毒主要在咳嗽、喷嚏、说话的过程中,通过空气散播飞沫在人际间传播。其他液滴、短距离的小颗粒气胶、手部受污染后自我感染等形式对于流感传播的作用仍不确定。

(一)临床表现

典型的流感病毒感染可引起明显的全身症状,包括发热、身体不适、头痛、肌痛,以及咳嗽的呼吸道症状和经常咽痛。常可出现高热,持续性发热或间歇性发热。常见的症状有咽部充血和结膜充血,颈淋巴结肿大,以及鼻分泌物的清除,但研究显示这些症状一般是非特异的。成人发热和全身症状的消除一般需3~5天,但呼吸道症状会增加,包括干咳、胸骨灼热和鼻塞。早期中性粒细胞轻微增多及淋巴细胞轻微减少,然后中性粒细胞减少。流感病毒感染与急性时相反应蛋白、血清淀粉样蛋白A和C升高有关,老年住院患者尤为显著。急性流感能使患者精神萎靡、反应变慢。流感患者康复往往比较缓慢,咳嗽和身体不适通常持续2~4周。流感可能会导致一过性肺功能障碍(小气道功能障碍等),可能与恢复期患者的乏力及耐力下降有关。

(二)诊断

主要结合流行病学史、临床表现和病原学检查进行诊断。在流感流行季节,即使临床表现不典型,特别是有重症流感高危因素或住院患者,仍需考虑流感可能,应行病原学检测。在流感散发季节,对疑似病毒性肺炎的住院患者,除检测常见呼吸道病原体外,还需行流感病毒检测。

1.临床诊断病例

有流行病学史(发病前7天内在无有效个人防护的情况下与疑似或确诊流感患者有密切接触,或属于流感样病例聚集发病者之一,或有明确传染他人的证据）和上述流感临床表现，且排除其他引起流感样症状的疾病。

2.确定诊断病例

有上述流感临床表现，具有以下1种或以上病原学检测结果阳性。

（1）流感病毒核酸检测阳性。

（2）流感抗原检测阳性。

（3）流感病毒培养分离阳性。

（4）急性期和恢复期双份血清的流感病毒特异性IgG抗体水平呈4倍或以上升高。

3.鉴别诊断

（1）普通感冒　流感的全身症状比普通感冒重；追踪流行病学史有助于鉴别；普通感冒的流感病原学检测阴性，或可找到相应的病原学证据。

（2）其他上呼吸道感染　包括急性咽炎、扁桃体炎、鼻炎和鼻窦炎。感染与症状主要限于相应部位。流感病原学检查阴性。

（3）其他下呼吸道感染　流感有咳嗽症状或合并气管支气管炎时需与急性气管支气管炎相鉴别；合并肺炎时需要与其他病原体（其他病毒、支原体、衣原体、细菌、真菌、结核分枝杆菌等）导致的肺炎相鉴别。根据临床特征可做出初步判断，病原学检查可确诊。

（三）中医辨证论治

1.轻症

（1）风热犯卫

症状：发病初期，发热或未发热，咽红不适，轻咳少痰，口干。

舌脉：舌边尖红，苔薄或薄腻，脉浮数。

治法：疏风解表，清热解毒。

方药：银翘散加减。金银花15 g，连翘15 g，桑叶10 g，菊花10 g，桔梗10 g，牛蒡子15 g，芦根30 g，薄荷（后下）6 g，荆芥10 g，生甘草3 g。水煎服，每日3次。

加减：苔厚腻，加藿香10 g、佩兰10 g。咳嗽重，加杏仁10 g、炙枇杷叶10 g。腹泻，加黄连6 g、葛根15 g。咽痛重，加锦灯笼9 g、玄参15 g。

（2）风寒束表

症状：发病初期，恶寒，发热或未发热，无汗，身痛头痛，鼻流清涕。

舌脉：舌质淡红，苔薄而润，脉浮紧。

治法：辛温解表。

方药：麻黄汤加味。炙麻黄6 g，炒杏仁10 g，桂枝10 g，葛根15 g，羌活10 g，紫苏叶10 g，炙甘草6 g。水煎服，每日2次。

加减：咳嗽咳痰，加前胡10 g、紫菀10 g、浙贝母10 g。

（3）表寒里热

症状：恶寒，高热，头痛，身体酸痛，咽痛，鼻塞，流涕，口渴。

舌脉：舌质红，苔薄或黄，脉数。

治法：解表清里。

方药：大青龙汤加减。炙麻黄6 g，桂枝10 g，羌活10 g，生石膏（先煎）30 g，黄芩15 g，知母10 g，金银花15 g，炙甘草6 g。水煎服，每日2次。

加减：舌苔腻，加藿香10 g、苍术10 g。咽喉红肿，加连翘15 g、牛蒡子10 g。

（4）热毒袭肺

症状：高热，咳喘，痰黏、痰黄、咯痰不爽，口渴喜饮，咽痛，目赤。

舌脉：舌质红，苔黄或腻，脉滑数。

治法：清热解毒，宣肺化痰。

方药：麻杏石甘汤加减。炙麻黄9 g，杏仁10 g，生石膏（先煎）45 g，知母10 g，浙贝母10 g，桔梗10 g，黄芩15 g，瓜蒌30 g，生甘草10 g。水煎服，每日2次。

加减：便秘，加生大黄（后下）6 g、厚朴6 g。

（5）恢复期，气阴两虚，正气未复

症状：神倦乏力，气短，咳嗽，痰少，纳差。

舌脉：舌质淡，少津，苔薄，脉弦细。

治法：益气养阴。

方药：沙参麦冬汤加减。沙参15 g，麦冬15 g，五味子10 g，浙贝母10 g，杏仁10 g，青蒿10 g，炙枇杷叶10 g，焦三仙各10 g。水煎服，每日2次。

加减：舌苔厚腻，加芦根30 g、藿香10 g、佩兰10 g。

2. 重症

（1）毒热壅盛

症状：高热不退，烦躁不安，咳嗽，喘促短气，少痰或无痰，便秘腹胀。

舌脉：舌质红绛，苔黄或腻，脉弦滑数。

治法：解毒清热，通腑泻肺。

方药：宣白承气汤加味。炙麻黄9g，生石膏（先煎）45g，杏仁10g，瓜蒌30g，知母15g，鱼腥草30g，葶苈子15g，黄芩15g，浙贝母10g，生大黄（后下）6g，赤芍15g，牡丹皮12g。水煎服，每日2次；必要时可日服2剂，每6小时口服1次。也可鼻饲或结肠给药。

加减：高热神昏，加安宫牛黄丸1丸。喘促重伴有汗出乏力者，加西洋参15g、五味子12g。

（2）毒热内陷，内闭外脱

症状：神识昏蒙，唇甲紫暗，呼吸浅促，或咯吐血痰，或咯吐粉红色血水，胸腹灼热，四肢厥冷，汗出，尿少。

舌脉：舌红绛或暗淡，脉微细。

治法：益气固脱，泻热开窍。

方药：参附汤加减。生晒参30g，黑顺片（先煎）10g，山茱萸30g，生大黄（后下）10g，生地黄30g，牡丹皮12g，炒山栀10g。水煎汤送服安宫牛黄丸1丸，每日2次；必要时可日服2剂，每6小时口服1次。也可鼻饲或结肠给药。

（四）现代医学治疗

流感症状的现代医学治疗通常包括解热镇痛药，尤其是对乙酰氨基酚或非甾体抗炎药，用于解热、解痛或其他全身症状。阿司匹林应避免在儿童中使用，因为它与流感的肝脏和神经系统并发症（雷依综合征）存在相关。镇咳药通常用于减缓咳嗽。抗生素没有证据表明有利于缩短病程或减少并发症的可能性，应仅限于细菌性并发症。对于重症病例的治疗，治疗原则为积极治疗原发病，防治并发症，并进行有效的器官保护和功能支持。低氧血症或呼吸衰竭是重症和危重症患者的主要表现，需要密切监护，及时给予相应的治疗，包括常规氧疗、鼻导管高流量氧疗、无创通气或有创机械通气等。对难治性低氧血症患者，可考虑使用体外膜肺氧合。出现其他脏器功能损害时，给予相应支持治疗。重症流感患者可合并细菌或真菌感染，需密切关注病情变化，积极留取标本送检病原学，及时、合理应用抗细菌或抗真菌药物。

参考文献

[1] 邹易良. 中医风邪病因研究[D]. 北京：北京中医药大学，2016.

[2] 冯时. 殷卜辞四方风研究[J]. 考古学报，1994，113（2）：131-154.

[3] 谷浩荣. 基于范畴理论的中医风邪概念隐喻研究[D]. 北京：北京中医药大学，2011.

[4] 吴新明. 中医学"风"的理论研究[D]. 北京：中国中医科学院，2009.

[5] 韩文博，王凯，周沪方，等. 中医风邪客观化研究进展[J]. 中西医结合心脑血管病杂志，2022，20（3）：455-459.

[6] 贺用和. 内风概论[J]. 中国中医基础医学杂志，2005，11（11）：6-8.

[7] 李红香. 基于中医文献的中风病研究[D]. 南京：南京中医药大学，2011.

[8] 柳娇. 刘完素与王清任论治中风病学术思想的比较[J]. 中国中医药现代远程教育，2021，19（21）：144-146.

[9] 张阳，李董男. 试述王清任《医林改错》中风诊治特色[J]. 甘肃中医药大学学报，2016，33（3）：34-37.

[10] 郭建文，刘明洁，何迎春. 张景岳辨治中风病学术思想浅识[J]. 中国中医急症，2003，12（2）：159.

[11] 李鑫辉，司马旦旦，黄淼鑫，等. 张仲景"外风"与叶天士"阳化内风"论治中风[J]. 中国中医药信息杂志，2017，24（9）：96-98.

[12] 秦瑜玲，舒杨，卢岩，等. 中风病因病机新说[J]. 河南中医，2019，39（9）：1309-1313.

[13] 宋红普，魏江磊. 历代医家中风病因病机观概述[J]. 上海中医药杂志，2010，44（8）：26-29.

[14] 高驰，朱建平. "中风"病名源流考[J]. 中华中医药杂志，2014，29（5）：

1298-1303.

[15] 朱介宾,顾鸣佳,杨进.缪希雍论中风[J].江苏中医药,2022,54(5):18-20.

[16] 罗家祺,胡慧菁.中风"外风"学说研究[J].辽宁中医药大学学报,2008,54(10):7-9.

[17] 刘晓晗.甲骨四方风研究的新进展与反思[J].中国史研究动态,2021(4):24-39.

[18] 张灿玾.黄帝内经素问语释[M].济南:山东科学技术出版社,2017.

[19] 张珍玉.灵枢语释[M].济南:山东科学技术出版社,2017.

[20] 李鹏英.金匮要略选读[M].济南:山东科学技术出版社,2019.

[21] 陈慎吾.陈慎吾金匮要略讲义[M].陈生,整理.北京:中国中医药出版社,2019.

[22] 鞠海洋.外感风邪的分类方法及其性质和致病特点研究[D].哈尔滨:黑龙江中医药大学,2015.

[23] 李宇铭.仲景医学原理:古中医学理论与应用[M].北京:中国中医药出版社,2019.

[24] 柯雪帆.中医辨证学[M].上海:上海中医学院出版社,1987.

[25] 李玉来,李娜,白平,等.赵凯教授治疗风湿热痹临证经验[J].亚太传统医药,2022,18(2):164-167.

[26] 李洪成,李新平,李新晔.中医证候学[M].北京:中国医药科技出版社,2013.

[27] 赵晴初.存存斋医论[M].沈钦荣,点校.北京:中国中医药出版社,2019.

[28] 徐远.印会河脏腑辨证带教录[M].北京:中国科学技术出版社,2019.

[29] 吴南京.三真补遗[M].北京:中国科学技术出版社,2021.

[30] 张念,邓武,徐清,等.热毒宁注射液治疗风温肺热病临床观察[J].中国中医急症,2012,21(7):1129-1130.

[31] 段正胜,赵勇,李晶.李晶教授运用清温饮治疗风温肺热病验案举隅[J].山西中医药大学学报,2022,23(3):228-232.

[32] 陈韵.中医风温源流及其辨治研究[D].南京:南京中医药大学,2023.

［33］王象礼.陈无择医学全书［M］.北京：中国中医药出版社，2015.

［34］张伟.中医肺十论［M］.济南：山东科学技术出版社，2014.

［35］张伟.中医肺十病［M］.济南：山东科学技术出版社，2017.

［36］张伟.中医肺十法［M］.济南：山东科学技术出版社，2019.

［37］张伟.张伟中医肺病学［M］.济南：山东科学技术出版社，2019.

［38］钟南山，刘又宁.呼吸病学［M］.北京：人民卫生出版社，2012.

［39］邵雨萌.论肺阳［D］.济南：山东中医药大学，2012.

［40］李树弟，邢钰尉，张云晓，等.通过心肺关系分析中医"肺病从心论治"［J］.中医药临床杂志，2023，35（8）：1469-1473.

［41］黄金昶.试论心肺共同主表［J］.陕西中医，1992，13（3）：113-114.

［42］彭青和，何森，陈寒，等.从"肺朝百脉"论心肺关系［J］.辽宁中医药大学学报，2013，15（3）：156-158.

［43］郑齐，杜松，于峥，等."肝生于左，肺藏于右"内涵探析［J］.中国中医基础医学杂志，2023，29（5）：695-698.

［44］李映霞，王开盛，徐超.从肝论治肺系疾病思路浅析［J］.江西中医药，2022，53（12）：12-14.

［45］杨曼芩，范伏元.浅析从肝治肺［J］.中医药临床杂志，2021，33（4）：660-663.

［46］刘兰军，孙爱云.论中医肝与肺的关系［J］.中医学报，2015，30（12）：1767-1768，1771.

［47］吴文玉，张玺金，王凯，等.肺脾相关理论在肺系疾病中的运用［J］.陕西中医，2023，44（1）：88-92.

［48］钟海平，郑红斌.也谈"肺脾共为后天之本"［J］.中医学报，2012，27（1）：51-53.

［49］田传玺，贾元萍，吕天宜，等."金水相生"理论探讨［J］.北京中医药，2022，41（6）：624-625.

［50］李大治，阮诗玮.关于肺肾相互关系的中医学探讨［J］.光明中医，2013，28（12）：2457-2458.

［51］张敏，纪立金，高思华.肺与大肠"相合"的理论探讨［J］.中华中医药杂志，2013，28（10）：2840-2843.

[52]王叔和.脉经[M].张永泰,郭霞珍,整理.北京:中国中医药出版社,2022.

[53]李志道.针灸临床应用发挥[M].北京:中国医药科技出版社,2022.

[54]何玲,陈思平,王立君.临床腧穴学[M].北京:人民军医出版社,2003.

[55]王启才,燕宪仪.王启才新针灸学[M].北京:中医古籍出版社,2008.

[56]曹思思,史磊,孙佳琳,等.防风的化学成分及药理作用研究进展[J].现代中药研究与实践,2021,35(1):95-102.

[57]熊磊,赵毅,解宇环.芳香中药学[M].北京:中国中医药出版社,2022.

[58]滕佳林.中药学[M].济南:山东科学技术出版社,2020.

[59]王明杰,罗再琼.风药新识与临床[M].北京:人民卫生出版社,2016.

[60]庄俊嵘,徐德生,刘力,等.白芷的功效与临床应用[J].上海中医药杂志,2013,47(6):82-83.

[61]李建生,崔瑛.肺病中药学[M].北京:中国中医药出版社,2020.

[62]房士明,樊官伟,姚进龙,等.蔓荆的化学成分及药理活性研究进展[J].中草药,2015,46(24):3757-3765.

[63]马英华,张晓娟.牛蒡子药物应用的研究进展[J].中医药信息,2017,34(2):116-119.

[64]李月阳,雷根平,董盛,等.柴胡的现代药理作用研究进展[J].海南医学院学报,2022,28(22):1748-1754.

[65]史晨旭,杜佳蓉,吴威,等.葛根化学成分及药理作用研究进展[J].中国现代中药,2021,23(12):2177-2195.

[66]盛增秀.温病学理论与临证[M].北京:中国中医药出版社,2022.

[67]曹玲,崔琳琳,孙艳,等.威灵仙的药理作用及其机制研究进展[J].药物评价研究,2022,45(11):2364-2370.

[68]邹妍,鄢海燕.中药木瓜的化学成分和药理活性研究进展[J].国际药学研究杂志,2019,46(7):507-515.

[69]管俊,崔瑛.桑寄生药理作用及临床应用研究进展[J].河北中医,2017,39(3):460-463.

[70]汪晶.桑寄生研究概况[J].实用中医内科杂志,2018,32(1):74-77.

[71]王蓉,马腾茂,刘飞,等.防己的药理作用及临床应用研究进展[J].中

国中药杂志,2017,42(4):634-639.

[72] 聂安政,林志健,王雨,等.秦艽化学成分及药理作用研究进展[J].中草药,2017,48(3):597-608.

[73] 王宁,庞剑.羚羊角药理作用研究进程[J].临床合理用药杂志,2017,10(1):176-177.

[74] 王振春,罗再琼,罗欣雨,等.从象思维的视角认识风药及其性能[J].时珍国医国药,2016,27(5):1166-1167.

[75] 吴曦,叶瑜,冯全生.风药理论探赜[J].中国中医基础医学杂志,2018,24(9):1200-1203.

[76] 龚杰,刘红权.风药在内科疑难杂症中的应用[J].河南中医,2021,41(12):1790-1794.

[77] 刘庆银,张伟.张伟教授运用风药经验[J].长春中医药大学学报,2016,32(5):932-934.

[78] 刘钟阳,姜婧,张钰欣,等.易水学派医家李杲"风药"理论的渊源、含义及功用探析[J].环球中医药,2022,15(11):2150-2153.

[79] 洪泓.风药的理论梳理与创新[D].沈阳:辽宁中医药大学,2023.

[80] 崔娜娟.荆防败毒散加味治疗风寒感冒临床疗效观察[J].光明中医,2017,32(1):60-62.

[81] 李晶洁,吕书勤.小青龙汤治疗风寒感冒60例疗效观察[J].新疆中医药,2018,36(2):22-23.

[82] 余晓清,伍建光.伍炳彩教授辨治外感咳嗽经验介绍[J].新中医,2013,45(4):187-189.

[83] 叶文静,罗智浩,邱晓堂.邱晓堂教授治疗顽固性咳嗽经验[J].中医临床研究,2021,13(24):17-19.

[84] 张智琳,林宏,孔祥照,等.自拟温润方治疗风寒袭肺型急性咳嗽病的临床观察[J].中国现代药物应用,2020,14(10):182-185.

[85] 才仔全,杨永良,董芳芳.散寒宣肺汤治疗风寒袭肺型急性咳嗽的临床研究[J].中西医结合心血管病电子杂志,2020,8(13):159.

[86] 喻强强,鲍梦婕,洪鹏,等.温宣理肺颗粒治疗风寒袭肺型急性咳嗽的临床研究[J].时珍国医国药,2018,29(7):1662-1664.

［87］胡晓宇，赵玉红，蔡浦玉，等.温阳抗寒汤治疗风寒犯肺型感染后咳嗽的效果观察［J］.实用临床医药杂志，2021，25（18）：24-28.

［88］吴华青，谭华儒.三拗汤合止嗽散治疗感染后咳嗽（风寒袭肺型）的疗效观察［J］.广州中医药大学学报，2021，38（12）：2586-2591.

［89］王文辉.刘石坚主任医师治疗老年喘证经验介绍［J］.新中医，2008，40（7）：11.

［90］张春蓉.小青龙汤联合西药治疗风寒束肺型老年慢性喘息支气管炎急性发作随机平行对照研究［J］.实用中医内科杂志，2015，29（8）：59-60.

［91］王晓玲，李珲，张燕妮.宣肺平喘汤治疗小儿咳嗽变异性哮喘风寒袭肺证55例临床研究［J］.新中医，2019，51（3）：207-209.

［92］黄欢欢，郑拉洁，林栩栩.宣肺平喘止咳汤辅助治疗小儿咳嗽变异性哮喘风寒犯肺证的疗效及对肺功能的影响［J］.中医儿科杂志，2022，18（6）：57-61.

［93］郭奇.温肺化瘀定喘法治疗风寒袭肺型小儿毛细支气管炎效果评价［J］.河南医学研究，2017，26（7）：1286-1287.

［94］梁胜波，吴晶晶，陶宇琴.止声汤加味治疗老年COPD急性加重期（风寒袭肺证）患者的疗效观察［J］.中国中医急症，2021，30（9）：1613-1615.

［95］施国华，戚春辉，陶建峰，等.佳贝咳喘宁1号治疗慢性阻塞性肺疾病急性发作期（风寒型）临床疗效观察［J］.山西医药杂志，2021，50（11）：1820-1822.

［96］吴丽春，陈笑华，吴静，等.止咳平喘贴治疗慢性阻塞性肺疾病急性期风寒袭肺证疗效观察［J］.浙江中医杂志，2023，58（7）：524-525.

［97］江友贤，黄启建.银翘散联合麻杏石甘汤加减治疗风热感冒临床观察［J］.北方药学，2023，20（5）：167-169.

［98］王敬斌.银翘桑菊饮治疗风热犯卫型流行性感冒的效果评价［J］.光明中医，2018，33（15）：2146-2148.

［99］张学团.银翘散治疗风热感冒疗效观察［J］.中医药临床杂志，2016，28（4）：546-548.

［100］周桃花，李国明.李氏清肺化痰饮治疗风热犯肺证外感咳嗽临床研究［J］.新中医，2020，52（7）：65-66.

［101］韩林华.疏风止咳汤治疗风热犯肺型感染后咳嗽80例临床观察［J］.

中国民间疗法,2016,24(3):45-46.

[102]刘玉玲,何慧珍,李琳,等.清宣止咳颗粒辅助治疗小儿咳嗽风热犯肺证40例临床观察[J].中医儿科杂志,2023,19(1):48-50.

[103]郑新远.桑菊饮加味治疗咳嗽风热犯肺证疗效观察[J].河南中医,2023,43(4):572-575.

[104]李宁.桑菊饮加减治疗风热犯肺型咳嗽临床观察[J].实用中医药杂志,2022,38(4):542-543.

[105]杨红群,柯新建,张立平,等.高洁治疗肺间质纤维化临床经验[J].河北中医,2020,42(8):1142-1145.

[106]凌嫘,范伏元.范伏元教授治疗结缔组织相关性肺间质病变经验[J].湖南中医药大学学报,2019,39(7):867-869.

[107]贾仰民,宋康.宋康辨治支气管扩张经验举要[J].浙江中医杂志,2012,47(7):482-483.

[108]史苗颜,李善群,石克华,等.六神丸联合基础治疗对支气管扩张症急性加重期风热犯肺证患者的临床疗效[J].中成药,2020,42(8):2243-2245.

[109]阳淑芳.辨证分型联合西药治疗支气管扩张随机平行对照研究[J].实用中医内科杂志,2016,30(12):49-51.

[110]陈志新.中药汤剂联合西药治疗支气管扩张症随机平行对照研究[J].实用中医内科杂志,2013,27(9):112-114.

[111]钟新春,朱振刚,刘超武.疏风通络方治疗支气管哮喘急性发作期风痰阻肺证的临床疗效及对IL-6、IL-8、IFN-γ的影响[J].河南中医,2022,42(7):1052-1055.

[112]刘蕊,万思琪,余瑶,等.祛风蠲饮汤对发作期小儿支气管哮喘风痰阻肺证临床疗效的影响[J].中国实验方剂学杂志,2021,27(6):88-93.

[113]张碧海,金冠男,李强,等.黄龙止哮汤治疗风痰阻肺证支气管哮喘的临床观察[J].黑龙江中医药,2020,49(3):58-59.

[114]王志英,周学平,郭立中,等.周仲瑛教授从风痰论治支气管哮喘的经验介绍[J].南京中医药大学学报,2010,26(1):67-69.

[115]唐雪春.周仲瑛教授治疗支气管哮喘的学术思想和临证经验研究探索[J].广州中医药大学学报,2013,30(5):750-752.

[116] 卢岱魏，王东旭."从龙止咳浓煎剂"治疗风痰阻肺型过敏性咳嗽50例临床研究［J］.江苏中医药，2018，50（9）：30-32.

[117] 罗力，刘春菇，余耀和，等.罗氏风痰咳嗽方治疗风痰阻肺型感染后咳嗽临床研究［J］.河北中医，2021，43（9）：1467-1470.

[118] 徐玥瑾，张学智.旋杏二陈汤治疗风痰阻肺型慢性咳嗽临床研究［J］.中华中医药杂志，2020，35（11）：5877-5879.

[119] 刘运军.自拟化痰祛风汤联合雾化吸入治疗儿童感染后咳嗽风痰阻肺证30例临床观察［J］.中医儿科杂志，2022，18（5）：72-76.

[120] 徐媛媛，张小东，邱智楠.清肺化痰汤治疗小儿肺炎支原体肺炎风痰阻肺证的临床效果［J］.中国医药导报，2023，20（20）：158-161.

[121] 朱正阳，朱传伟，朱鸿铭.十一味止咳汤治疗外感咳嗽风盛挛急证60例［J］.山东中医杂志，2013，32（9）：641.

[122] 郭丽，雷旭杰.射麻三虫汤治疗感染后咳嗽风盛挛急证临床观察［J］.河北中医，2016，38（10）：1498-1501.

[123] 贺晓芳，张津京，王晓希，等.疏风止咳方治疗风盛挛急型感染后咳嗽临床疗效观察［J］.中医临床研究，2023，15（12）：56-59.

[124] 刘梦，张迪，陈云凤.祛风敛肺汤治疗咳嗽变异性哮喘（风盛挛急证）临床研究［J］.四川中医，2019，37（12）：84-87.

[125] 贾丽，王成娟，张常喜，等.肝升肺降汤治疗咳嗽变异性哮喘风盛挛急证的临床观察［J］.宁夏医学杂志，2021，43（11）：1037-1039.

[126] 李小娟，刘文会，李杨.孙增涛治疗上气道咳嗽综合征经验［J］.湖南中医杂志，2020，36（8）：27-29.

[127] 张芬.华盖散加味汤治疗咳嗽变异性哮喘（风盛挛急证）的临床疗效研究［D］.成都：成都中医药大学，2015.

[128] 李颖，王雪京.从晁恩祥"风盛挛急"理论谈哮病病机学进展［J］.北京中医药，2011，30（2）：99-100.

[129] 史虎强.祛风止咳方治疗咳嗽变异性哮喘（风盛挛急证）的临床研究［D］.成都：成都中医药大学，2021.

[130] 肖露.祛风宣肺汤治疗咳嗽变异性哮喘风盛挛急证的临床观察［D］.长沙：湖南中医药大学，2022.

[131] 沈王丰.宣肺止痉方治疗咳嗽变异性哮喘（风盛挛急型）的临床研究[D].南京：南京中医药大学，2023.

[132] 王佳然，庞立健，王天娇，等.吕晓东从"风"论治过敏性疾病的经验拾撷[J].辽宁中医杂志，2023，50（5）：17-20.

[133] 徐彦贵.抗菌药物临床应用案例分析[M].北京：中国医药科技出版社，2020.

[134] 茆春阳，牛阳，茆建国，等.中医证治社区获得性肺炎研究进展概况[J].中医药临床杂志，2019，31（9）：1793-1796.

[135] 余学庆，谢洋，李建生.社区获得性肺炎中医诊疗指南（2018修订版）[J].中医杂志，2019，60（4）：350-360.

[136] 中华医学会呼吸病学分会.中国成人社区获得性肺炎诊断和治疗指南（2016年版）[J].中华结核和呼吸杂志，2016，39（4）：253-279.

[137] 吴仪，魏雅平，张香玉，等.感染后咳嗽的发病机制及临床治疗中西医研究进展[J].河北中医，2023，45（10）：1743-1748.

[138] 唐光华，姜良铎.咳嗽从状态论治[M].北京：中国中医药出版社，2018.

[139] 陆月明，钮善福.慢性咳嗽诊断与治疗[M].上海：第二军医大学出版社，2007.

[140] 俞森洋，蔡柏蔷.呼吸内科主治医生660问[M].2版.北京：中国协和医科大学出版社，2009.

[141] 孙安礼.中医辨证治疗咳嗽变异性哮喘[J].光明中医，2010，25（3）：446-447.

[142] 祁海燕，张燕萍.张燕萍辨治咳嗽变异性哮喘经验[J].北京中医药，2009，28（5）：335-336.

[143] 张洪春.国医大师晁恩祥学术经验集[M].北京：中国医药科技出版社，2022.

[144] 中华医学会呼吸病学分会哮喘学组.支气管哮喘防治指南（2020年版）[J].中华结核和呼吸杂志，2020，43（12）：1023-1048.

[145] 姚亮，汤杰，王振伟，等.从风论治支气管哮喘研究进展[J].上海中医药杂志，2015，49（7）：90-93.

[146] 谈欧, 王德钧. 韩树人教授谈"哮喘专主于风"[J]. 南京中医药大学学报, 2007, 23(4): 259-261.

[147] 李彦军, 马淑然, 肖延龄, 等. 论风邪在过敏性哮喘发病机制中的重要作用[J]. 上海中医药杂志, 2010, 44(10): 47-49.

[148] 杨文波, 徐炎, 吴佳琦, 等. 王烈从外风论治小儿肺系疾病[J]. 吉林中医药, 2021, 41(12): 1575-1578.

[149] 中华医学会呼吸病学分会慢性阻塞性肺疾病学组, 中国医师协会呼吸医师分会慢性阻塞性肺疾病工作委员会. 慢性阻塞性肺疾病诊治指南(2021年修订版)[J]. 中华结核和呼吸杂志, 2021, 44(3): 170-205.

[150] 丁莉莉, 冯淬灵, 赵克明. 慢性阻塞性肺疾病中医研究进展[J]. 辽宁中医药大学学报, 2023, 25(3): 164-168.

[151] 蒋雨, 王胜. 王胜"祛实邪"辨治慢性阻塞性肺疾病经验撷要[J]. 中国民间疗法, 2021, 29(6): 24-26.

[152] 程岭, 蔡宛如. 蔡宛如名中医治疗慢阻肺气道粘液高分泌临床经验[J]. 浙江中医药大学学报, 2019, 43(10): 1173-1175.

[153] 薛晓明, 蔡宏瑜. 王鹏辨治慢性阻塞性肺病经验举隅[J]. 山西中医, 2012, 28(7): 7-8.

[154] 何权瀛. 呼吸内科诊疗常规临床医疗护理常规(2019年版)[M]. 北京: 中国医药科技出版社, 2020.

[155] 吴童, 李杰, 李靖, 等. 探析从风论治结缔组织病相关间质性肺疾病[J]. 浙江中医药大学学报, 2021, 45(3): 310-314.

[156] 刘娜, 张伟. 张伟从"肺痹"论治结缔组织病相关性肺间质纤维化的经验[J]. 江苏中医药, 2016, 48(5): 19-22.

[157] 姜海丽, 范欣生, 陈菲. 肺痹病因病机探析[J]. 中华中医药杂志, 2017, 32(11): 4842-4845.

[158] 贾双双, 张伟. 从风论治隐原性机化性肺炎[J]. 中华中医药杂志, 2020, 35(8): 3944-3946.

[159] 中华中医药学会肺系病分会, 中国民族医药学会肺病分会. 急性气管-支气管炎中医诊疗指南[J]. 中国循证医学杂志, 2021, 21(12): 1365-1372.

[160] 中华中医药学会肺系病分会, 中国民族医药学会肺病分会. 普通感冒中医诊疗指南(2015版)[J]. 中医杂志, 2016, 57(8): 716-720.

[161] 中国医师协会呼吸医师分会, 中国医师协会急诊医师分会. 普通感冒规范诊治的专家共识[J]. 中华内科杂志, 2012, 51(4): 330-333.

[162] 中华人民共和国国家卫生健康委员会, 国家中医药管理局. 流行性感冒诊疗方案(2020年版)[J]. 中华临床感染病杂志, 2020, 13(6): 401-405, 411.